U0218540

本书为国家社会科学基金项目"正义和善：平等主义医疗资源分配理论研究"（11BZX077）成果

On the

Theory

of

the **Egalitarian Distribution**

of

Health Care

平等主义医疗资源分配理论研究

张艳梅————著

社会科学文献出版社
SOCIAL SCIENCES ACADEMIC PRESS (CHINA)

摘　要

　　医疗资源是有限的，不能满足所有人的医疗需要。如何实现医疗资源分配正义是当今社会的一个道德难题，核心问题是如何平等地满足人类的医疗需要，当代伦理学领域对这一问题展开了激烈的讨论，平等主义理论主导这一讨论，并成为医疗资源分配正义理论争论的焦点。

　　平等主义理论主张实现医疗资源的平等可及。医疗资源分配实现"什么的平等"？平等主义理论内部给出了不同的回答。社会基本善的平等：罗尔斯的观点。罗尔斯认为社会基本善的平等能够解决健康不平等问题，社会正义包括医疗正义。机会平等：丹尼尔斯的观点。丹尼尔斯将罗尔斯的机会平等原则延伸到医疗领域，他认为医疗的道德重要性在于通过保证人的正常物种功能、保护人的正常的机会范围从而保护公平平等的机会。在对医疗资源分配原则无法达成共识时，程序正义非常重要。资源平等：德沃金的观点。德沃金的医疗资源分配理论试图体现个人责任，他反对不惜一切代价挽救生命的拯救原则，主张通过明智的保险原则分配医疗资源。能力平等：森和诺斯鲍姆的观点。森认为因为贫穷而得不到医疗是能力的被剥夺，主张在医疗资源分配中应该体现政府的作用、新闻媒体的参与以及公众的参与。诺斯鲍姆提出基于关怀的能力平等理论，通过对人的尊严的尊重，确定社会最低限度的一系列重要能力，明确对长期照顾病人的义务。微观分配的平等主义路径：通过两个阶段选择病人。第一个阶段优先选择急救病人，然后按照效率选出候选者；第二个阶段对候选者按照平等原则分配资源，抽签最能体现平等主义的要求。

　　医疗资源分配还要考虑效率、自主与行善，平等主义医疗资源分配理论面临以下批评。功利主义认为平等主义医疗资源分配理论忽视医疗资源利用的效率，拉平了人与人的差别，主张将有效调整生命年最大化作为医疗资源分配的标准。洛克主义认为平等主义医疗资源分配理论忽视了个人自我决定的自由，认为个人独立的能力不仅可以通过医疗获得，还可以通过其他途径进行补偿。儒家伦理思想认为平等主义医疗资源分配理论造成人与人之间的冲突和对立。儒家认为医乃仁术，主张建立以家庭为基础的医疗资源分配制度。中国传统文化强调集体本位，治疗疾病本身就具有道德意义，这种道德意义来自维持和谐，儒家伦理更适合指导中国的医疗资源分配实践。

　　本书对平等主义医疗资源分配理论各流派的观点进行了深入的分析和评判，对医疗资源分配正义理论进行了全面的梳理，并在此基础上提出笔者本人的观点，即儒家伦理思想更符合中国国情。本书是了解和研究医疗资源分配正义理论的重要参考文献。

目 录

导　论

人类的活动需要健康的身体，社会发展依赖健康的国民。当代医疗技术的进步拓宽了人类处理自身问题的领域，为伦理学提供了需要关注的新的问题。随着医疗技术突飞猛进的发展，医疗服务从过去的照顾功能发展到治疗的功能，很多维护和延续人类健康的技术已经成熟，人们迫切需要这些技术维护身心健康，但是由于很多医疗技术费用昂贵，仅靠个人的力量无法承担，怎样分配医疗资源成为社会的一个难题，很多哲学家关注这个问题，其中平等主义理论尤为引人注意。平等主义是当代伦理学最有影响力的流派之一，尤其在分配正义领域影响更大，对医疗资源分配问题的探讨离不开平等主义理论。

第一节　医疗资源分配道德问题的缘起

医学对人类福祉做出了巨大贡献，医疗行为关系到人的生死，医学从诞生那一刻起就和道德相关联。最初人类凭借本能抵抗疾病，通过互相帮助（抓挠、按摩、照顾）等缓解疾病的痛苦，还有另一种方法是求助于巫术，祈求神灵解除肉体的烦恼。人类在文明发展过程中一直都在进行医疗技术的探索，古代社会由于人类对自己的身体没有准确的了解，医疗技术主要是从经验中总结得来的，这种探索往往是用自己的身体做试验，如中国古代神农尝百草，随着医疗技术的不断发展，人体解剖学的应用，医学从巫术、经验到成为科学直至临床医学的诞生，医疗对保持和恢复人类健康越来越重要，无论是医疗经验的探索还是治疗疾病的过程都体现了利他的道德因素。从古至今，随着医学技术的发展、人类行医方式的改变，医疗领域的道德问题不断增加，人类关注医疗领域道德问题的方式不断发生变化。

一　从医生职业道德到医学伦理学

古代社会主要关注行医者的道德，通过医生的道德自觉维护医疗行业的良好风气。古代社会医疗技术干预健康的手段非常有限，医疗作为技术对人类健康的影响不是主要的方面，而医生的道德行为对人类健康的影响成为主要的方面。医生主要是倾听者和帮助者，人们从医生那里获得了同情、安慰和帮助，这些行为起到了心理暗示的作用，有时会对一些疾病有治疗作用，即使不能治愈疾病也让病人看到人性的光芒，感受到人生的终极意义，在面临疾病和死亡时有医生的陪伴和帮助会增强人对作为人的价值的信心。病人对医生的求助往往是一种安慰和同情的求助，医生和病人之间建立信任非常重要。这一时期医疗对人类的健康作用是有限的，仅发挥了关怀和照顾的功能，人们不关心医疗资源分配问题，因为医疗资源没有成为一种共同关注的利益，甚至很多人对积极的医疗持怀疑的态度，医生的主要工作是关怀病人，因此良好的道德品质是医生生存的根本，如果医生道德品质不好就无法生存。在古代社会尽管存在固定的医疗机构，有最高权力机构对医疗行为进行规范，但是这些机构的医生是为上层社会服务的，民间多数医疗行为都是单个的医疗行为，如中国古代郎中和坐堂大夫行医，行医者与病人住在同一区域，双方容易相互信任，能够充分交流，尽管医疗技术落后但是双方关系非常亲密。医生具有良好的道德品质非常重要，如在中国古代社会，医师必须是仁者，医疗行为是行善的行为，"医乃仁术"，很多著名的医学家制定了规范医生的道德要求，如孙思邈在医学著作《备急千金要方》里专门有一篇论述医生道德的文本《论大医精诚》；在西方，古希腊著名的医生希波克拉底著有《希波克拉底誓言》，这些典籍广为传颂，为行医者完善个人道德品质提供了规范。

近代社会，医疗领域的道德问题扩展到医院与社会的关系问题，出现了系统研究医疗领域道德问题的学科——医学伦理学。随着工业化大生产的发展，行医方式发生了变化，现代意义上的医院诞生了，医院按照工厂的流水线的工作方式为病人治疗疾病，医疗行为从过去的行医者个人行为发展为社会行为，医疗行为通过相互分工协作完成，行医者在医院作为一个群体和社会发生关系，不仅医院内部医务工作者的关系需要协调，医院和社会之间的关系也需要规范。这种分工导致病人不能直接体会到医生的关怀和照顾，医患关系越来越紧张，过去以病人为中心的医学模式变成以疾病为中心的医学模式，治愈取代关怀成为医生的主要任务。这一时期在关注医生职业道德的同时，也关注医疗技术对社会的影响，重视医疗行为的社会效益。英国的医学家托马斯·帕茨瓦尔（Thomas Percival）对制定这些规范进行了探索，为曼彻斯特一家医院写了《医院及医疗职业行为关系方略》，1803 年这个指导性文本出版，书名为《医学伦理学》，这本书的出版标志着医学伦理学作为一门学科的确立，从此医疗领域的道德问题不仅是医生的道德品质问题，还包括医院对社会的责任问题。帕茨瓦尔在当时已经受到道义论的影响，"用责任的社会契约分析，来论述个体与政府或官方的社会责任"①。医疗领域的道德问题不再仅仅是医生的职业道德问题，而涉及医疗职业群体对整个社会的责任，功利主义、道义论被应用到医疗领域，医学伦理学开始系统地展开对医疗领域道德问题的研究。

二　医疗资源分配问题凸显

第二次世界大战后，随着抗生素和磺胺类药物的发明和广泛应用，医学逐渐成为科学，医疗技术获得突飞猛进的发展，医疗技术真正发挥了维护和促进人类健康的作用，人类具备了与疾病抗衡的能力。医疗技术提供了无限的可能，现有的医疗资源已经不能满足所有人的需要，由于医疗对人类健康的促进作用，制药公司、医院、医务工作者面临巨大的利益冲突，其是病人利益的代表，在医疗行为中获取自己的利益。由于医疗技术费用昂贵，医疗费用大幅攀升严重冲击了世界各国的医疗保障制度，怎样分配医疗资源才能让公民享受到有效的医疗服务是摆在各国政府面前的一个难题，这个问题仅仅依靠医生良好的道德品质解决不了。当代社会人类对医疗领域关注的重点发生了变化，关注的主体从医生扩大到医疗资源分配制度，重点关注医疗技术如何平等地满足人类的医疗需要。

医学始终包含两个要素，一方面医疗技术通过师徒相传，精益求精；另一方面医学是人们对生活的一种认识，是一种世界观。医学从巫术、经验到科学经历了漫长的过程。医学既包括技术层面，这一层面用具体的医疗技术服务病人和社会，又包括人文层面，这一层面保证人们被照顾、被

---

① 徐天民、程之范、李传俊、张大庆：《中西方医学伦理学比较研究》，北京医科大学中国协和医科大学联合出版社，1998，第 110 页。

有尊严地对待，前者是医生应用医疗技术做的事情，后者涉及医生乃至整个社会行善的问题，如何行善需要伦理学的分析和探讨。因为医学的照顾功能需要全社会的协作，每个人都会面临生病、虚弱、死亡，不同的社会由于政权组织形式不同，怎样行善、怎样照顾病人的形式也会不同，"医学不仅仅与知识和实践、与治疗和护理有关，它还与权力紧密相连。无论是战争年代还是和平时期，医学都涉及医生、病人的权利，以及像教会、慈善组织、保险公司、制药厂家尤其是政府这样的机构的权力或智能"①。医学从来没有和哲学分开过。医学解决如何照顾、治疗病人的问题，哲学家解决该不该照顾的问题。

医疗资源是卫生资源的一部分，是指医疗所需的人力、物力和财力。医疗资源总是稀缺的，不能满足所有病人的需要，必须做出取舍。许多国家进入了老龄化社会，医疗资源分配问题吸引伦理学家的注意。当代医学目的的转变使怎样平等分配医疗资源的问题成为关注的焦点。随着医学技术的发展，人们对医学目的的认识发生了变化，长期以来，医学以救死扶伤、防病治病、延长寿命为宗旨，穷尽一切手段挽救人的生命。按照这个医学目的，拯救生命势必成为重中之重，所有的资源都会被用于医疗服务。当今世界各国都存在不同程度的"医疗危机"，快速发展的医疗技术导致医疗费用猛涨，即使是在美国，国民生产总值的 18% 被用于医疗保健，依然还有 4000 万人得不到基本的医疗照顾。"毫无尊严的生存却要消耗宝贵的社会医疗资源和有限的家庭资财，人类在死亡面前恋生恶死的巨大黑洞无法用技术与财富填充。"② 由于人的寿命的延长，人口老龄化问题凸显，不加限制保证医疗资源的享有会成为无底洞，当今社会没有物质条件不惜一切代价挽救病人的生命，传统的医学目的需要进行新的解读。

人的生命具有最高的价值，正如《黄帝内经》中的观点："天覆地载，万物悉备，莫贵于人。"孙思邈在《备急千金要方》中指出："人命至重，有贵千金。"因此，要不惜一切代价挽救病人的生命。传统医学目的的内核是尊重、保护人的生命，这一理念反对不平等的医疗制度，对病人一视同仁具有积极意义。医学目的不是一成不变的，医学目的随着社会物质生活条件和人类的技术水平的发展会发生变化。在古代社会，医疗技术手段

---

① 〔美〕罗伊·波特编《剑桥医学史》，张大庆、李志平、刘学礼等译，吉林人民出版社，2000，第 492~493 页。
② 王一方：《饭桌上的中医与思想史上的中医》，《读书》2018 年第 2 期，第 11 页。

简单，医疗费用不多，人类生存受天灾、战争威胁，也受瘟疫、饥饿等影响，寿命很短，不存在没有质量的生命还能活下来的可能。现代医疗技术可以使过去没法活下来的严重缺陷新生儿、脑死亡病人维持肉体的生命，这些人耗费大量的医疗资源，而一些病情很轻、治疗后生命质量很高的病人却得不到治疗，不惜一切代价救治病人的要求已经不合时宜。美国学者丹尼尔·卡拉汉组织了来自21个国家具有不同文化背景的学者讨论医学目的，形成了一个报告——《医学的目的：确定新的优先战略》，提出现代医学目的：预防疾病和损伤，促进和维持健康，照料那些不能治愈者，避免早死，追求安详死亡。① 人们依然希望自己的医疗需求能够被平等地对待，但是这种平等不是均等，是有差别的平等，人类的医疗需求随着医疗技术进步不断增长，而资源是有限的，不可能所有病人的医疗需求都能得到满足，对不同情况的病人应该区别对待。这种平等到底是怎样的，迫切需要伦理学的分析讨论。

三　医学发展拯救了伦理学

启蒙运动后西方国家进入世俗社会，随着工业化社会的发展，人类越来越关注效率问题，功利主义成为伦理学的主流，效率无可争议地成为人们关注的焦点，伦理学家对效率问题的研究取代了对社会现实问题的研究。经济学被称为显学，人们更多希望经济学解决社会问题，于是伦理学家对社会现实问题的研究无的放矢，开始致力于元伦理问题的探讨，进行道德语言和逻辑的研究，这些问题的研究非常有意义，但是元伦理问题不提供正确与错误的判断，面对第二次世界大战这场惨绝人寰的战争，伦理学竟然没有任何办法批评，对正在发生的没有人性的战争视而不见，人们对伦理学失望透顶，哲学家面临前所未有的压力。

伦理学越来越引人关注与医疗技术的发展不无关系，医学的发展拯救了伦理学，为伦理学关注社会现实问题提供了一个契机，带动了人们对伦理学的热情，人们希望伦理学解决医疗领域的问题，这些问题中最棘手的是医疗资源分配问题。医疗技术的迅猛发展激发了人们无限的医疗需求，医疗需求成为无底洞，消耗大量的社会资源，如何分配医疗资源摆在人们的面前，人们希望伦理学能够在这个问题上有所作为，如果伦理学家不能

① 陆志刚、胡盛麟、康玉堂编著《医学导论》，人民卫生出版社，1999，第29页。

帮助解决医学伦理问题，他就应该闭嘴。仅按照效率原则不能解决医学的发展带来的社会问题，这些社会问题需要伦理学的解释与引导，医疗资源既要做到分配公平又要避免需求成为无底洞，耗尽社会资源，保证人类美好生活不仅需要医疗资源，还需要其他资源，如何达到这个平衡是个持续争论的话题，医疗资源分配问题成为伦理学家讨论的重要社会问题之一。

伦理学理论对医疗资源分配问题有不同的解读。伦理学探讨人类行为的规范，人类行动包含三个要素：行动者（Agent）、行动（Action）和行动后果（Consequence）。伦理学理论对哪个要素最重要这一问题存在分歧，根据重视要素程度的不同分为三种伦理学理论，一种是关注行为的后果，被称为后果主义（Consequentialism）；一种是关注发出行为的主体，代表理论是美德伦理（Virtue Ethics）；一种是关注行为遵循的原则，代表理论是道义论（Deontology）。这三种理论是医学伦理学的理论基础，这些理论都关注医疗资源分配问题，但是关注的角度不同。

结果论基于结果的好坏判断决策正确与否，按照治疗取得的结果分配医疗资源会把资源分配给那些收益最大的人，但理论家对哪些是"好"的结果存在争议，需要对利益进行判断，由于价值观念的多元性，这种判断很难达成共识。在医学伦理学领域，效果就是治疗取得的内在利益，疾病的预防、治疗使人们免受不必要的病痛的折磨，改善残疾状况、提高生命质量、延长寿命被视为内在利益。结果论在医疗资源分配领域的代表是功利主义理论，功利主义理论按照治疗取得的效果分配医疗资源，按照其理论观点可以不给治疗效果差的病人提供资助。如20世纪80年代，美国麻省总医院的董事通过集体表决做出不做心脏移植手术的决定，这个决定的理由是用于心脏移植手术的费用可以挽救很多病情较轻的病人的生命。功利主义的医疗资源分配政策显然没有平等地考虑每一个受影响的人。

义务论者反对根据效果做出分配的决策，根据义务论的理念，通过行为的结果判断行为的对错是错误的，义务论者认为行为的对错取决于内在的本质，康德是这一理论的代表人物。康德认为人是理性的，这种理性的特征是人遵循的推断的准则普遍适用，道德源于理性而不是经验，义务源于推理。人类推理的这个规则就是"绝对命令"，"绝对命令"是普遍的法则，人们要无条件地遵守。按照义务论的理念，医务工作者的义务就是救死扶伤、防病治病，这个义务是无条件的、普遍的要求。医生对病人有治疗的义务，对病人要一视同仁，反对区别对待。

美德伦理关注行为人的品德，探讨怎样做个好人，怎样的生活才是好的生活。与义务论不同，美德伦理认为责任来源于一个人的社会角色的规定，在医疗领域，美德伦理关心医生的道德品质，在医疗资源分配问题上与义务论不同，不依赖人的理性，而依赖经验，这些经验是千百年来人类的智慧。美德伦理认为制定政策的人品德好自然就会制定合理的医疗资源分配政策，老祖宗留下来的做人的经验能指导医疗资源分配的实践。

医疗资源分配要考虑效果，也要考虑医务工作者的义务，还要重视医务工作者的道德品质，做出分配决策的人应该具有公平心。结果论、义务论与美德伦理都应该在医疗资源分配中发挥指导作用。

第二节　医疗资源分配面临的正义问题

我们希望公平地享有医疗资源，通过医疗资源分配保证我们被平等地对待，这些是分配正义问题。医疗措施可选择程度与医疗资源分配争论程度正相关，医疗措施可选择性越少，公共争论越少，古代社会医疗领域的争论比现在少得多，因为可选择的医疗措施少，医疗技术作用有限，人们不关心这一资源是怎么分配的，所以不存在分配正义问题。现代医疗技术能够挽救无数人的生命，但是由于费用昂贵，不是所有的国家或个人都能为这种昂贵的技术付费，医疗资源分配问题引起广泛的关注。任何资源在供不应求时，都会面临如何分配的问题，这类选择问题不仅是医学问题，还是哲学问题，属于分配正义问题，正义是指平等的对待，正义的主题是为人们的机会提供基本的制度安排。分配正义是国家通过制度分配利益，医疗资源分配正义是指拥有权力的人或机构（如医务工作者或者政府）分配医疗资源时要做到对候选者平等对待。

一　形式正义与实质正义

正义有多种含义，从分配正义角度看，正义包括两个方面。一方面，分配对象是公共利益不是个人利益，通过分配决定谁享有公共利益，如何公平地处理各方的利益。如果是个人利益，就完全由个人决定，不涉及他人，因此也就不存在分配正义问题。另一方面，分配公共利益要公平合理。"正"是一种价值判断，在分配公共利益时要合理，"义"在中国的语言中相当于康德的"绝对命令"的含义，是指必需的义务。总之，分配正义就是资源的合理的必需的安排。随着人的权利意识的增强，分配正义成为当今时代人们关心的问题，社会寄希望于通过分配正义理论实现在公民的相互竞争的诉求之间分配资源，按照对分配正义的理解进行稀缺物品和服务的分配。

"正义"广义上讲会提供基本的框架条件，如权利、自由与善（Goods），有了这些条件人们就能够按照自己认为的好的人生来生活。正义提供"人们的幸福、人类和社会的善，定义好的生活"①。通过提供和组织框架条件，正义的原则对人们的生活、前途和机会产生影响，它告诉我们能期望什么和我们怎样期望。医疗资源分配正义依靠对不同目标和组织范式的重视程度，通过组织不同的框架条件指导医疗资源分配影响我们的健康，从而影响个人幸福水平。

分配正义是在资源不能满足所有人的需要情况下出现的，当代社会医疗资源供不应求，就出现了分配正义问题。分配正义源于亚里士多德最早提出的分配正义概念，他将正义分为四种：报偿性的正义、惩罚性的正义、程序正义和分配正义。分配正义是对稀缺资源的分配，它是和惩罚性的正义相对应提出来的，前者按照美德分配社会地位、荣誉和金钱，后者是要求做错事的人按照伤害程度对受害者进行相应的赔偿。古代西方人的分配正义和今天的分配正义含义是不同的，亚里士多德的分配正义和应得有关，美德不同的人不应被同等对待，美德好的人自然要得的多，反之就得的少。亚里士多德那个时代人们没有平等的社会地位，因此也就谈不上平等的财产权。亚里士多德关心分配正义就是关心政治参与度，他没有系统研究国家在公民物质财富分配中的作用，在他看来，正义和善行有关。亚里士多德之后的思想家西塞罗在《论义务》里将正义和慈善进行了区分，认为正义是对任何人（包括陌生人）都必须履行的义务，慈善是对亲朋、同胞而不是陌生人的责任。西塞罗从概念上对正义与慈善进行了区分，没有重视对穷人的帮助，他认为那是穷人应得的，但是他对正义含义的界定非常独到。随着西方社会逐渐从宗教国家进入世俗社会，对穷人的

---

① Yvonne Denier, *Efficency Justice and Care* (Springer, 2007), p. 26.

帮助逐渐引起了理论家的重视。

正义理论都有一个最低的形式正义的要求，通过赋予这个形式正义以内容达到实质正义。亚里士多德提出了形式的正义原则，相同的相同对待，不同的不同对待。伦理学家对亚里士多德的形式正义（Formal Justice）原则没有争议，为形式正义原则赋予内容构成了实质正义（Material Justice），分配的标准构成了实质正义的内容，通过这些标准区分哪些人是相同的，哪些人是不同的。社会资源分配有以下分配标准：每个人获得平均的份额、每个人根据需要获得份额、每个人根据社会价值获得份额、每个人根据贡献获得份额、每个人根据努力程度获得份额、通过自由市场决定获得的份额。贡献大的人会反对平均分配，根据需要分配对那些节俭的人是不公平的。对于按照贡献大小决定获得的酬劳，有人会认为自己很努力但由于先天条件做出的贡献不大，这不是自己的错。按照努力程度进行分配则很难进行判断，因为自由市场会抛弃穷人。按照任何一种标准分配都会引起异议，人们对实质正义很难达成共识。

医务工作者对病人一视同仁，这是医疗的形式正义。因为我们都认同"一视同仁"，所以我们都会同意亚里士多德的形式正义的原则，这个观点符合我们的道德直觉，但是什么是一视同仁，怎样做到一视同仁，每个人都有自己的看法。对病人一视同仁需要评判的标准，实质正义通过标准进行评判，这些标准依赖平等的思想，需要对不同的个人和群体差异进行区分，这个区分的原则是实质正义原则，实质正义原则告诉我们怎样平等对待。医疗领域的正义问题主要是医疗资源分配正义问题，医疗资源分配正义需要借助平等的标准进行界定。人们对医疗实质正义很难达成共识，不仅是因为医疗形式正义很难被赋予内容，还由于人的复杂性。享有医疗资源是通过医疗维持人的健康，对病人予以照顾。如同世界上没有两片相同的叶子，人与人是存在差别的，不可能什么都一样，同样的疾病传染源，有的人被感染，有的人没有被感染。拥有同样多的财富的人不一定拥有同样的健康，健康不平等的存在是必然的。

当代分配正义理论源于康德，作为哲学家，康德第一个明确提出帮助穷人的国家义务，康德认为国家对穷人的救济是正义的要求，他从社会契约的观点出发，认为每个人都应把自己当作相互支持的社会成员来看待，富人有义务帮助穷人，政府要强制富人为穷人提供基本的生存条件。现代福利国家从康德那里找到思想根源。康德比任何他之前的理论家都重视所有人的平等，与亚里士多德不同，康德认为人的价值不是因为人的美德，而是因为人是理性的。在康德所处的时代，启蒙运动将人们引入世俗生活，宗教的神圣性的生活被打破，人们逐渐关注现实的物质利益，道德的基础被动摇了，人的高贵性受到了怀疑。为了给人类的道德找到根据，为了将人和动物区别开来，康德提出了人是目的而不是手段的观点，认为每个人都具有绝对价值，因此就都具有平等的价值，康德将人的价值引向人自身而不是某种外在的东西。康德认为如果我们生活在好的自然和社会环境下，我们就有自由行为的潜能。人们不是按照固有的模式生活的，需要实践自己的人生计划，以便发掘全部的潜能。这个观点非常重要，因为人的潜能的发掘需要物质财富基础和社会制度的保证。如果人想要实现人生价值，就必须具备一定的条件，不是所有人都具备这个条件的，如穷人和富人实现人生价值的条件是不同的，一些穷人连基本的生存条件都不具备。为了实现平等，社会就必须为那些没有条件的人提供相应的物质条件。将自己的潜能发掘出来是我们的道德义务，康德没有具体论述这一思想，但是他的主张暗含这样的思想，"在这一过程中，如果社会能帮助我们，尤其是在个人如果得不到社会的帮助就无法在自我发展中取得进步，那么在道德上，社会似乎就应该而不仅仅是允许提供这种帮助。这就大大地扩展了帮助穷人的义务，即不仅要提供生活必需品，或者最低限度的医疗和自尊"①。当然这种帮助也不是没有限度的。康德的思想为现代福利社会提供了理论指导，许多当代哲学家借鉴了康德的思想，罗尔斯、阿马蒂亚·森、玛莎·诺斯鲍姆都从康德的思想中汲取了营养。

二　医学伦理学的正义原则

正义原则与不伤害、行善、尊重原则相关，1983 年美国学者比彻姆（Tom L. Beauchamp）和查瑞斯（James F. Childress）发表了《生物医学伦理学的原则》② 一书，提出了生物医学伦理学的四个原则：不伤害原则（Nonmaleficence）、行善原则（Beneficence）、尊重原则（Respect for Autonomy）、正义原则（Justice）。

不伤害原则要求医务工作者不要伤害病人，不应发生有意的伤害，不

① 〔美〕塞缪尔·弗莱施哈克尔：《分配正义简史》，吴万伟译，译林出版社，2010，第74页。
② Tom L. Beauchamp, James F. Childress, *Principles of Biomedical Ethics* (Second Edition) (Oxford University Press, 1983)，此书再版了五次，每一次的内容都有变化。

提供被判断为有害的治疗，除非病人的自由或其他利益压倒了伤害。不给病人造成本可避免的身体、精神上的伤害和经济损失。

行善原则要求促进病人的健康和福利，"行善原则比不伤害原则要求的多，因为人们必须采取积极的行动帮助他人，而不仅仅是避免伤害的行动"①。医疗行为要努力使病人受益，努力预防或减少难以避免的伤害，对利害得失进行全面权衡，选择受益最大、伤害最小的行动方案。对人行善有以下形式：保护他人的权利，防止发生对别人的伤害，排除引起其他人伤害的情况，帮助无能的人，营救处于危险的人。按照行善原则，医生应该救治无钱治病的病人，从预防疾病和提高公民健康水平来看，国家应该采取积极的措施，但是仅仅从行善角度讨论医疗资源分配问题则没有办法给出答案，因为行善是做人的美德，不是义务，权利是与义务对等的。医疗权利不能以行善作为基础，提供医疗服务是基于责任以外的行为，我们无权要求别人行善。面对饥饿的人，面对需要急救的人，我们本能地希望他们能够获得救助，但如何证明对病人的行善是一项义务，需要正义原则进行说明。

尊重原则要求尊重病人自主性的决定。医务人员有基本的义务保证病人有选择的权利、接受和拒绝信息的权利。尊重自主不仅是医疗的理想，还是医务工作者的职业义务。自主的选择是病人的权利，不是病人的义务。尊重自主源于承认所有人有无条件的价值，每个人有能力决定自己的命运。侵犯一个人的自主就是将这个人当作工具实现别人的目的。社会应该允许个人按照自己的愿望发展，除非他们妨碍了别人的自由。在医疗领域，自主意味着个人自由选择和实施自己的决定，不受欺骗、威胁、限制和强制。

正义原则包括两个方面，一方面是指医务工作者要对病人一视同仁；另一方面是指医疗资源分配要做到公平。前者是从医生做人的品质来说的，也是形式正义的要求，后者通过伦理学的逻辑推理与论证得出，这是实质正义的要求。医疗正义主要是指医疗资源分配的正义。不伤害、行善和尊重原则可以用于解释正义原则，医疗资源分配通过不伤害、自主和行善体现对病人的平等对待，这体现了医学伦理学正义原则的要求。

---

① Tom L. Beauchamp, James F. Childress, *Principles of Biomedical Ethics* (5th Edition) (Oxford University Press, 2001), p. 165.

三 社会正义与医疗正义

人的健康受益于对可能危害健康的因素的预防与纠正。当一个人承受疾病的痛苦时，治疗对他非常重要。通过治疗（如阑尾炎手术）能彻底恢复病人的健康，或者通过医疗技术（如白内障手术）能提高人的健康水平，医疗技术可以降低健康恶化程度（如癌症晚期的姑息疗法）。预防的主要目的是减少可能的疾病或早死情况。预防不仅包括预防医学还包括任何减少这些危险的干预措施（如交通、工作场合、环境的安全），毋庸置疑，防患于未然最重要，如高血压病可以通过非药理学干预（如低盐饮食或运动）进行治疗。医疗照顾可以被非医务人员的行为替代，病人可以从家庭成员、朋友或慈善团体获得照顾，不一定在医院享受照顾。治疗和照顾涉及现在，预防与未来相关。干预和好的结果之间联系越紧密，越受重视，人们往往认为社会更有道德责任提供合适的治疗，实际上预防取得的效果会更好。我们会急切地希望挽救可见的个人的生命，例如 2018 年解救被困在山洞中的泰国野猪足球队少年引起了全世界的关注，如果做好预防工作，洪水不会发生也就不会有这场救援，预防可以避免更多的此类事故的发生。有些措施可以挽救未来不可见的生命，例如车祸会夺去人的生命，如果在道路设计时进行有效的预防，发生车祸的概率可能就会少得多，这种措施更重要，但是由于不涉及具体的个人反而没有受到足够的重视。预防疾病需要整个社会环境的净化，这是否意味着医疗正义问题可以被社会正义问题取代呢？一些理论家基于三个理由认为医疗正义问题可以被社会正义问题取代。

首先，医疗是技术与人文相结合的产物。当代医学尽管被纳入自然科学，但是医学是关于人的研究，应该是人文学科和自然学科相交叉的学科。由于医疗对象是人而不是机器，医学本质上也是一门社会科学，著名医史学家西格里斯特认为："医学的目标，不仅仅是治病救人，更要让人们能够作为社会的有益成员适应他们的环境，或者当疾病攫住他们的时候重新调整他们，使之适应环境。这个任务并非随着身体的康复而大功告成，而是还有继续下去，直到个人在社会中重新找到他的一席之地……这就是为什么说医学本质上是一门社会科学的原因。"[1] 人类使用医疗技术历

---

[1] 〔美〕亨利·欧内斯特·西格里斯特：《疾病的文化史》，秦传安译，中央编译出版社，2009，第 62 页。

史悠久，在人类历史发展的不同时期，人类对待病人的态度、社会对健康和疾病的认识是不同的。人类对健康和疾病的理解是与人的社会关系相关的，也受科学技术发展水平的影响。如果把医疗当作一门技术，人们按照工程思维会研究出一个普遍的正义原则，然后在具体的医疗资源分配个案中套用这个正义原则，试图像应用医疗技术那样，面临一个症候，根据学到的理论就能对症下药，做到药到病除。但是由于社会和医学的复杂性，人们的这种希望常常落空，人们转而就对医疗资源分配正义问题失去了耐性，不愿意关注这个问题，从大的社会背景进行研究，这样就不会面临实践中无法实施的尴尬。

其次，医疗不是影响健康的唯一要素。享有医疗最终的目的是健康，而影响健康的因素有很多，社会因素是一个方面，社会经济收入、人类生存的自然环境和社会压力、教育、住房、社会安全等因素都对健康有影响。个人的健康状况不仅受外部条件的影响，也受个人自身因素的影响。个人的遗传基因以及行为方式对健康有积极或消极的影响，如良好的饮食习惯、锻炼身体会有利于健康，进行危险的体育活动、酗酒、吸烟等会不利于健康。患相同疾病的人获得同样的医疗不能保证结果是一样的。影响健康的因素有些是已知的，有些是未知的。自然的衰老到死亡是正常的生命过程，无人能够幸免。"医疗手段只能推迟死亡，但不能阻止死亡。"[①]因此有人主张，应该关注的是健康正义问题，而不是与医疗需要相关的医疗资源分配正义问题，不重视医疗资源分配正义问题，寄希望于社会经济和社会环境来改变人们的健康状况。

最后，社会医学化问题。对医疗技术的迷信会导致社会医学化，所有的人类行为失范都能够通过医疗行为进行纠正。医务工作者的责任可以很大。自人类相互合作建立文明社会以来就存在医疗行为，它最开始是缘于对临终及伤病、身体不适等人的帮助，现代医疗除了这个目的以外，主要集中于治疗和预防疾病等，现代医学目的和任务非常多，如果可能，就可以涵盖很多领域，如美容、提高生育能力、增强身体功能等都可以被纳入治疗的范围，连罪犯都可以被认为是患有心理疾病的人，需要通过医疗技术对其进行治疗。如果把整个国家治理都纳入医疗范畴，则意味着当人们

---

① 〔德〕彼得·欧伯恩德、〔德〕托马斯·埃克、〔德〕于尔根·策尔特、〔德〕约亨·弗莱希曼：《卫生经济学与卫生政策》，钟诚译，山西出版社，2007，第9页。

真正生病和残疾时，该受到怎样的照顾反而变得模糊不清了，医疗资源分配正义问题反而被社会正义问题取代，医疗正义问题随着社会正义问题的解决自然就解决了，这样一来医疗正义理论不能成为独立的可用于实践的理论，没有办法像罗尔斯构筑正义理论体系那样构建一个医疗正义理论体系。

医疗对延长人的寿命和提高生命质量是有限度的，这不意味着我们就不需要医疗了。面对已经出现健康问题的人，我们该怎样分配医疗资源也是应该被探讨的问题。尽管社会因素对健康具有决定作用，但是医疗制度依然会存在，医疗资源分配依然需要指导，只要存在医疗制度，人类需要医疗服务，我们就无法回避医疗资源分配正义问题，医疗资源分配正义问题应该具有独立性。在医疗资源分配中，由于资源的稀缺性，面对人们的多种医疗需求，医疗资源只能满足一部分人，其他人的则无法满足，这种分配方式有时决定人的生死，这不是通过社会正义就能解决的问题。医疗资源分配正义具有其理论特殊性，我国学者尹洁指出，"医疗正义理论之建构，即使其理论架构未能超出一般性社会正义理论的樊篱，也并不预示这个领域就不具有独立性。其独立性就寓于其关注问题的纵深度，寓于其需要综合运用的多学科方法论，寓于其不断探索的未知性"[1]。我们需要医疗资源分配正义理论指导实践，对医疗资源分配理论的研究与建构是必然的，但是面对医疗的特殊性，不妨用试错法、决疑法建构理论。

四 医疗的道德重要性

我们对医疗资源分配正义的关注源于医疗的特殊道德重要性，认可医疗具有特殊道德重要性才能得出要公平地分配医疗资源的结论。为什么我们那么重视医疗资源分配问题？判断医疗的特殊道德重要性的依据仿佛显而易见，但是理性分析起来发现，这很复杂，医疗的道德重要性体现在以下几个方面。

第一，医疗的功能具有不同层面的重要性。伦理学理论对医疗道德重要性进行了不同的解读，功利主义理论认为通过享受医疗服务能预防或消除痛苦、残疾或避免死亡，从而促进实现人类的福利。机会平等主义理论认为医疗的道德重要性在于医疗扩大人们的机会范围，人们在社会可能范

---

[1] 尹洁：《"正义论"蕴含医疗公正吗？》，《哲学动态》2016 年第 1 期。

围内追求自己合理的人生计划。按照机会平等主义的观点，疾病是对正常功能的背离，医疗就是为了维持人的正常功能，恢复正常功能，从而保证人们进入社会竞争的正常的机会范围。在决定人们追求人生计划的机会方面，健康和教育一样重要。医疗技术能够为病人提供可靠的信息，使病人具有调节自己身体的能力，从而消除焦虑，即使病情很严重，病人也会根据相关信息合理地安排自己的人生计划。能力平等主义理论认为医疗提高了人的能力，医疗服务能够维持人的健康，尽管健康很难被定义，但是拥有了健康就为人们消除痛苦提供了条件，为人们追求有意义的积极的生活提供了基础。

第二，医疗行为体现人类的相互关心。人类在疾病面前是非常脆弱的，没有人会永远活着，所有人都面临一个确定的结果就是死亡，人类对所有的恐惧都没有对死亡的恐惧大，通过医疗行为可以传递和培育同情感和怜悯之心，医学的产生也源于此。尽管在西方国家直到 20 世纪 30 年代医疗才成为有用的技术，但几千年来医疗行为一直存在，就是因为人们在脆弱的时候需要同情、关怀和怜悯。一个社会对医疗卫生领域的关心程度，可以衡量这个社会在面临苦难时体现的团结的程度。另外，医疗技术参与人类生命开始和结束阶段，出生和死亡对每一个人来说都很神秘，我们来于何处、归向何方是一个神秘问题，医疗技术的使用具有行善的性质，一个社会对医疗的承诺反映了这个社会对共同体成员的基本态度。

第三，医疗的照顾功能维护人的尊严。医疗不仅具有维护及恢复人类的健康的功能，更重要的是它还具有照顾的功能，医疗是关于治愈、照顾和预防的技术，医疗资源指社会可利用的试图治愈病人或照顾病人的那些资源。照顾不直接提高人的健康水平，更确切地说，它追求维护病人的尊严。治疗和预防主要追求提高健康水平，即产生健康的结果。照顾是不同的，照顾者和病人的关系不是由结果判断的，而是由尊严、尊重病人自主性、同情决定的。医疗的经济效果评估传统上集中于对健康结果的衡量，忽视无形的很难衡量的照顾过程。

五　医疗权利的依据

我们常常依据医疗权利提出满足自己医疗需要的主张，但是医疗资源分配正义的研究不能从医疗权利入手。在古代社会，尤其是在中国，医疗是行善的主要手段之一，医疗行为可以造福人类，医生通过自我牺牲和奉献为病人提供医疗服务。在当代社会，仅依靠医生良好的道德品质不能解决日益复杂的医疗资源分配问题，医疗技术维持和恢复健康是行善的行为，但是仅以行善原则无法指导医疗资源分配的实践。医疗资源的分配是在整个社会资源分配的大背景下做出的，牺牲一些人的利益能够使另一些人享有更多的医疗资源，将多少资源用于医疗领域的决策会通过权衡人们的各种利益做出。人们希望自己在享有医疗资源方面被公平地对待，这样其权利得到了实现。权利与义务是相关联的，当我们说人类具有健康权利时，在资源匮乏状况下，没有办法要求他人保证我们完全健康，但是如何提供最低限度的帮助是一个值得我们研究的问题。是否存在医疗权利的问题能否转换为是否存在提供最低限度的医疗的道德责任问题依赖医疗资源分配正义原则的界定。

哲学家希望通过对医疗资源分配正义理论的探讨为医疗权利寻找到依据，当然不是所有的权利都需要正义原则提供依据，隐私权等消极权利就不需要这个依据，涉及享有资源的积极权利需要正义原则的依据，分配正义着眼于确定一个人应该得到什么，这样就能推出其医疗权利是什么。正义原则要求社会负担和社会利益公平地分配，因此只能在分配正义的理论中为医疗权利找到依据。

医疗资源享有权包括两个方面的含义：所有人都应该获得的医疗服务水平，获取这些服务的人能负担的限度。公平的医疗资源享有权包括两种含义：平等的医疗资源享有权、足够水平的医疗资源享有权。对是否存在享有医疗资源的权利存在广泛的争论，1983 年美国总统医学与生物医疗和行为伦理委员会认为社会有道德义务保证每个公民没有额外负担的充足的医疗服务，政府应该满足公民的这一权利。1990 年美国大学的医生推动"所有的美国人应该获得适当的医疗保健服务"的活动，这些医生认为应该制定国家政策，提高健康保险覆盖水平，保障医疗服务可及性，为此美国总统奥巴马执政期间推动了医疗制度改革，试图扩大医疗保险的覆盖范围，保证美国公民享有医疗资源的权利，这个改革在美国社会争议很大，特朗普否认公民享有医疗资源的权利，他一上台就致力于否决奥巴马的医疗政策。

权利的概念是启蒙运动的产物，它的产生与人的自我意识的觉醒相关，在等级社会，人与人的不平等是天经地义的，个人权利不会引起重视，近代之后西方社会开始强调权利的重要性。权利分为积极的权利和消极的权利两种，"消极权利是自由从事或自由信仰某种事物的权利；积极权利是从他人接受具体的行为、福利或服务的权利"①。消极权利是自由权，是自由地活动而不受干预的权利，这个权利确定了他人不得干预的义务，也要求他人行动上的配合。积极权利是获得福利、机会或者服务的权利，积极权利是收益权。医疗权利既可以是消极权利又可以是积极权利，他人不得干预我们对生命健康、对幸福的追求，生命健康权就是生命健康不受他人的伤害或干扰。生命健康权的实现要求国家保护公民免受危害健康的传染病、雾霾、污染的水等的伤害。在医疗领域，当艾滋病病人必须做手术，而病人能够支付费用，医生不能因为怕传染而拒绝为病人提供必要的医疗服务，医务工作者不能伤害病人否则就是侵犯了病人的生命健康权，从这个意义上说，医疗的消极权利不仅是不干扰，还要求其他人配合，要求医生配合病人完成医疗活动。消极权利不包括没有支付能力的病人享有免费医疗服务的权利，这部分病人的医疗权利是积极权利。积极权利是收益的权利，是从其他人、组织或政府接受商品和服务的权利，在医疗领域，穷人享有医疗保健的权利就是积极权利，因为穷人没办法支付昂贵的医疗费用，医疗权利的满足需要其他机构提供资源而不是有偿的服务。医疗是不是人的基本权利的判断基于对平等的解读，平等主义理论在这方面进行了积极的尝试。

第三节　平等主义医疗资源分配理论界定

实现医疗资源分配正义是为了实现对待病人的一视同仁，在这个意义上，医疗资源分配正义就是实现医疗资源的平等分配，当我们探讨医疗资源分配正义时探寻的是如何实现医疗资源分配的平等，实现了医疗资源享有的平等就是实现了医疗资源分配正义。正如科恩所言，"如果一个人要拯救平等，而正义又要求平等，那么，在这个意义上，并且，在这一限度上，这个人就是在拯救正义"②。实现医疗资源分配正义需要原则来规范资源的分配。当代社会最重要的分配正义原则是平等，平等主义就是贯彻这

---

① 〔美〕汤姆·L. 彼彻姆：《哲学的伦理学》，雷克勤、郭夏娟、李兰芬、沈钰译，中国社会科学出版社，1990，第 296 页。

② 〔英〕G. A. 科恩：《拯救正义与平等》，陈伟译，复旦大学出版社，2014，第 2 页。

一主张的理论。尽管当代伦理学理论都关注平等，但并不是所有的理论都是平等主义理论。在平等主义理论看来，分配正义要实现公民在物质方面的大致平等，不允许抛弃处境不好的人，平等主义医疗资源分配理论是追求医疗资源平等可及的理论，强调对所有人提供所需的医疗服务。

一　平等观念的变化

平等是一个复杂的概念，尽管人们常常使用这个词表达自己的观点，人们支持和反对平等表达了一种正义感，但是往往对自己支持和反对什么不是很清楚，准确地解释平等这个概念是非常困难的。自等级社会废除后，平等就是人们追求的价值之一，不同的学者对于"平等"的理解不同。

在古代，平等并不是一个获得广泛认可的概念，当时的社会认可等级制度，承认人们生来身份、地位、性别不平等，人们认可了这种角色的安排。柏拉图等思想家强调人本质上是不平等的，他在著作《理想国》中表达了人与人不平等的思想，神在铸造人的时候用了不同的材料，由于材料不同，人的身份、地位就会不同，社会分工也会不同。加入黄金的人是地位最高的统治者；加入白银的人是辅助统治者的军人，地位仅次于统治者；用铁和铜制造的人是农民和其他技工，这些人地位低下。城邦的存在必须满足人们的不同需要，这就构成了社会分工，人们的不同品质正好适合这种社会分工。人受理性、情感和欲望支配，受理性支配的人可以作为城邦的统治者、受情感支配的人可以作为武士，受欲望支配的人只能做社会下层的体力劳动者。在古代社会，奴隶制度、封建等级制度、贵族制度等都是承认人生而不平等的制度。尽管在古希腊不平等的观念居于主导地位，但是还是有思想家阐述了人人平等的理念，如古希腊斯多葛学派在自然法基础上提出的人人平等的理念，将奴隶和市民、贵族同等对待。斯多葛学派通过诉诸理性的概念推出人人平等，因为所有人都是神的孩子，神赐予人理性，人的理性和上帝的理性相同，人在理性方面是平等的，因此人与人也是平等的。基督教深受斯多葛学派的影响，认为人是上帝的子民，在上帝面前是平等的。基督教认为人性本恶，人生来就有罪，但是只要信仰了基督教就能得到宽恕，获得救赎，在上帝面前，人们的灵魂是相同的，没有高低贵贱之分。但是18世纪之前人是不平等的理念居于主导地位，18世纪以后人人平等的观念才流行开来。

　　人类对平等的认识的变化与人类社会生产方式有关。在农业社会，土地是人们赖以生存的基础，通过社会等级制度，人们相互协作进行生产和劳动，社会规定了人们的角色和地位，人们只要扮演好自己的角色，就会成为好人，人们在面临危难或者身体残疾、生病等时，通过以血缘关系为纽带的家庭或者自上而下的怜悯和同情的慈善活动获得救济。随着人类社会生活的发展，人类摆脱了土地的束缚，工业化生产需要个人能够独立地签订契约，平等逐渐成为现代社会人类追求的理念，成为人类社会的基本价值诉求之一。进入现代社会以来，平等和自由是人类追求的两个主要的价值，经过几个世纪的努力，自由问题不再是人们关注的焦点，平等成为理论界关注的焦点。

　　封建等级社会允许人们的生存境遇存在差别。现代社会是追求平等的社会，等级差别的存在不是天经地义的，生活中总有一些人由于种种原因成为社会弱势群体，他们或者经济社会地位低或者是残疾人等，为了改善这些人的境遇，政府会动用社会资源，这些社会资源本可以用在其他方面以使人们的生活更好，怎样对待这些境遇差的人变成了一个棘手的问题，这正是平等主义理论关注的问题。

二　平等主义理论的界定

　　当代社会没有哪个理论不认同平等的价值，"建立在个人主义及权利还有人的欲望基础之上的社会思想，必然会主张把平等原则当作不可动摇的、最高的社会关系原则。只是我们要追求什么样的平等，不同的理论有不同的回答"[①]。平等是当代伦理学理论追求的目标，几乎没有哪个伦理学理论会反对平等，但是追求什么样的平等各个流派观点不一致。并不是所有的理论都是平等主义理论。从启蒙运动以来，平等的观念逐渐为人们所认可，平等主义理论也开始进入人们的视野，但是平等主义理论具有巨大影响力还是在当代社会。

　　平等主义理论受到重视与西方社会的发展尤其是与美国社会宗教和政治运动的发展相关。美国是现代平等主义理论的发源地，平等主义理论在美国的发展为医疗资源分配的决策提供了一个理论平台。最开始来到美国

[①]　〔俄〕C. 谢·弗兰克：《社会的精神基础》，王永译，生活·读书·新知三联书店，2003，第149页。

的英格兰的清教徒忠实于宗教的教义，但是这些人的后代的宗教热情减弱，人们不再相信宿命论，相信罪人通过信仰可以获得拯救，仁慈观是获得新生的表现，这一时期人们关于宗教存在严重的分歧。后来人们相信每个人都能通过与邪恶进行内部和外部的斗争来获得上帝的恩典。获得上帝恩典的人要遵守无私的仁慈的原则。"如果获得了上帝恩典，就会身体健康、事业发达，因为上帝会给美德以奖赏。那些有罪之人将遭遇到经济和其他方面的灾难。"① 这种观点背后的思想是贫穷是罪恶的代价，之所以贫穷是因为个人的品德不好。后来的反对奴隶制运动和妇女争取选举权运动表明人们开始关注和参与世俗的政治生活。人们摒弃了贫穷是罪恶的代价的观点，认识到贫穷不是个人的问题而是社会问题。20 世纪 60 年代，美国社会重申个人罪恶观，攻击物质崇拜者的腐败，人们开始反省社会福利政策。这一时期，美国工业化和城市化社会的发展引发了很多道德问题，如吸毒、未婚先孕、家庭破裂等道德危机，以及医学技术的飞速发展和资源有限性之间的关系如何处理的问题，与过去强调社会的改革不同，这一时期人们认识到社会改革应该针对个人而不是社会，强调个人权利，重视消除穷人经济收入和职务晋升的障碍，这就涉及通过税收制度的改革实现平等的目标。社会保险和医疗保障的目的通过税收来实现，这是一种强制的储蓄手段，其对个人一生的支出进行重新安排。其被用在了教育、医疗和退休金等公共领域，但是由于政府的责任模糊不清，需要明确政府的责任，因此这一时期平等主义理论进入人们的视野，获得了前所未有的重视。美国人对政府一向持怀疑态度，认为政府主导社会服务会导致官僚主义、效率低下和腐败，平等主义理论也面临一系列的挑战。平等主义理论在这一时期还面临新的问题，如何平等地分配医疗资源是其中之一。

平等主义者认为平等是一切政治价值中最重要的价值。平等主义理论内部存在很多争论，外部对平等主义理论的讨论也非常激烈。尽管很多学者认为自己是平等主义者，但不是所有支持平等的理论都是平等主义理论。为了将平等主义理论和其他理论区别开来，有必要界定平等主义的含义，平等主义的含义很广，主流观点将平等主义理论理解为分配正义理论，"平等主义是一种分配理论，这一理论主张个人应该有平等数量的影

① 〔美〕罗伯特·威廉·福格尔：《第四次大觉醒及平等主义的未来》，王中华、刘红译，首都经济贸易大学出版社，2003，第 26 页。美国学者福格尔对美国社会对平等的态度变化进行了论述。

响他们生活的安康或道德相关的因素"①。伦理学的分配理论为社会生活中的稀缺资源在不同个人间的分配提供标准，关注这些标准的道德相关因素。一些分配标准（如功利主义的分配标准）关心怎样通过分配达到效益最大化的目标。自由至上主义理论认为不存在分配问题，因为财富都是有主的，应该重视人们的行为是否侵犯了个人权利。而平等主义理论的分配原则涉及不同人的幸福和道德相关因素的平等。

平等主义理论认为我们有希望实现的平等是"人们尽可能合理地平等分享和分担社会中的利益和责任，人们有平等的机会获得自我发展，人们平等地拥有制度上的基础以获得基本需要的满足"②。平等原则是平等主义理论的核心。"只有当平等原则统辖一个理论的时候，这个原则才是严格意义的平等主义理论。"③ 区分是不是平等主义理论应该明确哪些原则是平等原则，很多原则都被称作平等原则，但实际上只有那些以特定的方式与平等相关的原则才被称作平等原则，而且这些原则能够解释平等主义理论的平等主义特性。

社会生活中人与人之间的差别无处不在，有些差别不会激起我们的正义感，有些差别会激起我们的正义感。平等主义理论家认为，我们不仅关注平等，还应该关注人们之间的不平等。在一个社会中，如果都是穷人，我们就不会有不平等的感觉，如果一个社会一部分人贫穷，我们就会追问原因，我们关注的是贫穷导致的痛苦，在不平等的社会，我们应该通过资源的分配纠正这种不平等。

三　平等主义医疗资源分配理论界定

平等表达了一种道德要求，平等主义者将平等视为人类追求的道德理想。当我们面对同等天赋和智力的孩子时，因为社会背景不同而人生境遇不同，内心会产生不公平的感觉。一些人由于没有得到适当的医疗服务而身体健康状况恶化，而另一些人能够享有医疗维护身体健康，这种差异会导致人生境遇的差别，同样会对我们内心的正义感造成冲击。平等主义理论关注通过怎样的分配原则纠正这种不平等，实现医疗资源分配的正义。

---

① Iwao Hirose, *Egalitarianism*（Routledge，2015），p. 1.
② 〔加拿大〕凯·尼尔森：《平等与自由——捍卫激进平等主义》，傅强译，中国人民大学出版社，2015，第7页。
③ 葛四友编《运气平等主义》，江苏人民出版社，2006，第3页，在这本书里 Egalitarianism 被翻译成均等主义，笔者在本书中将其理解为平等主义。

　　阿马蒂亚·森提出所有平等主义理论都要回答的问题：什么的平等？①
这是平等主义理论的核心问题，平等主义理论通过回答"什么的平等"以
及"如何平等"的问题展开理论探讨。平等主义者对追求什么样的平等存
在分歧，平等主义的目标之一就是明确平等的对象，正是由于平等的对象
不同，形成了不同的平等主义理论。机会平等、资源平等和能力平等理论
对医疗资源分配问题进行了不同的解答。

　　保证医疗资源的平等可及必须有政府的参与，平等主义医疗资源分配
理论关注政府在医疗资源分配中的义务问题，政府和个人对医疗承担的义
务非常模糊，个人的责任与社会的责任需要区分。政府是否有责任保证每
个人的医疗服务？是否保证每个人所有的可得的医疗服务？如果不是保证
所有的医疗服务的可及性，那么保证什么医疗水平的服务？政府有保证医疗的
可获得性和不让病人过度负担费用这两个责任吗？医疗成本的提高使解决这些
问题越来越困难，有限的社会资源必须在医疗和其他社会物品间维持平衡。平
等主义理论试图通过回答这些问题来解决医疗资源分配问题。

　　罗尔斯是平等主义的重要代表人物，他关于平等问题的观点主要集中
在他对于正义原则的论述中。罗尔斯没有系统地讨论医疗以及健康问题，
他意识到医疗的复杂性，为了保持正义理论的简单，他没有将医疗或者健
康纳入他提出的社会基本善的清单，他认为在正义理论实施过程中可以考
虑医疗问题。尽管罗尔斯没有直接对医疗正义问题发表自己的观点，但是
很多学者以其正义理论讨论医疗资源分配问题，平等主义医疗资源分配理
论都和罗尔斯的正义理论有关，或者将罗尔斯的正义理论延伸到医疗资源
分配领域，或者将其理论作为批评的靶子阐述自己的观点。前者如丹尼尔
斯，后者如德沃金、森、诺斯鲍姆等。这些理论认为应该保证医疗资源的
平等可及，只是对"什么的平等"，意见是不同的，罗尔斯主张社会基本
善的平等，丹尼尔斯主张机会平等，德沃金提出资源平等，森和诺斯鲍姆
提出能力平等。

　　医疗资源分配问题是当代伦理学讨论的重要问题，平等主义理论在西
方世界主导这场讨论，无论我们对平等主义医疗资源分配理论赞成还是反
对，这一理论的研究都对我们有很好的借鉴意义。

---

① Amartya Sen, "Equality of What?" in *The Tanner Lectures on Human Values*, Vol. 1,
(University of Utah Press, 1980), pp. 197 – 220.

第一章　社会基本善的平等：
罗尔斯的观点

1971 年罗尔斯发表《正义论》后，分配正义问题成为哲学界尤其是伦理学和政治哲学界讨论的重要问题，罗尔斯的正义论对当代分配正义理论产生了重要影响，他也成为平等主义最重要的代表人物，正如著名的哲学家诺奇克所述："政治哲学家现在要么同意罗尔斯的理论，要么解释为什么不同意罗尔斯的理论。"① 可见罗尔斯理论在当今哲学界的影响。"他的理论对政治哲学领域的巨大影响力并不在于人们都认同其理论观点，而在于即使理论观点不同也是在反对罗尔斯的过程中确立了自己的理论。罗尔斯的理论成为靶子，他们通过将自己的理论与罗尔斯的理论进行对比来解释自己的理论。"② 平等主义医疗资源分配理论也是如此，这些理论要么反对罗尔斯的理论，要么支持罗尔斯的理论，以此为基础展开医疗资源分配问题的理论探讨。罗尔斯为了让理论简单和容易操作，在《正义论》中没有将健康列入社会基本善的清单，罗尔斯希望通过解决社会基本善问题解决健康问题，他对医疗资源分配问题没有简单、直接的思想的表达。罗尔斯对医疗资源分配问题不是视而不见，在后期的著作中，他简单地阐释了自己的观点，他认为在正义原则的应用过程中可以考虑医疗资源分配问题，罗尔斯的理论对医疗资源分配的讨论有建设性的意义。如果我们能够理解罗尔斯的平等主义理论，我们也就能够理解平等主义医疗资源分配理论，因此探讨平等主义医疗资源分配理论应先从探讨罗尔斯的平等主义理论开始。

---

① R. Nozick, *Anarchy*, *State and Utopia* (Basic Books, 1974), p. 183.

② 〔加拿大〕威尔·金里卡：《当代政治哲学》，刘莘译，上海译文出版社，2011，第 58 页。

第一节 罗尔斯正义理论的观点

伦理学界对医疗资源分配的探讨始于功利主义理论，这一理论主张按照资源利用的效率做出分配的决定。18 世纪到 20 世纪 70 年代，功利主义在西方伦理学理论中占主导地位，这一理论主张善优先于正义，效率优先于正义，在医疗资源分配中可以为了效率而牺牲一部分人的利益。第二次世界大战以后，社会不平等问题凸显，仅仅重视资源利用的效率无法解决社会的不平等问题，罗尔斯成功实现了学术界研究旨趣的转型，开创了伦理学及政治哲学研究的新的时代。罗尔斯将功利主义作为批评的靶子建立正义理论，他主张正义优先于善，他反对将善理解为功利、快乐，认为功利主义追求的最大多数人的最大的幸福不是正义的主题。平等主义理论与功利主义理论的本质区别在于对正义和善的关系的理解不同。罗尔斯的正义理论以康德的人性论为基础，认为人是目的而不仅仅是手段，个人不应该为了实现社会更大的善而做出牺牲，在正义的社会中，所有人都有平等的自由和权利。

一 恢复社会契约论

罗尔斯将正义作为研究的主题。他认为"正义的首要问题是社会的基本结构，或更确切地说，是主要的社会制度分配基本权利与责任，决定来自社会合作的利益划分的方式。我所理解的主要社会制度，是政治结构和主要的经济和社会安排"①。罗尔斯追求社会正义的理想为人们所熟知，他主张给予每个人平等的机会，保证每个人都有最低限度的收入。为了证明自己的理论，他复活了洛克、卢梭、康德等以自然权利为基础的社会契约论的观点，目的是通过这一正义观奠定自由民主社会的基础。通过社会契约论，罗尔斯将其理论建立在人性基础上而不是上帝的证明基础上，罗尔斯认为，人性本善，人天生就是合群的，个体只有在社会合作中才能生活得更好，正义和人的善的观念是兼容的。

18 世纪末期，边沁的功利主义思想问世后，吉典契约论主导地位被功利主义取代，当时最大多数人的幸福是社会关注的重点，"那时的社会中

---

① John Rawls, *A Theory of Justice* (Harvard University Press, 1971), p. 5.

民主难觅踪迹，人民生活困顿，腐败无能成风。功利主义的批评和行动在改善这种局面的过程中扮演了关键的角色"①。为了实现最大多数人的最大幸福，功利主义做出了积极的贡献。二战后，随着福利国家的建立，关注社会弱势群体成为主流，罗尔斯的正义论应运而生。罗尔斯的正义论通过批评功利主义理论恢复了西方社会契约论的传统。

　　罗尔斯所代表的当代契约理论的核心理念是选择问题，罗尔斯希望正义原则是人们一致选择的结果。但是在现实生活中，由于人们的社会地位、人生境遇不同，每个人都从自己的角度做出选择，因此没有办法达成共识。罗尔斯认为，人们只有合作才能生活得更好，正义原则指导人们合作，这个正义原则是由合作的人一致同意的。现实生活中的人很难达成共识，为了达到这个一致同意，罗尔斯设置了原初状态（Original Position），这是他认为的理想的缔结契约的状态。罗尔斯接受了霍布斯的假设，霍布斯认为，自然状态的人类生存非常"艰难"，各自为政，没有强大的合作组织保护个人，人们随时会失去财产、被剥夺生命，这是一种很糟糕的状态。人们在订立契约后，相互合作，状况就会发生改变。据此，罗尔斯得出结论，人们只有处于社会合作中，生活才会更好。订立契约各方合作的基础是能达成共识，正义面临的环境是这样的，"由于社会合作使所有人都能过一种比他们各自努力、单独生存所能过的生活更好的生活，就存在一种利益的一致；又由于人们谁也不会对怎样分配他们的合作所产生的较大利益无动于衷，这样就又存在利益的冲突"②。契约各方通过签署协议来划分各自的利益，现实生活中由于人们的生活境遇不同，立场不同，很难达成所有人都同意的契约，于是罗尔斯提出了"无知之幕"的概念，原初状态签订契约重要的条件就是"无知之幕"。"只要相互冷淡的人们对中等匮乏条件下社会利益的划分提出了相互冲突的要求，正义的环境就算达到了。"③ 罗尔斯的社会契约论是通过"无知之幕"实现的，在罗尔斯设想的原初状态中，"没有一个人知道他在社会中的地位——无论是阶级地位还是社会出身，也没有人知道他在先天的资质、能力、智力、体力等方面的运气，正义的原则是在一种'无知之幕'后被选择的。这可以保证任何人在原则的选

① 〔英〕蒂姆·莫尔根：《理解功利主义》，谭志福译，山东人民出版社，2012，第213页。
② 〔美〕罗尔斯：《正义论》，何怀宏等译，中国社会科学出版社，2001，第126页。
③ 〔美〕罗尔斯：《正义论》，何怀宏等译，中国社会科学出版社，2001，第127页。

择中都不会由于自然的机遇或社会环境中的偶然因素得益或受害"①。通过"无知之幕"的设想,各方对自身及所处社会没有特定的认识,这样的状态下签订的契约是正义的,"无知之幕"下的人们会同意罗尔斯的正义原则。

罗尔斯提出原初状态的目的是,面对人们相互冲突的利益,要能够建立公平的程序,并通过这种程序获得一致同意。罗尔斯想到,如果当人们不知道自己的任何社会背景时,就会达成共识;如果当人们不知道自己的某些特殊的情况时,就不会从那个特殊的情况考虑问题,人们就会达成一致同意,人们一致同意的这个原则就是正义原则。

罗尔斯认为政治哲学的基本任务是明确说明"社会合作公平契约条件"的正义原则,其应该在"无知之幕"后被选择。订立契约的人把社会中的每个人的利益当作自己的利益看待,"无知之幕"扩大了人们的视野,因为人们不知道自身的社会背景,别人的情况也可能会发生在自己身上,他人的利益就是自己的利益,没有人知道其在社会中的位置。"无知之幕"排除了一些被认为会影响选择公正性的外在条件。首先,人们不知道自己所处的社会条件,不知道社会经济文化发展情况、文明程度,不知道自己属于哪一代,这样就不能仅为自己这一代着想。其次,人们不知道自己的善的理念和生活计划,这样人们会达成一致同意。最后,人们不知道自己的社会地位、天赋条件、收入水平,这样就会公平地考虑他人的利益。

罗尔斯的"无知之幕"没有包括残疾人。基于三个原因,罗尔斯不考虑这些人。第一,为了理论的简单。罗尔斯仅考虑收入和财富。如果考虑残疾,在衡量谁是最少受惠者时就不简单和直接了,如果决定因素是物质的分配或者再分配,这样就容易评估和实施。第二,统计数据得出的结论。原初状态的人知道世界的基本情况,他们知道某些疾病(如背痛和视力减弱)是非常普遍的,但像失明等就没那么普遍。在所有的社会中,这些统计数据决定社会和个人的空间和每天的生活形态。不正常的残疾人相对罕见,照顾他们需要很多费用,而且是非常困难的安排,为此不得不使工作和公共空间适合他们并对他们有益。罗尔斯的正义论是基于良序社会进行的设计,因此没有包括残疾人。第三,互利互惠。

① J. Rawls, *Political Liberalism* (Columbia University Press, 1996), p. 181.

社会契约论的目的是达成社会合作，这种合作的基础是公平的交易，罗尔斯不得不考虑这一点。互利互惠是合作的基础，因此不能考虑残疾人，其不能给他人带来利益。

人们所处的社会地位、传统文化等是指引人们生活的精神基础，人们非常容易从自己的视角或者自己所在的群体利益出发考虑问题，对他人的不幸视而不见，认为这些不幸与己无关，而社会弱势群体没有能力靠自己改变命运，人们成为穷人还是富人有时与个人的出身等社会因素有关，而对于这些因素，个人是无法改变的，这样就无法实现人们被平等对待，无法实现公平的社会竞争，罗尔斯希望通过设计一个超越人们现实地位和特定立场的理论实现所有人被平等对待，这正是他回归契约论，提出"无知之幕"的初衷，这里的无偏私的主体缔结契约的条件，反倒可能更正义，罗尔斯的建构主义的价值就在于此。

订立契约各方不知道自己的利益还"不够"，他们需要有足够的智慧签订契约。罗尔斯意识到了这一点，他设想的社会契约签订各方在原初状态做出的选择是理性的选择。原初状态的人不是什么都不知道，为了做出理性的选择，他们必须有两个道德能力以进行正常的社会合作。这两个道德能力是感知正义的能力和善的概念的能力。原初状态社会契约签订各方在选择正义原则的程序方面有同样的权利，其是自由平等的。设定这些条件的目的是表明人们作为道德的人是平等的，作为生命有两个道德能力：首先，他们有对公共的正义的善的含义理解、实施和行动的能力；其次，他们有构思、修改和合理追求善的概念的能力。

为了进行理性的选择，罗尔斯采纳康德的自主的行动的人的含义，这些人关注合作条款的选择，通过这些条款更好地实现自己的利益，这些人被理性的（Rational）原则而不是个人的或者特殊的欲望激励。社会契约签订各方被设想为理性的人，用合理的方法规划生活。他们试图"赢得"自己的社会基本善的清单，这样他们能更好地追求他们认为的美好的生活。为了实现这个目的，他们互相不感兴趣，也就是说，他们不是和其他人绑在一起；他们不需要为了他人而牺牲自己；他们之间也没有深仇大恨。通过公平的协商和相关程序达成正义原则，罗尔斯认为原初状态的人会一致同意他的两个正义原则。

当代很多学者都根据康德的观点建构自己的理论，罗尔斯就是其中重要的一位。罗尔斯延续了康德的伦理学的理念，主张道德原则要具有普遍适用性，因此被社会契约签订各方选择的正义原则必须能有效地发挥作用，这些原则一定普遍适用。这些原则一定被作为具有公平正义含义的原则使用，也就是说，社会大众一定认为这些正义原则对社会生活具有积极的道德意义，这些正义原则可以作为任何行动的正义争端的最后裁判原则。

二　正义原则

罗尔斯试图通过正义原则建立一个良序的社会，在这样的良序社会中，凡是通情达理者（Reasonable and Rational Persons）[①] 都会赞同这个正义原则。罗尔斯的政治自由主义是为了证明自由平等的公民达成的社会契约是可行的，这个契约符合人性，也是人们社会合作的要求。罗尔斯追求建立这个良序社会的目的是实现公民的平等的权利和平等的机会。作为公平的正义主要是对社会结构正义的见解，正义的原则、社会结构的组成应该有利于最少受惠者。

通过"原初状态"的人们订立的契约达成两个正义原则，这两个正义原则在《正义论》中是这样表述的："第一个原则每个人都对与所有人所拥有的最广泛平等的基本自由体系相容的类似自由体系都应有一种平等的权利。第二个原则社会和经济的不平等应这样安排，使它们：1. 与正义的储蓄原则相一致的情况下，适合于最少受惠者的最大利益；2. 依系于在机会公平平等的条件下职务和地位向所有人开放。"[②] 第一个原则与功利主义相区别，表明了罗尔斯的自由主义的立场，主张个人权利是神圣不可侵犯的。第二个原则的第一部分被称为"差别原则"，即最大最小值原则，罗尔斯允许分配的不平等，只要有利于最少受惠者就允许这种不平等存在；第二个原则的第二部分提出了公平平等的机会原则，即个人不应该由于其无法"负责"的特性而被剥夺社会利益。这一原则的基本观点是，由于出身、社会地位、自然禀赋所造成的不平等是个人不应得的，

[①] 张国清在翻译《罗尔斯》一书时对 Reasonable 和 Rational 进行了区分。在罗尔斯的理论中，Reasonable 表示"讲道理的""合理的"，the Reasonable 表示"合理的事物"，主要涉及人的道德动机或目标，Rational 表示"理性的"，the Rational 表示"理性事物"，主要涉及人处理问题的手段、方法和策略，Reasonable and Rational 表示"既讲道理又讲理性"。

[②] 〔美〕罗尔斯：《正义论》，何怀宏等译，中国社会科学出版社，2001，第 302 页。

社会应当纠正这一不平等，改善由于自然原因造成的那些处于不利地位的社会成员的不平等境遇。"没有一个人应得他在自然天赋中的地位，正如没有一个人应得他在社会中的初始地位一样。"① 罗尔斯认为这一理论符合大多数人的认知，如果社会分配是由上述个人无法负责的偶然因素决定的，那么这种分配是不公平的分配。

罗尔斯是平等主义者，在他看来，正义就是平等。第一个原则是保护自由的，用来分配自由和权利，确保平等的自由。第二个原则是为了确保分配的平等。第二个原则的第一部分即差别原则是用来分配收入和财富的，对罗尔斯正义理论争议最大的就是这个差别原则。第二部分被称为公平平等的机会原则，是用来分配机会和权力的。罗尔斯的正义原则是按照词典式次序排列的，先满足第一个原则再满足第二个原则。

第二个正义原则与分配正义有关，由于多数情况下我们都面临有限的资源，因此常常会面对不平等的分配，无法保证机会、收入和财富的平等。现在的问题是不平等在哪些情况下是正义的？罗尔斯的第二个正义原则就回答了这个问题，罗尔斯的这两个正义原则需要被进一步解释，没有人会反对公平平等的机会原则，自封建等级制度被消灭以后，人们作为自由的个体在自由市场中通过竞争获得机会和地位，这种意义上的机会平等是形式上的平等，但是那些自然和社会的偶然的和任意的因素会导致个人的机会（如家庭出身、天赋和人生境遇）等不同，如果这些条件很差，就会影响到个人的机会，如果社会进行校正，就涉及实质的机会平等。罗尔斯的第二个正义原则的第二部分的公平平等的机会原则是实质正义的原则，通过这一原则消除自然的偶然性和社会的任意性对人们追求美好生活的影响，因此通过社会制度和社会安排，通过一些再分配和社会改革措施，为人们提供一个公平的起点，保证具有不同家庭背景和不同天赋的人，具有相同技能、相同愿望的人具有相同的生活预期。

平等主义理论要解决的重要问题不仅有如何对待平等的问题，还包括如何对待不平等的问题，即要回答什么时候允许不平等的存在。罗尔斯通过差别原则回答了这些问题，差别原则允许财富和收入的分配的不平等，但这种不平等一定要有利于最少受惠者。罗尔斯的差别原则允许的不平等

---

① 〔美〕罗尔斯：《正义论》，何怀宏等译，中国社会科学出版社，2001，第311页。

必须实现最少受惠者的最大收益，这就需要确定哪些人是最少受惠者。判断哪些人是最少受惠者的标准会引起争议。

三 基本善的理念

哪些人是最少受惠者需要判断标准，为了提出这个判断标准，罗尔斯引入了基本善（Primary Goods）的概念，基本善在罗尔斯正义原则的论证中发挥重要作用。"基本善是各种各样的社会条件和适于各种目的之手段，而对于让公民能够全面发展和充分运用他们的两个道德能力，以及去追求他们明确的善观念，这些社会条件和适合于各种目的之手段一般来说是必需的。"① 他认为最少受惠者是那些拥有很少社会基本善的人，这些基本善为公民充分发展他们的道德权利提供了基础，公民能有条件追求他们最终的善的理念。

罗尔斯提出基本善的概念是有目的的，"以作为当事人在原初状态中的动机，同时也为区别最不利者提供了指标"②。基本善的概念是罗尔斯建立正义理论的前提之一，这个概念的产生源于正义和善的关系的争议。正义与善是伦理学的两个重要的概念，如何看待正义和善的关系是分配正义的重要问题，罗尔斯认为基本善和正义是相对应的，"这些基本善作为权利和自由、机会和权力、收入和财富、自尊的社会基础"③。基本善中权利和自由对应第一个正义原则，机会和权力对应第二个正义原则的第二部分，收入和财富对应第二个正义原则的第一部分。罗尔斯正义论的初次表达为：所有的社会善——自由和机会、收入和财富，以及自尊的基础——都应该平等地分配，除非所有这些善或其中任何一种善的不平等分配有利于每一个人。这个社会机制后来被社会基本善代替，每一个人被最少受惠者取代，最后表达为正义的两个基本原则。罗尔斯认为正义的主题是社会基本结构。一个社会是否正义是由社会的制度和安排是否坚持正义的两个原则决定的，他认为如果社会的安排符合这两个原则，则其就是正义的社会。

面对来自各方面的批评，罗尔斯对社会基本善的解释不断修正，在《正义论》中的社会基本善的清单非常简单："权利和自由、机会和权力、

---

① 〔美〕罗尔斯：《作为公平的正义——正义新论》，姚大志译，上海三联书店，2002，第91页。

② 姚大志：《罗尔斯》，长春出版社，2011，第135页。

③ John Rawls, *A Theory of Justice* (Harvard University Press, 1971), p. 62, p. 440.

收入和财富。"① 自尊也是重要的基本善，在 1999 年《正义论》第二版时，基本善删除了"权力"改为"权利、自由、机会以及收入和财富"。自尊仍然被注为基本善，在《作为公平的正义——正义新论》这本书中，罗尔斯列出了一份基本善的详细清单：

> （1）基本的权利和自由：思想自由、良心自由和其他自由。对于两种道德能力的全面发展和充分使用，这些权利和自由是必需的本质性制度条件。
>
> （2）在拥有各种各样机会的背景条件下的移居自由和职业选择自由，这些机会允许追求各种目标，也允许修正和改变它们。
>
> （3）拥有权威和责任的官职和职位之权力和特权。
>
> （4）收入和财富，它们被理解为达到众多目标通常所需要的适于各种目的之手段（具有一种交换价值），而无论这些目标是什么。
>
> （5）自尊的社会基础，他们被理解为基本制度的组成部分，而对于公民是否能够强烈地感觉到他们自身的价值，并且是否能够带着自信来推进他们的目标，它们通常是极其重要的。②

罗尔斯的正义原则体现了三种基本善，第一种是与第一个正义原则相对应的自由和权利，第二种是与第二个正义原则的机会平等原则相对应的机会和权力。第三种是和第二个正义原则的差别原则相对应的收入和财富。罗尔斯的两个正义原则是有优先顺序的，前一个原则优先于后一个原则，因此第一个正义原则优先于第二个正义原则，第二个正义原则机会平等原则优先于差别原则。按照第一个正义原则，每个人拥有的自由和权利是平等的；按照第二个原则的机会平等原则，每个人拥有平等的机会，因此在确定最少受惠者时，在基本善的指标中的自由、机会和权利可以被排除，罗尔斯认为重要的因素是权力、收入和财富，这两个因素会决定人的机会和命运，他认为收入多的人权力自然就会多。最少受惠者就是那些拥有最少权力和最少收入和财富的人，因此为了便于衡量和运作，仅考虑收入和财富就可以确定最少受惠者了。罗尔斯通过基本善来确定区分社会最

---

① John Rawls, *A Theory of Justice* (Harvard University Press, 1971), p. Ⅷ.
② 〔美〕罗尔斯：《作为公平的正义——正义新论》，姚大志译，上海三联书店，2002，第 94~95 页。

少受惠者的指标。尽管罗尔斯通常定义最少受惠者为那些拥有最少基本善的人，但在解释差别原则时，他认为关注收入和财富就够了。他将最少受惠者定义为最穷的人，基于这个定义，差别原则要求社会增加最穷的公民的收入和财富，以作为自由优先和公平平等机会的条件。罗尔斯试图通过基本善的理念对人类幸福进行独特的思考，克服功利主义、自由至上主义理论存在的问题。

差别原则旨在减少自然因素对人的命运的影响，但是在确定最少受惠者的标准时，罗尔斯将自然的善排除了，那些健康等自然的基本善遭受损害的人并不是罗尔斯在"原初状态"考虑的对象。另外，自由主义提倡人们为自己的命运负责任，但是罗尔斯没有对人们成为最少受惠者的原因进行区分——有些是由于个人选择造成的，有些是个人无法左右的，按照差别原则要求一部分人为另一部分人的选择负责任，这正是德沃金批评罗尔斯正义论的地方。

如何看待正义（Just）和善（Good）的关系是当代伦理学的一个重要问题，正义和善的关系在古代社会和现代社会的含义是不同的，罗尔斯认识到了这一点，"古代人追求的是达到至善的途径，他们重视美德的行为和作为品格特征的美德和至善的关系。而现代人追求的是正当理性权威命令是什么，以及由这些理性的命令所衍生的权利、责任和义务"[1]。在古代社会，至善是人们做人的理想，人们追求的至善是通过智慧、勇敢、正义等美德达到的，正义和善的关系不是重要的问题，尽管人们对善的观念会有分歧，但是由于古代社会没有确立人的自由和基本权利的制度，因此"这种分歧就不会是一个深刻的可能构成或引发社会价值观点分裂甚至冲突的事实，人们就依旧有可能在善观念上保持或多或少的一致性"[2]，人们有追求至善的理想并能达成追求这个理想的一致性。"good"的意思是"好""善""利益"，但是作为道德哲学用语，如何翻译是一个难题，它不仅具有利益的含义，也包含人们良好生活的观念、人们的宗教信仰和人生理想等。有人将其翻译为"益品"，目前国内把其翻译为"正义"和"善"的居多，本书就用"正义"和"善"。

不同的伦理学流派对正义和善的关系认识不同，罗尔斯支持康德的道义论的观点，认为正义独立于善，正义优先于善，这样就将义务论和目的论区别开来，目的论认为"善"具有独立的价值，正义作为工具是为

---

① Rawls, *Lectures on the History of Moral Philosophy* (Harvard University Press, 2000), p. 2.

② 杨伟清：《正当与善——罗尔斯思想中的核心问题》，人民出版社，2011，第9页。

"善"服务的，正义就是为了最大限度增加善。功利主义采纳目的论，将善的价值看得比正义重要，罗尔斯的主张与功利主义的主张相反。道义论的核心理念是："社会由各种各样的人组成，每一个人都具有自己的目标、利益和善的观念，当社会为某些原则所支配，而这些原则并不依赖任何特殊的善的观念的时候，这个社会的安排是最好的；能够为这些起作用的原则进行辩护的东西不是它们能最大限度地提高社会福利或者增加善，而是它们符合正义的观念，正义作为一个道德范畴优先于善并且独立于善。"① 罗尔斯从正义优先于善出发得出正义是社会的首要价值的结论，认为正义规定社会成员的行为，而善是个人追求的东西，人必须在正义的范围内追求自己的善。

四　程序正义

罗尔斯的正义原则是通过程序获得的，存在两种正义——程序正义和实质正义，前者是达成正义的途径，后者是达成正义的结果。人们在"原初状态"通过契约的程序达成了正义原则。罗尔斯非常重视程序正义，他提出的"无知之幕"的假设就是为了通过契约的程序达成两个正义的原则。罗尔斯定义原初状态："它是一种其间所达到的任何契约都是公平的状态，是一种各方在其中都是作为道德人的平等代表、选择的结果不受偶然因素或社会力量的相对平衡所决定的状态。这样，作为公平的正义从一开始就能使用纯粹程序正义的观念。"② 罗尔斯在探讨程序正义的问题时，提出了三种程序正义：完善的程序正义、不完善的程序正义和纯粹的程序正义。完善的程序正义具有保证能达到正确结果的程序，如罗尔斯举的分蛋糕的例子，要想平均地分蛋糕，应让分蛋糕的人拿到最后一份。不完善的程序正义没有事先对要达到的结果做出要求，如刑事审判，只要符合审判程序，有罪的人就可能被判无罪。这两个程序都有判断结果是否正确的标准。和完善的程序正义和不完善的程序正义不同，纯粹的程序正义没有判断结果是否正确的标准，如博彩就是纯粹的程序正义。按照纯粹的程序正义，通过程序得到的任何结果都是正义的。

罗尔斯运用纯粹的程序正义的理念设计了"原初状态"的概念，原初

---

① Michael Sandel, *Liberalism and the Limit of Justice* (Cambridge University Press, 1982), p. 1.
② 〔美〕罗尔斯：《正义论》，何怀宏等译，中国社会科学出版社，2001，第 120 页。

状态是按照契约论所设计的一种环境，这种环境是程序，通过这种程序得出正义的原则，原初状态符合纯粹的程序正义的理念，在各种不同的原则中通过程序进行选择，不存在判断正义的标准。

第二节 社会正义包括医疗正义

尽管医疗资源分配问题是当代伦理学界讨论的重要问题之一，但是罗尔斯的社会基本善的清单没有包括健康、医疗、医药。没有将健康和医疗资源分配问题加入正义原则，罗尔斯这样做基于以下三点考虑。第一，罗尔斯认为健康是自然的善而不是社会基本善，其独立于社会结构之外。第二，他假设订立契约的各方是在一生中正常的、活跃的和充分合作的公民。第三，收入和财富用近似于整个社会基本善的指标评估公民的生活期望。罗尔斯认为实现了社会正义就实现了医疗正义。

一 社会基本善能解决健康问题

首先，罗尔斯仅关心社会基本善的分配。罗尔斯主要关心的是"创造一种理论，解决社会制度分配、社会合作创造的基本物品的问题。他把这些物品称为社会基本善。它们包括多种权利和自由、社会给予的权力和机会、财富和收入中的物质的东西、自我尊重的重要的社会基本善（Social Primary Goods）"[1]，罗尔斯把社会基本善和自然基本善（Natural Primary Goods）区别开来，自然的基本善包括智力、体力、想象力和健康。罗尔斯认为健康间接地受社会结构影响，社会结构的问题解决了，健康的问题自然就会解决，因此，他不关注自然的基本善（Natural Primary Goods）。但事实是，自然的基本善是受社会影响的，与人们生存的社会环境等因素有关。尽管罗尔斯曾说过，如果需要，就可以将社会基本善的清单扩大到其他善（如休闲时间），甚至如不被生理病痛折磨的精神状态也可以被加入社会基本善的清单，但是他从没有这样做过。

其次，罗尔斯的理论是基于理想社会合作状态设计的，他的目的是找到社会正义的含义，这个正义的含义是通过自由平等的社会成员在相互合作中达成的。这些人在社会中是正常的、能与其他成员充分合作的成员，

---

① John Rawls, *A Theory of Justice* (Harvard University Press, 1971), p. 92.

不存在健康问题。罗尔斯的理论建立在理想的状态基础上，在这个理想的社会合作的背景中，社会成员没有严重的疾病，能充分地参与社会合作。正如诺曼·丹尼尔斯所说的那样，在罗尔斯的理论里没有医疗资源分配的理论，因为没有人生病。一些哲学家不关心医疗资源分配问题是因为认为满足医疗需要的费用较多。一些人病了或者残疾，满足这些人的基本善以获得收益和幸福是几乎没有效益的。罗尔斯不是因为医疗费用较多而忽略医疗资源分配正义问题。罗尔斯认为他的理论的基础是在正义的政治含义内区分公民之间的社会合作的公平，这些公民有最起码的道德、智慧和生理能力。他认为人们应该能确认"首先，在正义政治含义的作为公平的正义的限度内能作为一致同意的焦点；其次，任何实践的政治含义的信息的简单和可行是主题"①，因此，为了社会合作的平等互利，也为了理论的简单可行，罗尔斯没有重点考虑医疗资源分配正义问题。

最后，罗尔斯忽视健康问题使其不得不关注收入分配问题。收入和财富在罗尔斯社会基本善的指标中非常重要，近似于整个指标，因为其他的指标都是抽象的，而收入和财富是非常具体的，是可以衡量的。罗尔斯的两个正义的原则要求社会基本结构被按照收入和财富来设计，通过医疗保证人的健康的生命预期比收入和财富确保人的机会收益小。罗尔斯尽最大可能保证正义的背景制度，追求平等的基本自由和公平平等的机会才是罗尔斯想要的。公平平等的机会特别强调收入分配的平等，这样能够保证工作和职业的公平竞争，罗尔斯并不是任由健康状况差的人自生自灭，他认为，可以通过税收为特殊的病人支付费用，这样做可以被理解为收入和财富是幸福的整体的指标，社会基本善的主要指标就是收入和财富。

二 健康是自然基本善

罗尔斯相信医疗照顾问题能通过公正的收入分配解决，这个观点源于他将健康定义为自然基本善，健康受社会制度间接影响。他认为，一旦建立社会成员公平的收入制度，处于收入底层的人会受到特殊的照顾。罗尔斯希望将健康问题通过平等的收入来解决，因此，罗尔斯的正义的政治含义是有限度的，健康问题似乎在政治含义里没有答案。罗尔斯为什么不将健康放到"无知之幕"后，设想"无知之幕"后的人会一致同意健康是社

---

① J. Rawls, *Political Liberalism* (Columbia University Press, 1996), p. 182.

会基本善？从那给出医疗正义的含义会如何呢？事实上，在罗尔斯看来，健康和我们身体的强壮和头脑聪明一样是自然天赋，处于"原初状态"的契约各方对健康状态是不清楚的。一个人的健康状态是自然运气的结果，社会运气和个人运气相结合也会对人的健康产生影响。既然决定健康的因素是不确定的，那么健康问题是否就与正义无关呢？罗尔斯认为社会正义包括医疗正义问题。尽管人们是否健康具有偶然性，但是按照罗尔斯的观点，应该通过解决社会基本善解决健康问题。罗尔斯认为，如果解决了社会基本善的差别的问题，就解决了人们之间自然基本善的差别的问题，一个正义的社会基本制度应该给每个人安排社会基本善的公平的份额，这样就会补偿运气的随意性。罗尔斯主张一个正义的社会结构分配社会基本善，而不分配自然基本善。罗尔斯将健康归于自然基本善，因此健康不是他考虑的问题，正是这个原因，在早期，他也不太关心医疗资源分配问题。

存在多种善的含义，一种含义是善是人们追求的对象，是我们的欲望。这个含义的善具有工具性价值，罗尔斯认为这个善是"弱理论"的善，受合理性的约束，人的欲望应该在合理的范围内得到满足。另一种含义是"强理论"的善，这个善和正义有关，指人们追求的目的是好人和好社会本身。这个意义的善在罗尔斯看来能够接受正义原则的约束。善的含义是矛盾的，现实生活中的善是多元的、特殊的，尽管善的含义具有矛盾性，但罗尔斯假设存在某些普遍的人人都需要的善，罗尔斯认为，一些善是共通的，这类善是基本善，人们都需要这些基本善，这些基本善为"无知之幕"后的人们提供的共同的动机。"基本善是那些被假定为一个理性的人无论他想要别的什么都需要的东西……如果这类善较多，人们一般就能在实行他们的意图和接近他们的目的时确保更大的成功。"[①] 罗尔斯列出了基本善的种类，这些基本善和基本结构相联系，自由和机会共同构成自尊的社会基础。罗尔斯也意识到存在其他善，包括健康、智力和想象力等"自然善"（Natural Goods），但他认为这些不直接受到基本社会结构的影响，自然善无关正义问题，"自然的分配既不是正义也非不正义……这些仅是自然事实。什么是正义和非正义是制度处理这些事实的方法"[②]。因此

---

① 〔美〕罗尔斯：《正义论》，何怀宏等译，中国社会科学出版社，2001，第 92～93 页。

② John Rawls, *A Theory of Justice* (Harvard University Press, 1971), p. 102.

罗尔斯将基本善分为自然基本善和社会基本善，健康、精力、智力和想象力是自然基本善。自由和权利、机会和权力、收入和财富等是社会基本善。罗尔斯反对将自然基本善作为衡量最少受惠者的指标，他的理由是尽管自然基本善受社会基本制度的影响，但不受社会基本制度直接控制。社会基本善的分配制度可以调节，因为社会基本善是由社会制度决定的。尽管罗尔斯不断修改社会基本善的清单，但是都没有将健康列入社会基本善。

三　没有将医疗资源分配纳入正义原则

罗尔斯的追随者试图将医疗和罗尔斯的正义理论相结合，做出医疗和基本善的关系的清晰的解释，按照两个正义原则分配医疗资源。格林（Ronald Green）做了这方面的尝试，他认为，"罗尔斯的两个正义原则可以再加一个正义原则，将医疗资源分配加进正义原则"①。这种观点认为医疗照顾是社会基本善，由于某种社会决定因素对健康有重要的影响，就不能说这个社会决定因素是自然善，医疗照顾能促进和维持健康，因此医疗照顾应该包含在罗尔斯的社会基本善中，他认为医疗照顾不仅是社会基本善，而且是最重要的社会基本善。医疗照顾支撑人们的基本的自由，失去了健康，我们就失去了生存的生理基础，心理和生理的健康和第一个正义原则分配的社会基本善一样重要，医疗照顾比收入和财富还重要，因此，格林认为"原初状态"的理性行为的人不会建立一个分开的医疗原则或者将它留给人们的收入份额"解决"。相反，他认为"原初状态"契约各方会签订一个涉及医疗照顾可及性的原则的契约，这个原则可以被理解为第三原则，优先于平等机会原则和差别原则。每个社会的成员，不论背景和地位，社会权力机构都应该保证社会资源能够"承受"医疗服务的可及性。格林认为，获得医疗照顾是所有人的基本权利，不应该按照个人的购买能力决定医疗资源享有权，即按照个人收入决定享有权，这样势必导致穷人因为没有钱而得不到基本的医疗服务，将没有能力购买医疗服务的人排除在医疗享有权之外是不公平的。人们享有医疗照顾不应该和个人收入挂钩，保证公民全面地享有基本医疗照顾是正义的社会可以期待的目标。

---

① R. M. Veatch, R. Branson, *Ethics and Health Policy*（Ballinger, 1976），pp. 111 – 126.

罗尔斯不认同格林的看法，他反对将健康加入社会基本善的清单，反对将医疗资源分配正义纳入正义原则，他认为在评价社会制度是否正义时，某项自然基本善在衡量时起一定作用，医疗可以恢复人的健康，这种情况下社会基本善能弥补人们自然基本善的差异。对于将医疗加入社会基本善的清单，罗尔斯担心"在原则上拒绝其他例外情况就显得异常困难"①。人们会认为教育、就业、住房等都可以算作社会基本善，所有的需要都成为社会基本善，政府负担沉重，真正的社会基本善反而得不到重视。

将医疗照顾列入社会基本善的清单会面临两个困难。第一个困难是"无底洞"（Bottomless Pit）问题，医疗资源会成为"无底洞"，如果不考虑社会承受能力，满足所有人的健康需求就会耗尽社会所有资源；第二个困难是人际比较的困难，他指出，"差别原则要求不平等对最少受惠者有利，按照差别原则，医疗措施的选择会满足那些健康状况较差的人的需要，往往这些人的医疗需要会非常昂贵，不惜一切代价地拯救病人会降低整个社会的财产水平"②，因此将医疗加入社会基本善是行不通的，"原初状态"的人不会选择这样做，因为社会资源是有限的，每个"原初状态"的人会追求其最重要的利益，医疗不是其最重要的利益。如果坚持医疗资源的可及性，则可能使我们的生活更糟糕。在当今时代，这种担忧不是没有道理的，随着医疗技术突飞猛进的发展，我们能花在提高健康水平的费用是没有限度的，医疗资源的使用如果没有限度就会成为一个无底洞。还有一个更重要的问题，若将医疗加入社会基本善的清单，我们就不得不进行收入和财富的平衡。当我们将不同的医疗服务进行计算的时候，由于人们的健康状况不同，平等的收入就不再意味着平等了。这样罗尔斯主义者不得不进行人与人之间医疗效益的比较，罗尔斯试图避免将收入和财富纳入整个词典次序中。另外，医疗是非常复杂的，医疗作用于人体面临很多不确定性，同样的医疗手段不一定获得同样的健康效果。除了健康效果的差别外，还存在主观需要的差别，一些人的医疗主观需要比另一些人多，对于同样的疾病，有些人的需要是昂贵的，有些人的需要是便宜的，还有一些人会有

---

① 〔美〕涛慕思·博格：《实现罗尔斯》，陈雅文译，上海译文出版社，2014，第216页。
② K. Arrow, "Some Ordinalist-Utilitarian Notes on Rawl's Theory of Justice," *Journal of Philosophy* 70 (1973), pp. 245–263, p. 251.

一些奢侈的需要，如整容、美容等。罗尔斯基于以上原因拒绝确立第三个正义原则以指导医疗资源分配。罗尔斯认为，医疗资源分配的正义问题不是社会正义的关键问题，只要实现了社会正义，医疗资源分配的正义问题自然就会解决，因此，罗尔斯没有考虑满足医疗需求的第三个正义原则。

第三节　正义原则应用中的医疗

罗尔斯并没有忽略医疗问题，按照他的理论逻辑，"原初状态"的人是在"无知之幕"的条件下达成正义原则的，不可能考虑医疗资源的分配问题，但是在正义原则的应用过程中可以考虑医疗问题。

一　实现基本善的实践包括医疗照顾

罗尔斯认为基本善的指标具有灵活性，在处理差别原则时，两个正义原则也具有灵活性，基本善的指标的特征赋予两个正义原则以灵活性，在基本善的具体运用中可以加入具体的要素。从这个意义上说，罗尔斯这时有所松动，认为医疗照顾可以包括在基本善的指标里。

首先，当对基本善进行详细解释时，会考虑医疗照顾的情况，因为"在原初状态中所能进行的思考里，这些善并没有得到详细的规定"[①]。无论对基本权利和自由还是其他的基本善，原初状态的契约各方都没有做详细的规定，基本善没有详细的解释和规定是没有办法指导人类实践的。为了实现基本善的目标，需要对基本善进一步做出详细的规定，罗尔斯指出，对于基本善包含的权利和自由在宪法阶段、立法阶段和司法阶段的情况，其会进一步做出规定，在此会收集更多的信息，其他的特殊的社会条件也会被考虑进去，另外，在解释人的自由和权利时会涉及人生病和遇到事故的情况，医疗照顾自然就会被考虑进去。在对基本权利和自由的一般形式和内容进行勾画时，需要具体的信息，这样才能在实施过程中得到具体的指导。

其次，公共财富为了保护社会公共利益会保护公民的健康，这样就可

① 〔美〕罗尔斯：《作为公平的正义——正义新论》，姚大志译，上海三联书店，2002，第 282 页。

以将健康包含在基本善的指标里。收入和财富的基本善不仅按照个人的收入和财富来判定，还包括通过群体控制的财富来判定，"作为公民，我们也是政府所提供的各种有利于个人的好处和服务的受益者，而这些好处和服务是我们在这样一些场合中有权利得到的"①。保护公共健康就可以保护公共利益，如提供清洁的空气和干净的水源，如果必要的话，这些就都可以被包括在基本善的指标之中。

最后，人生过程中的疾病和事故会造成人的需要的差别，基本善的指标是完整的人生过程的指标，因此，应该校正疾病和事故造成的差别，从这个意义上治疗疾病、恢复健康应该包括在基本善的指标里。"基本善的指标是这些善在一个完整人生过程中的期望指标，这些期望指标是同基本结构内相应社会地位联系在一起的。"② 由于社会地位不同，因此两个正义原则容许的需要会存在差别，而不是一成不变的。当疾病和事故降临到个人身上时，个人对基本善的指标的期望在事前是相同的，在事后则可能存在差别。从这个意义上说，按照罗尔斯后期的观点，基本善的指标具有灵活性，可以将基本善的指标延伸到医疗照顾领域。

二 医疗的目的是让公民成为社会合作成员

两个正义原则被用于满足公民的医疗和健康需要，目的是使公民成为正式的社会合作成员。由于这些成员的能力在最低必要能力以下，没有办法和他人进行社会合作，因此需要调节以达到正常的必要的能力，以便成为能进行社会合作的公民。罗尔斯认为："公民终身都拥有一种公共的（政治的）身份，将他们视为正式的、完全的社会合作成员，这具有非常重大的意义。"③ 罗尔斯不是从救济穷人的角度考虑医疗问题的，按照差别原则指导医疗照顾不是为了减轻不能付费的公民的经济负担，弥补他们收入的不足，"医疗照顾作为一般意义上的基本善，提供医疗照顾是满足自

---

① 〔美〕罗尔斯：《作为公平的正义——正义新论》，姚大志译，上海三联书店，2002，第282页。

② 〔美〕罗尔斯：《作为公平的正义——正义新论》，姚大志译，上海三联书店，2002，第283页。

③ 〔美〕罗尔斯：《作为公平的正义——正义新论》，姚大志译，上海三联书店，2002，第284页。

由平等公民的需要和要求"①。医疗照顾被看作必要的手段，为公民提供公平平等的机会、使其享有基本权利和自由，成为正式的、完全的社会合作成员。

公民的能力是有差别的，如果这些差别处在正常范围则不需要干预，"这里重要的事情是使用了公民作为社会之终身合作成员的观念，这个观念能够使我们对最低必要能力以上的能力和天赋方面所存在的差别忽略不计"②。但进行社会合作的成员需要最低限度的必要的能力，为了保证公民具备合作的能力就需要干预。"当由于疾病和事故我们降到最低必要能力以下从而不能在社会扮演我们的角色的时候，这种观念又指导我们恢复我们的能力，或者以适当的方式使我们的能力得到改善。"③ 罗尔斯的理论追求方便、简单，"我们的目标是避免复杂繁难，事情能够简化就加以简化，同时注意不要违背常识"④。为了方便、简单，按照差别原则，我们仅需要关注那些最不利的群体，假定社会成员能够得到相关的医疗信息，当按照差别原则满足这些医疗需要的费用达到某一个点时，更多的供应就会降低最少受惠者的期望水平。在医疗照顾方面提供社会最低的保障能够避免耗尽所有的资源，罗尔斯指出，社会用于医疗和健康方面的支出要有上限，无论公共基金还是私人基金都必须支付到这个上限，这样才能保护最少受惠者的利益。公民有很多种社会需要，医疗、教育、安全等都属于社会需要，儿童需要扶养和教育，国家需要部队维护安全，退休者需要养老金，这些都非常重要且都需要社会资源，社会资源不可能满足所有需要，满足了一种需要可能就不能满足其他种类的需要，在立法阶段必须平衡好公民各种需要的关系，合理地配置社会资源。

是否能将不健康的人归为最少受惠者，按照差别原则分配医疗资源？罗尔斯反对在差别原则指导下解决医疗问题，罗尔斯认为，如果按照差别原则指导医疗照顾，则"这也许会给人这样一种令人误解的印象，即当最

---

① 〔美〕罗尔斯：《作为公平的正义——正义新论》，姚大志译，上海三联书店，2002，第284页。

② 〔美〕罗尔斯：《作为公平的正义——正义新论》，姚大志译，上海三联书店，2002，第287页。

③ 〔美〕罗尔斯：《作为公平的正义——正义新论》，姚大志译，上海三联书店，2002，第287页。

④ 〔美〕罗尔斯：《作为公平的正义——正义新论》，姚大志译，上海三联书店，2002，第287页。

不利者无法担负他们本来愿意负担的医疗照顾费用的时候，提供医疗照顾仅仅是弥补最不利者收入上的不足"①。罗尔斯认为提供医疗照顾是为了满足自由平等公民的需要，保证他们成为社会合作成员，不是为了弥补收入的不足。"这样的照顾被作为必要的一般手段，以能够支持公平的机会平等和利用我们的基本权利和自由，从而终身成为正式的、完全的社会合作成员。"②

三　两个正义原则的应用

为了理论的简单可行，罗尔斯设想的原初状态的人是不存在健康问题的，没有健康问题的人有利于社会合作。罗尔斯的作为公平的正义理论并没有要求给病人等比普通人更多的社会资源。罗尔斯意识到，一旦确定病人等而不是穷人是最少受惠者，那么满足这些人的需求将出现无底洞问题，无法实现。而将穷人设定为最少受惠者容易识别，就能避免出现无底洞问题，而且不用面临针对病人等的过度的资源再分配问题。

最少受惠者是最需要社会救助的人，如果把最少受惠者定义为经济收入水平低的人，就会避免问题复杂化，罗尔斯认为，如果社会地位和经济收入问题得到了解决，自然健康问题就会得到解决，因此罗尔斯将最少受惠者界定为穷人。罗尔斯认为如何满足公民的医疗需要以恢复身体的健康是在立法阶段而不是原初状态阶段的任务，在这一阶段，两个正义原则的应用需要很多信息，"如什么疾病在流行以及它们的严重程度，事故发生的频率及其原因，以及其他一些东西"③。在立法阶段，人们处于"有知之幕"状态，能够处理关于公共健康和医疗照顾的政策问题。

为了成为合格的公民，罗尔斯认为在医疗照顾方面，我们应该做到以下两点。第一，要评估不同种类医疗需要的迫切性，"这种迫切性是由公平的机会平等原则所规定的"④。例如美容不涉及生命的安危，肯定不具有迫切性。第二，对医疗照顾需要和其他社会需要具有的迫切性进行比较。

---

① 〔美〕罗尔斯：《作为公平的正义——正义新论》，姚大志译，上海三联书店，2002，第 285 页。
② 〔美〕罗尔斯：《作为公平的正义——正义新论》，姚大志译，上海三联书店，2002，第 285 页。
③ 〔美〕罗尔斯：《作为公平的正义——正义新论》，姚大志译，上海三联书店，2002，第 283 页。
④ 〔美〕罗尔斯：《作为公平的正义——正义新论》，姚大志译，上海三联书店，2002，第 285 页。

这个比较需要按照维持我们成为社会正式成员的能力做出优先安排的决定，在最低必要能力以下的优先享有资源。为了保持医疗照顾支出与两个正义原则涵盖的其他社会需要的支出的平衡，需要将满足医疗照顾需要的强度与恢复社会正式成员的能力联系起来并提供一个指导方针。罗尔斯没有进一步具体探讨这个问题，他说"我将不再进一步讨论这些困难而又复杂的问题"①。

罗尔斯的"原初状态"的契约理论没有提到医疗资源分配问题，一方面是因为医疗对提高社会整体福利水平影响不大；另一方面医疗资源的分配不是关于一种情况到另一种情况的分配，而是在社会基本结构的基础上的享有。他意图勾画出确认社会位置的社会基本善和正义的一般原则的有限范围。如果通过增加正义原则和加入社会基本善的指标解决医疗问题，为了满足人们重要的需要，就会产生非常长的社会基本善的清单。既然能增加正义原则，那么人们就会把所有对我们重要的物品考虑进去，就会主张满足所有重要的基本需要，食物、衣服、住所和医疗服务一样都对我们非常重要，这样做的结果使确认最少受惠者变得不重要了，仅仅是穷人就够了吗？饥饿、虚弱、无家可归的人和文盲呢？这正是罗尔斯所担心的，所有问题都关注，结果会是不分主次，所有问题都不能得到解决。

罗尔斯的作为公平的正义的理论选择"原初状态"仅仅是对正义理论的粗略地勾画，而不是全面地阐释。我们将词典式次序看作分配理论的内容和特质，如果没有分配理论应用的具体的社会知识，我们就没有办法判断它的价值。罗尔斯清单的构成和原初状态决定的正义原则的抽象程度是非常高的，仅提供作为描述优先原则的衡量的某种限定。罗尔斯认为，在对正义社会设计的立法阶段，我们能把它们变成更实质的决定因素，因为在"无知之幕"背景下，其被"提高"了，这意味着仅简单地将医疗照顾加入清单会忽视作为公平的正义的限度。为了正义理论的简单可行，"罗尔斯没有将基本善的指标包含所有重要的善，也没有将医疗照顾加进去并将其作为基本善的指标的一部分，也没有因为理性的人考虑它很重要就增加第三个正义原则，这样做会违背他的基本意图"②。

---

① 〔美〕罗尔斯：《作为公平的正义——正义新论》，姚大志译，上海三联书店，2002，第 286 页。

② Yvonne Denier, *Efficency Justice and Care*（Springer, 2007）, p. 127.

第四节　批评与回应

罗尔斯的正义原则是在原初状态——"无知之幕"状态下，由理智的人达成的共识，其理论的优点和缺点皆源于此。罗尔斯的理论遭到了阿马蒂亚·森等人的批评，这些批评是有道理的，罗尔斯对这些批评进行了回应。

一　罗尔斯理论的优点

罗尔斯提出了平等主义理论需要认真思考的问题，平等主义理论正是在这些问题基础上对医疗资源分配进行了思考。

确保人的神圣不可侵犯

罗尔斯延续了康德道义论的思想，认为确保人的神圣不可侵犯，在医疗资源分配中能防止功利主义的弊端。罗尔斯通过正义的两个原则避免功利主义的弊端，保证人们不会由于是少数而成为牺牲品，罗尔斯希望通过决定社会基本善的公平的份额，保证所有人的平等自由，追求公平平等的机会，不允许最少受惠者成为社会和经济不平等的受害者，古典功利主义的观点通过追求最大多数人的最大快乐获得正义，但是这个过程会导致一些人不快乐，这些人为大多数人的利益做出了牺牲。为了保证人的神圣不可侵犯，罗尔斯提出了第一个正义原则。第一个正义原则决定自由的相对优先，巩固自由的优先地位。这个原则可以作为反对以公共善的目的制造受害者的屏障。罗尔斯的理论成功地表达了康德的观点：每个人都是神圣不可侵犯的，即使是社会的福利也不能逾越。因此，正义原则拒绝通过其他人分享更大的善使一些人失去自由。康德认为人应该是目的而不仅仅是手段，反对把人仅当作手段的行为，罗尔斯正是基于这一点提出了正义原则的第一个原则，防止人们的自由遭到侵犯。

对基本善与偏好进行区别

有些医疗需要是个人的偏好，如美容、减肥等，平等主义认为医疗资源分配是为了实现客观的人生目标而不是主观的幸福。为了和偏好等个人趣味区别开来，罗尔斯提出的社会基本善是客观善。事实上社会基本善是衡量幸福的客观的标准，这个标准成功地应对了特殊情况，在这些特殊情况下我们的道德判断不依靠我们主观的满意程度来衡量，这主要是针对所谓的人们的昂贵的嗜好满意程度提出来的。假如我们判断一个人的幸福程度是通过个人偏好的满意程度确定的，则这种判断对实现分配正义没有任何帮助。进一步假设，偏好适中的温和的人会调整他们的趣味和偏好，以便他们对社会善的份额满意。但是有奢侈的偏好的人就会有昂贵的趣味、偏好，他们不满足就不快乐。由于奢侈的人相对不容易满足，因此他们在偏好没有得到满足时就会不快乐，与偏好适中的人相比，他们更不容易幸福，因为偏好适中的人能调整自己的偏好而否认他们更进一步的平等分配的要求。如果不快乐是由奢侈导致的，人们就应该为自己的不快乐负责。

人的偏好是不同的，为避免主观判断，罗尔斯提出了更基本的责任的划分。罗尔斯强调社会有责任保证个人的社会基本善的公平平等的份额，即保证自由、机会、收入和财富等社会基本善。我们应该自己决定命运，为自己的命运负责，我们在正义的制度安排下有合理的机会并自我负责规划自己的人生。正义的制度不是为了满足人们的快乐或者幸福，尽管正义的制度是为个人提供追求快乐可接受的制度，但是人还是应该为自己的选择负责，因此没有为某些人的奢侈的需要提供足够的条件，不能说是不正义的。

罗尔斯反对按照个人的满意程度分配资源，认为这样做仅将我们看成快乐的容器，没有办法和我们的道德实践相融合，仅从个人满意程度考虑人生的成功与失败导致我们不知道自己应该成为什么样的人。罗尔斯认为，功利主义按照个人满意程度分配资源的观点是和人的本性相违背的，破坏了我们的道德实践。人是自由和理性的，能掌控和调整需要和欲望，而不被欲望所控制，我们在生活中没有办法消除苦难，我们能做的是过有尊严的生活。

基本善为达成共识提供基础

罗尔斯理论的第三个优点是提出了幸福的狭义的客观标准，他通过基本善的清单提供了这个标准。如果按照个人的主观的标准评价幸福，则每个人都有一套判断的标准，因此就没有办法达成共识。罗尔斯提出的基本善是为了避免关于幸福的主观的判断，提供人与人之间可以比较的基础。

"提出基本善的背后的想法是发现人际比较的可操作的公共基础,这个人际比较是基于公民开放的社会环境,所有的理性的多元主义背景。"① 关注基本善会帮助我们获得契约方的同意,这是不同善的观念的社会成员间进行社会合作必需的条件,如果没有社会成员一致同意的基本的幸福的理念,就没有办法进行社会合作。

因此,基本善的路径提供了好的人类生活需要的善的全面的说明。社会基本善能发挥工具的功能,提供所有基本善的目的、手段能使社会公民追求善的理念。

真正的机会平等

机会平等在平等主义理论中的地位非常重要,"机会平等是平等主义工程 (egalitarian project) 中强有力的核心概念"②。罗尔斯主张的机会平等是积极的机会平等,罗尔斯两个正义原则对自由至上主义理论进行了修正,自由至上主义理论提倡的机会平等是消极的机会平等,对分配正义来说,消极平等是必要的,消极的机会平等就是不妨碍人们的机会的实现,即不应该妨碍人们获得医疗、教育和其他社会地位的机会,罗尔斯也指出了自由至上主义理论的缺陷,自由至上主义理论不采取积极措施纠正机会不平等,罗尔斯批评自由至上主义因为它允许分配份额受道德随意因素影响,它允许社会和经济的不平等,在自由市场按照购买能力决定医疗享有权,穷人势必被排除在外,当人们由于社会原因或天赋原因面临机会不平等时,自由至上主义理论并不主张干预,因此自由至上主义不能确定真正的机会平等。罗尔斯反对自由至上主义的这种消极的机会平等,他设计社会基本善的清单的目的是提供积极的机会来消除道德随意因素,不能任由不平等剥夺人们平等的竞争机会,罗尔斯的基本善不是消灭一切不平等,他只接受有利于最少受惠者的不平等。

罗尔斯提倡积极的机会平等,积极的机会与积极的自由相关,按照以赛亚·柏林提出的积极自由与消极自由的概念,罗尔斯主张的积极自由是人们有自由影响自己的生活的权利,不受压迫和剥削,他主张采取

---

① J. Rawls, *Political Liberalism* (Columbia University Press, 1996), p. 181.

② 〔美〕约瑟夫·费西金:《瓶颈:新的机会平等理论》,徐熙白译,社会科学文献出版社,2015,第 1 页。

积极措施防止人们因为没有条件而受压迫和奴役，他希望通过社会制度实现积极自由。没有能力满足基本医疗需要的人应该被给予帮助，这是积极的权利。罗尔斯关注制度的必要背景，这个背景就是基本善，社会保证基本善，人们就具备了追求自己的合理的善的理念的工具，保证人们的真正的机会平等。丹尼尔斯正是在这个意义上解释医疗资源分配正义的。

二　对罗尔斯正义理论的批评

罗尔斯的正义理论影响很大，也产生大量的批评，这些批评是基于基本善的平等进行的。这些理论不同意罗尔斯的社会基本善的平等。

（一）没有考虑能力差别

阿马蒂亚·森从能力角度对罗尔斯正义论进行了批评，他认为罗尔斯基本善的途径没有考虑到人们之间巨大的能力差别。这些能力涉及道德、智力和身体，以及他们对善的定义。人们的偏好和趣味不同，甚至差别很大，以至于很难公平地满足他们需要的基本善，因此，森诉诸人们能力的差别来反对罗尔斯的观点，他认为，人们用基本能力和用社会基本善去追求人生目标的能力是有巨大差别的。森认为，罗尔斯的正义论存在的核心问题是一旦允许人们的需要存在差别，我们就将看到有相同资源的人没有获得同样的幸福。如果我们将社会基本善作为以正义的目的衡量幸福的标准，我们就会受到不公正的对待。

其一，罗尔斯的社会基本善忽视了人与人之间存在的差异。人与人之间不是完全的同质的存在，存在种族、能力、性别、年龄、健康等差别，基本善的这种不可改变会导致它衡量幸福的标准忽视人与人之间的差异，如社会中存在的性别的不平等，正如玛莎·诺斯鲍姆所述，罗尔斯忽视了性别因素导致的男女的社会不平等。

其二，罗尔斯的社会基本善没有考虑人的能力，我们最终关心的不是善是基本的或不是基本的，而是关心人，给予他们能力，关心我们能用这些善做什么，因此森最著名的反驳是认为罗尔斯的基本善具有拜物教元素。森认为最重要的不是罗尔斯所谓的基本善而是能力，能力是人和基本善之间联系的结果，是基本善的最终目的。森对幸福的解释关注功能（Functioning）的含义。我们是怎样的人依靠我们能做什么和本质

（Beings）是什么来判断，依靠我们的功能来判断。我们做什么，包括我们的行为，如吃东西、读书和看报，我们存在的本质包括我们营养很好，没有得病，没有因为穿着不得体而被羞辱。

其三，用收入和财富衡量最少受惠者是不对的。罗尔斯将收入和财富作为衡量最少受惠者的标准引起了森的异议，收入和财富仅仅是经济因素，他认为用其衡量最少受惠者是错误的，导致不平等的因素还有健康、种族、性别等，那些生理和心理残疾的人应该算作社会的最少受惠者。

（二）忽视个人的责任和偏好

理查德·安德森（Richard Arneson）和柯亨（Gerald Cohen）从个人的责任和偏好两个角度对罗尔斯的正义论进行了批评。他们认为基本善的途径没有捕捉到我们可允许的不平等的基本道德直觉。这个道德直觉是无论任何时候由我们的过错或者我们没法控制的原因导致的不幸的命运，我们都可以要求别人补偿我们的不幸。另外，基本善也因为忽视了人们的偏好的差别而遭到批评，例如一些人比另一些人的偏好昂贵，通过社会基本善满足偏好所需花费更多，一些人的时髦的趣味很难通过基本善获得满足。一系列的批评使偏好的选择和控制成为关注的重点。这个观点认为由自己的选择导致比其他人的境遇糟糕，这些人不应该要求社会对他们的糟糕状况进行补偿和帮助，社会应该仅帮助那些对自己的境遇没有过错的社会弱势群体。

（三）对差别原则的批评

丹尼尔斯和博格等罗尔斯的追随者将其理论延伸到医疗领域进行了讨论，前者是罗尔斯理论的坚决拥护者，系统地阐释了医疗正义理论；后者并不完全认同罗尔斯的观点。罗尔斯的学生、著名的全球正义理论家托马斯·博格（Tomas Pogge）尽管没有像罗尔斯另一个追随者丹尼尔斯那样将罗尔斯的正义论延伸到医疗领域，但是他试图修正罗尔斯的正义论，构筑医疗正义来捍卫罗尔斯的理论。他认为罗尔斯的医疗正义理论是半后果主义理论，如果罗尔斯的理论不能解决医疗正义问题就可能会成为完全的后果主义理论。功利主义重视行为的后果，罗尔斯将功利主义作为批判的靶子构建自己的正义论，他对功利主义的缺陷非常了解，因此总是试图和功利主义划清界限，不愿意和功利主义观点相同，但是有时为了效率也采取功利主义的方法重视行为产生的后果。我们可以看到罗尔斯的差别原则是重视结果的，但是目的是以公平的名义保护最少受惠者，因此博格认为罗尔斯的正义理论是半后果主义理论。罗尔斯在意资源分配的结果是否有效率，是否有利于最少受惠者。罗尔斯尽量将问题简化，他仅根据社会基本善来界定最少受惠者等，不考虑天赋、需求、外貌、偏好等自然差异，这是罗尔斯半后果主义理论的观点的体现。

在罗尔斯看来，只要财富和收入的分配是公平的，人们的医疗需要自然就会得到满足，但是他太乐观了。医疗需要是有差异的，有的医疗需要如果得不到满足就会危及生命，而有时满足这些医疗需要的费用巨大，个人无法承担。如果社会不进行干预就会导致悲剧性的后果，使能救治的生命失去了生存的机会，正是基于这一点，罗尔斯的理论遭到质疑。博格指出，罗尔斯此种做法是在回避问题，在他看来，医疗正义是不能回避的问题，按照罗尔斯理论的逻辑是能给出一个解释医疗正义问题的框架的，我们可以从罗尔斯的理论里为满足医疗需要找到合理的解释，但是罗尔斯拒绝给出医疗正义的框架。按照罗尔斯的两个正义原则分配医疗资源，博格对差别原则在医疗资源分配正义中的应用又提出了质疑，他认为，罗尔斯正义理论问题在于他的差别原则，差别原则允许社会不平等的存在，将差别原则用于医疗资源分配，就意味着医疗资源享有的不平等只有在有利于最少受惠者的健康时才允许存在。博格认为运用差别原则进行医疗资源的分配违背了罗尔斯的理论的平等原则，差别原则"违背了罗尔斯正义观的核心承诺，因为它很明显没有平等地尊重不同参与者的生命和健康，并因此贬损了这样一些人的自尊，这些人拥有较少的机会和希望去获得平等公民身份的共享的公共概念"[1]。以损害人们自尊的方式分配医疗资源违背了平等的原则，罗尔斯理论存在内在不一致问题。按照博格的思想，罗尔斯的差别原则没法解释医疗资源分配正义问题。"与教育和就业一样，医疗相对于治标益品来说具有特殊的意义，我们不应该仅靠差别原则去规范获得医疗保健的机会的不平等，还应该通过某种公平平等的要求来进行限制。"[2] 博格认为还需要从罗尔斯的另一个原则即公平平等的机会原则考虑

① 〔美〕涛慕思·博格：《实现罗尔斯》，陈雅文译，上海译文出版社，2014，第214页。
② 〔美〕涛慕思·博格：《实现罗尔斯》，陈雅文译，上海译文出版社，2014，第214页。

医疗资源的分配问题。丹尼尔斯也正是从这个原则出发将罗尔斯正义论延伸到医疗领域的，罗尔斯正义论的目的是保护人们相互合作追求好的生活的机会。医疗目的是恢复和维护健康，医疗的重要性一方面能够使人们有能力理解和参与人类的合作，参与社会生活，追求善的生活；另一方面获得为人们提供追求美好生活承担社会责任的机会。根据这个拓展的机会平等的概念，医疗机会也包括在内。"这个善是非常重要的，它的分配对人们取得几乎所有形式的人类善的机会都具有至关重要的作用。其中包括获得更好的工作的机会，但又不局限于此。"①

如果从机会的形式平等角度理解，那么医疗机会的形式平等不允许某个群体被排除在医疗、药物和其他与健康相关的善之外。但由于资源是有限的，两种情况可以被排除：其一，没有支付能力或者不愿意支付费用；其二，不适合这种医疗。

博格希望保留罗尔斯的半后果主义理论，否定半后果主义理论会对罗尔斯正义理论产生影响。如果我们考虑了医疗需求的差异，也就不得不考虑其他先天的差异，如相貌、智力等都存在差异。如果采取半后果主义理论解决不了这些问题，我们就会采取彻底的后果主义理论路径，或者功利主义或者森的观点。另外，满足人们的医疗需求、维持大致平等的医疗系统的费用惊人。如果将健康作为维持公平平等机会的必需的善，那么势必导致不考虑医疗成本满足人们的健康需要。人们认为一个医疗体制是不正义的，往往是因为拥有相同医疗需要的人享有医疗恢复健康的机会是不相同的，满足所有的医疗需要是不现实的，任何国家都做不到。

博格和罗尔斯一样认识到了医疗的复杂性，医疗资源和正义相关联非常困难，尽管在现实生活中，当人们享受不到自己需要的医疗服务时，会认为不公平，但是"就正义而言，医疗需要本身并不必然支持一种对医护的有效要求。即使在非常富足的社会里，保健（或教育）的投资偏少，也并不构成一种不正义"②。由于每个人的基因不同，人们天生的体质也不同，每个人一生的医疗需要也是不同的，不可能要求相同的医疗服务，如果这样做就会造成很大的浪费。人们只要获得大致平等的机会就可以了。不同的国家需要根据不同的经济条件确定医疗资源分配的限度。由于不可

---

① Norman Daniels, *Just Health Care* (Cambridge University Press, 1985), pp. 17 – 18.
② Norman Daniels, *Just Health Care* (Cambridge University Press, 1985), p. 217.

能满足所有人的医疗需要，博格和多数平等主义者一样认为程序正义应该
在医疗资源的分配中起作用，在确定医疗资源享有的限度时，受影响的各
方有参与决策和表达意见的平台。

博格的观点很矛盾，存在一些问题，对罗尔斯的正义论的两个原则
的修订并没有消除理论的混乱，没有实现对罗尔斯理论的捍卫。首先，
按照罗尔斯的理论是否真的会损害自尊？因为医疗措施可以恢复和维持
人们基本的健康，按照罗尔斯的差别原则进行分配，困难的就是怎样确
定最少受惠者，由于医疗资源是有限的，对不同人的区别对待不一定就
损害了一些人的自尊，按照差别原则在哪个层面的医疗资源分配会损害
自尊，博格语焉不详。其次，按照罗尔斯差别原则分配医疗资源会获得
辩护，医疗资源享有的不平等是必然存在的，不能一概否认差别原则，
我们要研究的是这种不平等达到什么程度是不能容忍的，这样才能指导
医疗资源分配的实践，批评某种理论比创立某种理论容易得多，自罗尔
斯的正义论诞生以来，针对他的理论的批评如潮水般汹涌，但是至今还
没有理论能够撼动罗尔斯的正义论，说明罗尔斯的理论非常有说服力。博
格试图将教育、就业和医疗等同，认为它们都影响公平平等的机会，但是
医疗需要和前两者的需要是不一样的，人们都需要教育和就业机会，但是
不一定所有人都有医疗需要，而且一些医疗需要必须满足否则会失去生
命，医疗需要是针对不特定人群的一种保障。医疗机会、教育和就业机会
是不同的机会。

三　罗尔斯对批评的回应

阿马蒂亚·森的批评引起了罗尔斯的重视，为此，罗尔斯在后期关注
了医疗照顾问题，在《作为公平的正义——正义新论》一书中进行了阐
述，重点回应了森对其正义理论的批评。罗尔斯从基本善是灵活的角度回
应了森的质疑，指出基本善的指标具有灵活性，而不是批评者认为的没有
灵活性。医疗照顾的差别通过基本善的指标的灵活性来调节。罗尔斯也承认
森等人的批评在有些情境下是对的，他承认自己的观点在每个人有相同的基本
善清单的情况下是不公平的。罗尔斯同意森的观点，"基本能力是第一重要的，
使用基本善是为了提高这些能力，为了人们用这些善能做什么"①。罗尔斯依

---

① 　J. Rawls, *Political Liberalism* (Columbia University Press, 1996), p. 183.

赖基本善的基础是确认这些善是实现公民特定的善和人生计划相关联的更高兴趣的必要的手段。"即使公民没有平等的能力，它们至少有必要的最低程度的道德、智慧和能使他们在一生中作为充分的社会的合作者的生理能力。"① 托马斯·斯坎伦强调，因为基本善的道德重要性在于它们对实现不同个人目标的作用，"我们同意用这些资源而不需要森批评的那种拜物教"②。罗尔斯认为森的理论是对他自己的理论的有意思的补充："当我们试图处理特定的医疗和满足健康需要的问题时，必须有比基本善更不同和更复杂的含义，例如森的能力的含义，关注人的基本能力可以有效地解决这个问题，也可以作为使用基本善的一个必要的补充。"③

罗尔斯认为基本善包含能力，"这符合森的这种观点，即基本能力不仅在从事人际比较的时候必须加以考虑，而且在设计理性的政治正义观念的时候也必须加以考虑"④。罗尔斯认为森的批评的根据是不对的，认为森对基本善的清单的反对意见是其认为它必定是既不灵活的，也根本就不合适，罗尔斯认为基本善考虑了基本能力，"这些基本能力就是公民作为自由平等的人根据他们的两种道德能力所拥有的能力。正是这两种道德能力使他们能够终身成为正式的、完全的社会合作成员，使他们能够维持他们作为自由平等公民的地位"⑤。罗尔斯认为基本善尽管在"原初状态"下是不灵活的，但是在使用过程中拥有灵活性，罗尔斯分别说明了基本善的作用，平等的权利和自由是道德能力全面发展和运用的必要条件，收入和财富是适合于所有目的的手段，是为了达到实现两个道德能力和促进善观念的目的而需要的，这些善观念是公民所认可的或可以被接受的。

罗尔斯回应了安德森和柯亨的批评。罗尔斯认同柯亨主张的个人应该对自己的命运负责的观点，社会负责提供所有目的、手段的正义框架，在这个框架内，个人能追求他们善的理念。但是，罗尔斯从来没有认为道德含义的直觉和人们是否实际选择他们的偏好有关。"因为这需要太多的信

① J. Rawls, *Political Liberalism* (Columbia University Press, 1996), p. 183.

② T. Scanlon, *The Quality of Life* (Clarendon Press, 1993), pp. 185 – 200, p. 197.

③ J. Rawls, *Collected Papers* (Harvard University Press, 1999), p. 369.

④ 〔美〕罗尔斯：《作为公平的正义——正义新论》，姚大志译，上海三联书店，2002，第 286 页。

⑤ 〔美〕罗尔斯：《作为公平的正义——正义新论》，姚大志译，上海三联书店，2002，第 277 页。

息，会和信息的简单可行相冲突。"① 罗尔斯认为的人们应该对自己的命运负责和柯亨主张的责任是不同的。罗尔斯的责任主张意味着我们的行动就像他们能锻炼潜在的道德力量去构建和修改我们的善的含义一样。按照这个观点，我们有理由认为潜在的能力被损害，不是做出或不做出某种实际的选择。

通过系统地回应两种批评，罗尔斯在《政治自由主义》这本书中区分了四种基本善的不同功能和目的，然后探寻"不同的人低于或高于这个线"，即他们高于或低于社会成员正常合作要求的最低的必要的能力：

（a）在道德和智力能力和技能的变量。

（b）在生理能力和技能，包括疾病和意外事件对自然能力影响的变量。

（c）公民善（合理多元主义的事实）的观念的变量。

（d）趣味和偏好的变量。②

罗尔斯承认森对基本善的观点在所有情况下都是充分的，除了（b）这种情况外。这种情况包括疾病和意外导致人们处于线下的情况。（a）通过社会公平平等机会的实践和差别原则解决。对于（c）的情况，公平的正义作为善的概念是公平的。对于（d）的情况，趣味和偏好的变量是我们自己的责任。对于（b）的情况，即由疾病和事故导致公民处于线下的变量，按照罗尔斯的观点，只有当这些不幸被知晓而且治疗费用确定时，并通过政府财政支出的权衡解决，这种权衡才能在立法阶段进行。

医疗与政权组织形式相关，不能独立于政治以外，罗尔斯的正义的政治含义存在缺陷，医疗照顾在他的政治含义里没有得到回答，罗尔斯将正常的医疗作为上面四个延伸问题的一个，尽管罗尔斯没有尝试将健康政策在正义理论中予以表达，对医疗资源分配问题仅做了有限的讨论，但是罗尔斯正义理论的后继者沿着其思路对医疗资源分配正义问题进行了系统的探讨，就这一点而言，罗尔斯的平等主义理论对医疗资源分配正义研究的贡献是巨大的。罗尔斯的正义理论试图回答下面的问题：应

---

① J. Rawls, *Political Liberalism* (Columbia University Press, 1996), p. 182.

② J. Rawls, *Political Liberalism* (Columbia University Press, 1996), pp. 184 – 185.

该分配什么？这些东西满足什么需要？为什么需要比绩效重要？分配如何处理和自由的关系？罗尔斯之后的学者对这些问题进行了回答，出现了几个影响很大的平等主义理论，如资源平等理论、能力平等理论，这些理论对罗尔斯提出的问题做出了回应，这种回应延伸到医疗资源分配领域。

第二章　机会平等：诺曼·丹尼尔斯的观点

　　将罗尔斯的正义原则应用到医疗资源分配领域可以有两种方法，一种是将医疗照顾加入社会基本善的清单中，从前文可以看出，这一方法不可行；另一种是修改正义原则将医疗正义原则加进去。诺曼·丹尼尔斯从后者入手，对医疗资源分配问题进行了深入的研究。我们之所以重视机会平等是因为我们希望我们的命运是我们选择的结果，而不是外在不可控制的环境带来的结果。如果人们失去了健康，就不能保证起点的平等，没办法为自己的命运负责，丹尼尔斯正是从这个意义出发将正义问题延伸到医疗领域。作为一名罗尔斯正义论的追随者，他多年来致力于医疗资源分配正义以及与健康相关的正义理论的研究。在医疗正义领域的研究中，他的影响就如政治哲学领域的罗尔斯一样。丹尼尔斯认为医疗资源分配正义的核心问题是在健康方面我们彼此有什么义务，这个问题包括两个方面：提高和维护人口健康水平具有的义务以及当我们生病和残疾时具有的义务。丹尼尔斯直接将提供医疗服务和正义联系在一起，"有效的医疗服务预防和治疗疾病和残疾因保护正常的功能来保护正常的机会范围而具有正义的目的"[1]。

　　丹尼尔斯将我们彼此对健康负有的责任作为医疗资源分配正义的"基本问题"开始了理论的研究，他通过三个基础问题回答了这个基本问题。第一个基础问题，健康以及医疗照顾和其他影响健康的因素是否具有特殊道德重要性？一些经济学家和哲学家反对给医疗特殊地位，认为这一做法是"家长主义"，医疗具有道德重要性意味着政府必须提供医疗服务，学者担心这样做会耗尽社会资源。丹尼尔斯认为医疗具有道德重要性的判断非常重要，为了回答这个问题，他认为需要研究满足健康需要怎样与正义的其他目标相关联，他认为这个答案可以告诉我们社会是否有义务维持健康，其能回答社会是否有责任进行医疗资源的分配，而不重视其他物品

---

　　[1]　Norman Daniels, *Just Health Care* (Cambridge University Press, 1985), pp. 27 – 35.

（如食品、住房等）的分配。第二个基础问题，何时健康不平等是非正义的？为了回答这个问题，需要考察影响人口健康和健康不平等的因素和社会政策。答案将有助于我们理解哪些健康不平等是应该解决的。通过对这一问题的探讨，丹尼尔斯得出了社会因素对健康具有决定作用的观点。第三个基础问题，在资源有限的情况下我们怎样公正地满足健康需要？因为健康不是我们追求的唯一重要的利益，资源总是有限的，受医疗资源分配影响，各方的立场不同，很难达成共识。为了解决这个问题，我们必须确定医疗资源优先安排的理由，这个答案将帮助我们指导真实条件下的医疗资源分配决策。正因为很难达成资源分配的共识，确定医疗资源分配限度问题变成了合法性问题，丹尼尔斯认为通过程序正义可以实现医疗资源分配决策的合法性。

第一节　医疗的特殊道德重要性

在人类的多种需要中为什么特别重视医疗需要的满足？诺曼·丹尼尔斯从这一点开始探讨医疗资源分配问题，他认为医疗的道德重要性非常关键，只有医疗具有道德重要性政府才有义务保证医疗资源的平等可及性。我们常常从医疗的功能角度确定医疗的道德重要性，医疗可以维持人的健康，拥有健康的身体是实现人生价值的前提，也是拥有幸福快乐生活的前提。丹尼尔斯反对从健康本身或者从幸福的角度寻找医疗道德重要性的答案，他认为应该从医疗的社会作用寻找答案，他认为医疗的道德重要性在于保证人的正常物种功能，保护正常的机会范围从而拥有公平平等的机会。

医疗卫生服务能够维持身体健康，身体健康是实现人生价值的条件，不论我们选择什么任务和目标都是以身体健康作为条件的，我们拥有正常的生理功能才能实现我们的人生计划和目标，有些社会大众往往认为这就使医疗具有道德重要性，公民对是否享有医疗服务会给予特别的关注，有些人认为既然人的健康是由医疗照顾决定的，那些非医学因素如社会因素和经济支付能力，就不应该决定人们享有医疗服务的机会。这种医疗道德重要性的答案很吸引人，丹尼尔斯认为其还是具有一些不足的，他不认同这种医疗道德重要性的解释，一些人没有健康的身体但是依然能够实现有价值的人生，如海伦·凯勒、霍金等尽管身体残疾但是他们的人生依然非常有价值，甚至比一些正常人还有价值，因为人生目标不一定会因为不健康或残疾就被破坏。人们会适应不健康和残疾，调整目标和计划以更好地适应失能和残疾。丹尼尔斯对公共情绪给予了很好的道德解释，丹尼尔斯认为医疗作为手段很重要，但是这些手段的重要性必须在正常机会范围的框架内，这些手段是为了扩大人的正常机会范围的手段，而不是为了实现其他目标的手段。

医疗的道德重要性是丹尼尔斯整个理论的基础，通过对医疗道德重要性的界定才能为我们有义务帮助他人满足医疗照顾需要提供道德理由。必须提供给他们其认为需要的能使其快乐的事物的道德理由没有说服力。与正常功能的人相比，残疾人不一定不快乐，不一定幸福感低。长期残疾的人常常将自己的幸福水平看得比正常人想象的要高，可能是由于残疾人调整了目标和预期，甚至他们比没有残疾的人对于生活更满意。在丹尼尔斯看来，他们能力和机会范围在客观上是有损失的，这种损失要求机会范围的公平份额来弥补。公平平等机会对医疗道德重要性的解释避免了经常出现在成本效果分析等功利主义衡量标准的困境。为了回应功利主义的观点，他坚持宏观水平的正常机会范围的功能。他认为正义的目的不是幸福和快乐而是提供一个公平的可接受的框架，在这个框架内人们能依据他们对快乐的理解追求他们的人生计划。特别是医疗照顾能够保持人们的正常功能，以便人们有能力参加政治、社会和经济生活，它保证人们全面参与社会生活。丹尼尔斯不认为应该保证公民所有的医疗需要，认为社会有义务保证人的基本医疗需要的满足，社会应该提供资源保证医疗照顾的可及性。

一　维持正常物种功能

丹尼尔斯认为医疗的道德重要性在于能够维持人的正常物种的功能。这个正常的物种功能保护人的正常的机会范围。"满足人的医疗需要对维持人的正常物种功能非常必要。"[1] 丹尼尔斯做出这个论断源于医学科学和生命科学的进步为界定正常物种功能提供了条件，人的生理的正常功能和疾病、残疾之间的界限可以通过医学科学和生命科学提供的知识确定。由于医疗照顾可以维护人的正常功能，因此它具有特殊的

---

① Norman Daniels, *Just Health Care* (Cambridge University Press, 1985), pp. 1 – 18.

道德重要性，而这个正常的功能为人们选择人生计划提供了公平平等的机会。

丹尼尔斯反对功利主义对健康重要性的解释。通过医疗技术能够维持人的身体健康，拥有健康可以使人快乐和幸福，失去了健康会失去快乐和幸福。尽管正常的生理功能不是幸福和快乐生活的必要条件，但是满足医疗需要肯定能提高快乐水平，这是典型的功利主义的理论观点。功利主义认为医疗照顾的特殊道德重要性在于它能减轻人的痛苦。功利主义对幸福的评价是根据具体的境遇来评判的，这种判断缺乏稳定性。"功利主义必须权衡痛苦的减少和所有其他提高快乐水平的偏好满足的优劣。如果对医疗重要性的评估是经验的评估，那么当这种评估变化了，特殊的性质也就消失了。"[1] 丹尼尔斯对把医疗的道德重要性归于它能产生幸福和快乐的观点提出了质疑，他认为，"有人可能会认为医疗照顾特殊性是好的健康状态，对快乐非常重要。尽管疾病和残疾限制对于个人开放的机会范围，但疾病和残疾可能不一定导致不快乐。直觉来看，找出满足医疗需要更客观的对机会的影响比更主观的对快乐的影响具有更重要的道德重要性是有吸引力的"[2]。这个分析是对罗尔斯社会基本善的非福利主义说明的延伸，罗尔斯指出为了正义的目的，我们不应该追求通过衡量我们的满意和幸福确定我们相互的责任，而应该通过公共可获得性的手段衡量我们的福利水平，对于罗尔斯来说，这意味着社会基本善：权利和自由、机会和权力、收入和财富，以及自尊的基础。丹尼尔斯认为自己对健康重要性的解释包括在基本机会的范围内对人的正常功能的保护。"健康具有特殊道德重要性是由于它对向我们开放的机会范围的贡献，因此，促进健康的社会决定因素——医疗服务、传统的公共健康，更广的健康的社会决定因素的分配来自对保护机会的贡献的特殊重要性。"[3] 医疗服务作为健康的社会决定因素之一，保证公民的正常物种功能，如果没有健康就没有机会参与社会竞争。丹尼尔斯认为我们社会的责任是提供制度，如通过社会保险或津贴购买个人保险保护公民的正

---

[1] Yvonne Denier, *Efficency Justice and Care* (Springer, 2007), p. 129.

[2] Rosamond Rhodes, Margaret P. Battin, Anita Silvers, *Medicine and Social Justice* (Oxford University Press, 2002), p. 7.

[3] Norman Daniels, *Just Health Meeting Health Needs Fairly* (Cambridge University Press, 2008), p. 21.

常物种功能，从而保护公民的平等机会，这样做的目的不是提高集体福利等级或效率，在这个意义上，功利主义的目标与正义原则是背道而驰的。

二 保护正常机会范围

医疗的道德重要性在于维护人的正常物种功能，维护人的正常物种功能可以保证人们的公平平等的机会，正常机会范围是一个人在社会生活中能合理地通过他的技能追求的一系列人生计划。"通过维持正常功能，医疗照顾维护个人正常机会（人生计划）范围的份额，这个份额是特定社会理性的人会选择的份额。"[①] 丹尼尔斯认为正常机会范围是与社会和个人相关的，他提出的这个正常机会范围是与社会发展条件相关的，依靠社会科技发展水平和社会制度等多种因素确定人的正常机会范围的份额。"社会正常机会范围个人的公平份额是他们没有疾病和残疾时选择的合理的生活计划，他们的能力恰当地防止由于社会不平等和经济不平等造成的没有发展或低于发展水平。个人通常只选择发展一些能力，这样做只会缩小机会范围。保持正常功能范围，更广的正常机会范围给了他们修订他们生活计划的机会。"[②] 社会因素会影响到个人的正常机会范围，社会的多种因素（如社会发展的历史、物质财富的水平和技术发展水平、社会的文化和社会的制度）决定正常机会范围是什么和怎样分配这些机会。

丹尼尔斯认为，"我们应该用向个人开放的正常机会范围作为基准来衡量宏观医疗需要的相对重要性"[③]。这个观点是丹尼尔斯医疗正义理论的最重要的观点，他的医疗资源分配正义理论的核心就是公平平等的机会原则。"对于正义的目的，通过医疗照顾（Health Care）、预防与治疗疾病（广义包括公共健康和环境保护措施，也包括个人的医疗服务）和残疾，主要的重要性是保护正常功能从而保护机会，通过正常功能，医疗照顾维

[①] Rosamond Rhodes, Margaret P. Battin, Anita Silvers, *Medicine and Social Justice* (Oxford University Press, 2002), p. 7.

[②] Rosamond Rhodes, Margaret P. Battin, Anita Silvers, *Medicine and Social Justice* (Oxford University Press, 2002), p. 7.

[③] Rosamond Rhodes, Margaret P. Battin, Anita Silvers, *Medicine and Social Justice* (Oxford University Press, 2002), p. 35.

持人们参加政治、社会和经济生活的能力。它维持他们在社会生活的所有领域成为充分参与的市民——正常协作者和竞争者。"[1]

三 维护公平平等机会

保护正常的机会范围是为了维护公平平等机会，丹尼尔斯支持适当的医疗照顾，包括传统公共健康和预防措施，这些医疗照顾通过公共或混合的公共和个人保险项目的全民覆盖获得服务。医疗照顾目标是保护公平平等机会，医疗资源不应该依靠支付能力分配，"医疗服务和保护机会的关系表明医疗制度的设计的分配正义原则就是保护公平平等的机会"[2]。任何支持公平平等机会的正义理论都能将正义原则延伸到医疗照顾领域。丹尼尔斯认为增加公平平等的机会的社会制度包括医疗照顾的制度安排，这样就能将罗尔斯的正义理论延伸至医疗资源分配领域。

丹尼尔斯从公平平等的机会原则推演出医疗资源分配正义理论，他将医疗照顾置于罗尔斯的公平平等的机会原则之下，丹尼尔斯从罗尔斯的正义理论推导出自己的观点，健康相对于社会基本善是自然的基本善，因为拥有健康不受基本社会制度影响。健康对人的正常的机会范围会有影响，丹尼尔斯没有像格林那样将健康归为社会基本善，而是认为健康产生的机会不是医疗照顾而是社会基本善。丹尼尔斯关注医疗照顾是因为它会对健康有积极的影响，而健康又对人的正常的机会范围有影响。罗尔斯在"原初状态"得出的社会基本善是在社会安排中最基本和最具有吸引力的，这些社会基本善是基本自由、机会和财富、收入。丹尼尔斯正是通过对罗尔斯的基本善的指标之一的机会的解释将医疗照顾加入正义的基本原则。

首先，公平平等的机会不是消极的平等机会而是积极的平等机会，"公平平等的机会不像形式的平等机会，我们有积极的义务提高我们的能力，不论社会还是自然原因造成的疾病和残疾……通过设计保证所有人尽可能接近正常的医疗照顾制度，通过特定的合理的资源限度实现我们保护

---

① Rosamond Rhodes, Margaret P. Battin, Anita Silvers, *Medicine and Social Justice* (Oxford University Press, 2002), p. 7.

② Norman Daniels, *Just Health Care* (Cambridge University Press, 1985), p. 38.

公平机会的道德和法律责任"①，消极的平等机会仅禁止享有医疗的歧视，对没有能力满足基本的医疗需要不进行干预，积极的平等机会要求社会采取积极的措施纠正对机会的消极影响，医疗照顾不应该根据人们的支付能力享有。

其次，尽管按照公平平等机会的要求，社会基本制度应该保证公民全面地享有基本的医疗照顾，但这不意味着要求所有人机会平等。它仅要求有同样技能的人有平等的机会享有医疗资源。丹尼尔斯不主张拉平所有人的差别，不主张所有健康的不平等被定义为非正义，都需要社会提供措施予以纠正。

按照丹尼尔斯的医疗照顾和保护机会之间的关系，医疗资源分配的原则是一个保护公平平等机会的原则，他认为任何正义理论都会支持保证平等机会，优先增加那些机会最少的人的机会，因而正义理论能延伸到医疗领域。丹尼尔斯认为自己的观点来自罗尔斯的正义理论，"罗尔斯社会契约各方选择的原则是保证他们工作和职务公平平等机会的可及性。这个原则不仅禁止可及性的歧视性障碍，而且要求采取积极的措施纠正机会的消极作用，包括没有发展能力和技术、不公平的社会实践（例如，基因和种族歧视）或社会经济不平等。这样的积极措施将包括公共教育和其他增加早期儿童教育的机会"②。丹尼尔斯也意识到罗尔斯的社会契约论并没有考虑健康问题，罗尔斯通过假定人们是健康的，都会有正常寿命，简化他的正义基本理论的公式，他假设的"原初状态"订立社会契约的人是没有疾病、残疾的。罗尔斯的理论是一种理想状态下的理论，丹尼尔斯认为如果将罗尔斯的理论在现实世界中进行表达，那么现实世界是不完美的，罗尔斯确认的公平平等机会的原则可以包括保护正常功能。

老年人可能反对基于公平平等机会的医疗卫生制度，认为这个制度会抛弃他们，因为他们的机会似乎在过去，丹尼尔斯认为通过不偏爱有利于一个年龄段的分配，并考虑到年龄相关的机会范围以避免歧视老年人的问题。对不同年龄段的人予以不同对待，例如，节省一个年龄段的资源给另一个年龄段使用，不产生因为种族和基因不同予以区别对待从而出现不平

---

① Norman Daniels, Donald W. Light, Ronald L. Caplan, *Benchmarks of Fairness for Health Care Reform* (Oxford University Press, 1996), p. 22.

② Rosamond Rhodes, Margaret P. Battin, Anita Silvers, *Medicine and Social Justice* (Oxford University Press, 2002), p. 7.

等。年龄群之间的公平是通过寿命慎重地分配的观念体现出来的。在一些资源稀缺状态下，通过年龄决定配给是允许的。

允许个人享有更多的医疗资源的问题是否违背了平等主义的要求呢？一些国家实行全面医疗保险制度，允许境况好的人购买额外水平的医疗服务。例如，英国个人保险部门允许人口的10%更快地享有服务，对于这些服务，其他人必须等待英国国家医疗服务。其他国家例如挪威，禁止个人享有额外水平的服务，害怕它暗中破坏支撑慷慨的医疗照顾制度的政治团结。丹尼尔斯主张的机会平等是有限度的，他支持医疗服务的分层。

丹尼尔斯对健康道德重要性的解释遭到了质疑，如"丹尼尔斯给出的健康的道德重要性的理由是没有说服力的，对我们道德实践描述和解释不能提供一个标准的说明。医疗的道德重要性是否意味着有社会责任保护我们正常机会范围的份额？保护正常的机会范围不意味着社会应该提供它"。① 一种观点从资源平等角度批评丹尼尔斯，认为按照丹尼尔斯的理论制定的医疗政策似乎太重视现存的疾病和残疾而忽视真正保护机会的事物，即减少极端匮乏带来的不利。丹尼尔斯认为这个反对意见是通过"福利和好处"解读分配政策，这些人认为每个承受"坏"的运气的人的福利和好处的亏空不是由他们自己的过错造成的，他们有权要求其他人帮助和同情。相反"坏的选择运气"是个人选择的结果或有责任的结果，因此没有对其他人的要求权。如果能力甚至身高方面的缺陷不是由我们的错误造成的，就有了对他人的请求权，就提供了要求他人同情或促进权益的理由。另一种观点是能力平等的观点，认为积极自由或自主权是基于我们能做事情的能力或我们具有的能力的重要性的前景提出来的。这个主张提醒我们不仅要关注问题的一个方面（如疾病或残疾的作用），还应关注个人是否有适当的能力（去做或他们能选择做事情的能力）。健康状况糟糕的儿童可能缺乏我们所说的关键的特性或能力。丹尼尔斯认为如果我们考虑得更仔细一些，由于能力的不同而提出对他人的要求权时，我们就不会同意有义务给发育不好但正常的孩子提供治疗。森（Sen）指出很多能力是不同的，是"不可比较的"，因为没有关于是否一个人比其他人糟糕的一致意见。发育不好但正常的儿童，也会有优秀的性格或惊人的社会和

---

① Yvonne Denier, *Efficency Justice and Care*（Springer, 2007）, p. 130.

认知的能力。我们能达成共识的是一些人因为严重的疾病和残疾显然在能力上比正常人糟糕。

因为能够维护正常的机会范围，医疗需要比其他需要具有特殊道德重要性，人们会有兴趣保护他们正常机会范围的份额。丹尼尔斯做出这个论断是由于以下四个方面原因。首先，受自然运气的影响，医疗需要比其他需要更会导致不平等。人类的很多需要很重要，是因为与我们的生存息息相关，如粮食、清洁的空气和水等，为什么医疗照顾需要这么重要？当个人无法满足时要由社会提供资源满足吗？医疗需要和其他的需要是不一样的，人们的医疗需要是存在差别的，有些人比其他人需要的医疗资源多，如龋齿和脑出血的治疗需要的资源差别很大，紧迫性也不同，脑出血如果不尽快治疗会危及生命，而龋齿一般不会危及人的生命，人们对人类的其他生存需要（像食物、衣服和住所、空气、清洁的水）的差别不是很大，维持基本的生存需要的量没有太大的区别。其次，没有人会预知自己会得病或者遭遇事故，人们是否得病的坏运气没法预测，因此医疗需要也没法预测。再次，因为医疗需要对正常机会范围非常重要，人们如果身体健康就会在正常的机会范围内追求自己的人生计划。最后，因为医疗需要花费巨大，很多医疗需要靠个人的经济能力很难承担，需要政府制定相应的政策为没有能力享有医疗资源的公民提供服务。尽管通过公平的收入和财富满足人们的食物、衣服和住所的需要是合理的，但是这不意味着医疗照顾需要也靠个人收入或者通过社会保险和私人购买的保险获得满足，在丹尼尔斯看来，仅靠个人资源获得必要的医疗照顾是不合理的。

根据正常的物种功能和公平平等机会的关系，丹尼尔斯列出了医疗的四个等级，等级不同，社会承担的责任也不同。第一个层次，预防卫生机构的工作。它能使偏离正常功能的消费减少，包括提供公共健康、环境清洁、预防医学的个人医疗服务、职业健康和安全、食品和药物保护、营养教育和健康的生活方式，但是不是所有正常功能的偏离都能预防。第二个层次，负责个人身体恢复正常功能的部门。不是所有的措施都是治疗措施，如通过康复训练保证人们尽可能接近正常功能。第三个层次，医疗和社会支持的更多延伸服务，包括为慢性病人、老年病人和残疾病人服务。第四个层次，为不可治愈的不能恢复正常功能的人提供的医疗和相关的社会服务、生理和心理的临终关怀和照顾。

社会资源是有限的，对医疗资源的享有如果没有限制就势必导致无底洞问题，为了应对这种情况，丹尼尔斯并不主张社会满足所有的医疗需要。医疗照顾具有特殊道德重要性因为它帮助恢复人的正常物种功能，然而，正常物种功能不能将食品、住所、休息这些也满足正常功能的基本需要和医疗照顾区别开来。因为医疗照顾需要比其他需要的分配更容易产生不公平而且可能花费更多，它们作为个人和社会保险项目是合适的。从这个意义来说，我们有义务满足医疗需要，如果我们保证个人能够购买保险的公平收入份额就会解决问题，但是丹尼尔斯不同意这样做，他认为界定最少的公平收入份额不能解决问题，因为没法满足人的医疗需要。对于得到了这份收入份额，有的人可能将它用于别的方面，医疗需要还是没有得到满足，丹尼尔斯还从满足人的医疗需要出发确定社会保证的公平平等的份额。他反对设计一个覆盖全民的医疗保险制度，国家的财政收入是有限的，不允许这样做，因为医疗卫生不是唯一重要的好处，必须对资源分配进行合理的约束，判断哪种医疗需要应优先满足而将其他医疗需要放在后面。正义要求做出医疗资源配给和优先安排的判断，这是因为满足医疗照顾需要不应该也不需要是无底洞。丹尼尔斯通过界定正常机会范围控制医疗资源无限度享有的情况。通过对正常物种功能影响的大小决定医疗资源的享有情况，丹尼尔斯认为预防和治疗疾病、残疾会保护人的正常物种功能，我们有义务在医疗照顾项目中对缺少这个功能的病人提供服务。例如，丹尼尔斯的观点支持为长得矮的有成长缺陷的儿童提供基本保险以为这些儿童进行治疗，而不支持同样有成长缺陷但功能正常的儿童的保险覆盖。

第二节　用罗尔斯正义理论解释健康不平等

按照罗尔斯的正义论，我们追求被平等对待，要考虑什么情况允许不平等存在，丹尼尔斯按照这个逻辑提出了一个重要的问题，哪种健康不平等是不正义的？医疗照顾范围很广，公共健康、个人基本疾病的治疗和预防、慢性病人的照顾都包括在内。过去的一个世纪，人类的健康水平得到了很大的提高，这不仅是医疗照顾的功劳，更重要的原因还是生命科学技术的进步、人类生存环境的改善。丹尼尔斯最近将关注的焦点从医疗转向健康，重点研究社会对健康的决定作用，用罗尔斯的正义理论解释健康不平等。丹尼尔斯的思想有一个变化的过程，最开始关注医疗正义问题，21

世纪初，他重点关注健康不平等问题，试图从健康的社会决定因素找出健康不平等的根源。丹尼尔斯出版的《医疗正义》（Justice Health Care）一书关注医疗资源分配问题，在最近出版的著作中，他的思想发生了变化，他从关注医疗资源获得的不平等转到关注健康不平等，他意识到仅仅关注医疗资源分配不能解决健康不平等问题，必须从更广泛的社会范围解决健康不平等的问题，这又回到了罗尔斯的正义理论。丹尼尔斯思想的转向也代表了很多关注医疗资源分配正义问题的学者观点，医疗目的是实现公众的健康，由于学者们在探讨健康问题时面临很多不确定性，不从社会大背景探讨这个问题，就无法实现医疗资源分配正义，医疗资源分配正义固然重要，但是仅看到医疗对人的健康的影响，仅关注医疗资源分配正义是远远不够的。

一　社会因素影响健康

丹尼尔斯非常重视医疗资源的平等可及性问题，但他在后期转向了健康不平等的研究，他意识到医疗不是健康的决定因素，更重视社会的不平等导致的健康不平等问题。他对全民享有健康保险的制度进行了考察，他认为全民享有适当的医疗并没有解决影响健康的根本问题，通过医疗不能解决社会地位和健康之间的关系问题，英国医疗服务的健康不平等的结果以及其他国家的情况证明了他的论断。"全面的享有医疗照顾不能断开健康和社会地位的联系。我们的健康不仅受看医生是否容易的影响——当然这很重要，还受社会地位和我们社会的不平等的影响——尽管确切的过程没有被完全理解，证据表明社会对健康具有决定作用。"① 丹尼尔斯认为我们不能推论在社会不平等和健康不平等间的这些联系的原因。尽管没有确切掌握它们之间的因果联系，但证据显示社会对健康具有决定性的作用。

如果社会因素在决定我们健康方面起着重要作用，那么为了取得更公正的健康结果就不应该仅仅关注传统的医疗卫生部门，还需要关注整个社会的环境。健康的产生不仅靠享有预防和治疗的服务，也在相当程度上靠生命过程中渐增的社会状况体验。"当60岁心脏病病人到达急诊室，身体的伤害是生命积累的结果。对于这样一个病人，医疗服务形象地说是'在

① Rosamond Rhodes, Margaret P. Battin, Anita Silvers, *Medicine and Social Justice* (Oxford University Press, 2002), p. 12.

悬崖底等待的救护车'。"① 身体健康已经遭到了损害，这时的拯救措施已经太晚了。丹尼尔斯并没有否认当人生病或受伤、残疾时提供医疗照顾的必要性，只是认为过度强调医疗照顾忽视影响健康的社会因素是不应该的，他认为很多现在的关于提高医疗资源的享有水平能减少健康不平等的观点偏离了我们的目的。"当然，我们仍希望那儿有救护车，但我们应该看到通过改善社会环境、提高健康水平也很重要。"②

尽管罗尔斯作为公平的正义理论没有涉及医疗问题，但在罗尔斯的正义理论中隐含社会因素对健康具有决定作用的观点。罗尔斯认为一个正义的社会必须保证人们平等的基本自由，保证所有人平等的政治参与的权利，提供公平平等的机会，限制最少受惠者的不平等。丹尼尔斯认为当这些正义的要求被满足时，我们有理由相信其他人尊重我们，这些对于我们自我价值的感受是重要的，通过这些原则推动的社会合作的公平原则推动我们社会和政治的福利发展。"通过建立平等的自由、平等机会、公平分配资源，维持我们的自尊——罗尔斯正义理论的基础——我们在消灭健康结果的不公正方面将走很远的路。"③ 为了确定社会正义是有价值的，罗尔斯将健康也包含在这个价值中，否则罗尔斯在讨论作为公平的正义时不会将健康问题放在一边。尽管丹尼尔斯认为社会因素对健康具有决定作用，但是他并没有试图否认医疗资源分配的必要性。"改变社会环境使它更公平，不能代替关于医疗资源分配的艰苦的思考。推动社会正义仍是提高我们健康决定性水平的步骤，因为在我们社会和政治福利所需要的和我们身心健康所需要的之间有令人震惊的一致性。"④。

丹尼尔斯为了证明罗尔斯基本原则的整个推测的基础，引用了社会科学关于社会因素决定健康的研究的数据。通过进行国家间研究，可以看到国家的财富与人口健康水平的相关性，例如预期寿命，在富国，人们更长寿，但平均国民生产总值和预期寿命之间的关联性在 8000 ~

① Rosamond Rhodes, Margaret P. Battin, Anita Silvers, *Medicine and Social Justice* (Oxford University Press, 2002), p. 12.

② Rosamond Rhodes, Margaret P. Battin, Anita Silvers, *Medicine and Social Justice* (Oxford University Press, 2002), p. 12.

③ Rosamond Rhodes, Margaret P. Battin, Anita Silvers, *Medicine and Social Justice* (Oxford University Press, 2002), p. 12.

④ Rosamond Rhodes, Margaret P. Battin, Anita Silvers, *Medicine and Social Justice* (Oxford University Press, 2002), p. 12.

100000 美元下降，超过这个阈值，进一步的经济进步不会带来更长的预期寿命。甚至同样经济水平，也存在区别。尽管古巴和伊拉克一样穷（人均 GDP 为 3100 美元），在古巴预期寿命比伊拉克长 17.2 年。在印度喀拉拉邦尽管人们很穷但重视教育投资，女性受过教育，很有文化，比其他印度的邦更健康甚至比更富的国家的健康水平还高。哥斯达黎加和美国 GDP 差别巨大（大约为 21000 美元），但哥斯达黎加预期寿命超过美国（76.6～76.4 岁）。这些研究表明国民健康水平某种程度上与财富相比更依靠一些社会因素，文化、社会制度、政府政策也决定人口健康水平。不一定是经济增长的因素导致国家之间健康结果的不同。按照丹尼尔斯的想法，既然罗尔斯正义理论解释了这些社会决定因素的相互作用，社会科学的研究证明了罗尔斯的假设：社会决定因素对健康公平分配有影响。

二 收入分配决定健康

既然医疗不是健康的决定因素，哪些社会因素是决定健康的根本要素呢？丹尼尔斯认为最关键的是收入分配。丹尼尔斯为了进一步说明社会因素对健康的影响，探究了影响健康的五个社会因素。

经济发展水平

健康和拥有的财富水平相关，据调查，富裕国家的人更长寿。一个国家的经济发展水平提供了健康的基本物质条件，如清洁的水、充足的营养和住房、安全的社会环境。在这样的生活条件下，国民平均健康水平肯定会比不富裕的国家高。

相对收入水平

除了财富和经济发展水平外，还有其他因素影响健康。文化、社会制度和政府政策也是人口健康的决定因素。丹尼尔斯认为，收入的分配对健康的影响很重要。丹尼尔斯提出相对收入的假设，认为发达国家的收入分配和健康水平有关，调查结果证明，收入分配平等的发达国家如瑞典比美国等收入分配不平等的国家有更高的预期寿命，也可能是在收入分配平等的国家人们没有那么大的压力，人与人之间更团结，更会互相照顾，因此，社会成员经济状况越不平等，健康状况越不平等。

个人经济社会地位

当我们从社会比较转向个人比较时，我们发现不平等非常重要。每上一个经济社会发展水平的阶梯，健康结果就提高一个阶梯，这说明健康结果的差别不仅是最富的人和最穷的人的差别，还是跨越所有经济社会地位的差别。调查显示，这不是由医疗照顾可及性的差别造成的而是由收入不平等的水平造成的。

教育

丹尼尔斯指出，其他的社会的不平等也会影响健康不平等，如收入不平等、教育不平等和健康不平等相关。在美国收入分配最不平等的州公共教育投入也最少，存在庞大的没有社会保险的人口，在社会安全网的投入也很少。不同的投入尤其是教育等人力资本的投入、成年人的文化水平、儿童获得基本教育的机会的性别差异对健康具有可预见的影响。丹尼尔斯通过进行国家间的比较得出结论：教育水平是健康的预言家。"事实上，在发展中国家预期寿命最好的预言家是成人有文化，特别是在成人男性和女性文化水平不同方面，这体现在计算 GDP 在这些国家之间的健康成就方面的变化。例如，在 125 个同样 GDP 少于 10000 美元的发展中国家，男女文化程度的不同导致预期寿命 40% 的变化。在美国，各州之间妇女地位差别——衡量她们的经济权力和社会参与——与妇女死亡率增高强相关。"[1]

政治参与

丹尼尔斯通过探讨以上和健康相关的社会措施总结出影响政府政策的政治过程情况。收入不平等通过对社会的作用而影响健康，它破坏社会团结，导致社会不信任程度提高和减少公民的社会参与；缺乏社会团结导致很少的政治活动的参与，如投票、地方政府服务、自愿的政治运动很少；很少的参与影响了政府机构满足社会弱势群体需要的责任。在美国收入分配越不平等的州，社会资源和政治参与的水平越低，人力资源投入和提供的安全网水平越低。这些社会决定因素表明仅提供预防和治疗措施不一定

---

[1] Rosamond Rhodes, Margaret P. Battin, Anita Silvers, *Medicine and Social Justice* (Oxford University Press, 2002), p. 13.

是获得健康的决定因素，享有医疗照顾服务在保护平等机会方面的贡献是微小的和有限的，通过我们生活的社会条件和教育条件的改善可以获得更好的健康水平。

丹尼尔斯认为收入分配是否平等影响健康的其他四个方面。"决定社会健康更重要的因素是收入分配：人口健康不仅依靠经济的蛋糕大小，也依靠蛋糕是怎样分配的。"① 丹尼尔斯指出在发达国家之间的健康结果的不同不能简单地通过低经济收入相关的绝对贫困解释，缺乏决定健康的基本物质条件（如干净的水、充足的营养和住所、具有基本卫生条件的生存环境）会影响健康水平，但是在一个社会，相对贫困程度也会影响健康水平。无数研究支持这个假设，它说明不平等与国家间人口死亡率和预期寿命有很强的联系。富国之间在预期寿命方面也存在区别，这个区别与收入分配平等程度相关，特别是在收入分配平等的较富裕国家，如瑞典和日本比美国有更长的预期寿命，尽管这些国家的 GDP 比美国 GDP 少。同样像哥斯达黎加这样有低 GDP 而有令人瞩目的高预期寿命的国家，有更平等的收入分配制度。

丹尼尔斯在对美国各州比较中发现相同的因果关系。针对美国大城市的研究发现，收入高不平等地区比低不平等地区死亡率更高，这些地区有相当多的人死于心脏病。通过纵向的研究，考察单个地区不同时期的收入差别的扩大情况，也得出相同的结论。在对个人的健康水平的研究中，其也发现不平等是对健康影响很重要的因素。众多研究证明社会经济梯度的变化会影响健康，沿着经济梯度每进一步，健康水平会进一步提高。健康结果的不同不仅要观察穷和富的极端状况，还应该观察所有水平的经济社会状况。

经济社会梯度的斜度在社会之间有实质的改变。一些社会在死亡率方面存在"相对浅"的梯度：对健康有好处，但在别的地方没有那么大好处。另外，相等的甚至更高水平的经济增长显示"更陡的"梯度。梯度的斜度通过社会收入不平等水平显示的结论是：在经济方面越不平等，在健康方面就越不平等。另外，收入不平等水平很高的国家的中产阶级在健康方面比收入不平等水平较低的国家相同阶层甚至更穷的阶层更不健康。当

---

① Rosamond Rhodes, Margaret P. Battin, Anita Silvers, *Medicine and Social Justice* (Oxford University Press, 2002), p. 12.

丹尼尔斯考察美国大城市、州的不平等和健康结果的关系时，发现其具有相同的模式。

收入分配的不平等导致教育不平等从而影响健康不平等。大量事实显示，社会不平等产生健康不平等，在美国，收入分配不平等的地方，在公共教育方面投资很少，存在大量没有保险的人口，很少将大量公共财政收入用在构建公共安全网络上。"对教育的花费和教育的研究结果特别令人震惊：控制中央的收入、收入不平等造成各州四年级儿童低于基本阅读水平以下的40%的区别。同样高中失学率也有相同的强相关性。教育的这些结果会迅速影响健康，提高童年和青少年期的夭折率（通过婴儿和儿童在高不平等州的高死亡率证明）。在生命后面阶段，它们显现在经济社会梯度的健康方面。"①

收入不平等导致教育不平等、健康不平等的社会机制与影响政府政策的政治过程紧密相连。例如，收入不平等通过破坏市民社会影响健康。收入不平等侵蚀社会凝聚力，产生高度的社会不信任和减少市民的政治参与。

丹尼尔斯的研究试图证明罗尔斯正义原则的价值，罗尔斯正义原则成为调整社会决定健康因素的关键。第一个正义原则保证平等的基本自由，特别是保证政治参与的有效权利。公平平等机会原则保证享有高质量的公共教育、儿童早期生活的介入，提供必要的照顾，保证基本医疗照顾的全面覆盖。丹尼尔斯认为按照罗尔斯的差别原则，只有能够使最少受惠者收益最大才允许收入不平等。差别原则不是简单的"细水长流"原则，要容忍任何能降低社会经济梯度的"不平等"，要降低最高水平的"不平等"，因此罗尔斯的正义原则能使经济社会不平等"变平"，保证体面的最小值（Decent Minimum），另外，保证政治参与和公平平等的机会会进一步抑制收入不平等，这样才能确保公民身体的健康。

三　可允许的健康不平等

每个人的健康不可能是平等的，何时群体和个人之间的健康不平等是不公平的吗？丹尼尔斯进一步追问"何时它们是可避免的、不必要的和不

---

① Rosamond Rhodes, Margaret P. Battin, Anita Silvers, *Medicine and Social Justice* (Oxford University Press, 2002), p. 13.

公平的？"① 但是回答这个问题非常困难，按照罗尔斯的理论逻辑，社会原因是个人无法控制的，社会原因造成的健康不平等是个人不应得的，是不公正的，除非这些决定因素按照"差别原则"进行分配。这表达了健康的差别是由我们没有办法改变的生理差别造成的，这种差别是不可避免的，因此不是不公平问题。如果健康的不平等是由清洁的水、安全、足够的住所、基本的教育和父母的照顾不能平等地享有造成的结果，那么这是不公平问题，可以通过一个正义的和负责任的社会政策矫正这些不平等，从而避免健康不平等。

我们不能通过消灭财产所有权消灭健康不平等，真正到了马克思构想的"共产主义社会"也还会存在健康不平等，"健康不平等一直都会存在，即使在一个社会给穷人提供所有的公共健康和医疗服务，同时提供基本收入和教育，他们仍然在经济社会阶层的某个健康梯度内。我们会认为健康不平等是不可避免的吗？我们应该消灭所有的经济社会不平等吗？我们相信这些健康不平等是非正义的，或至少这些不是我们自由的选择。但是，很少有人会接受这样一个激进的平等主义观点"②。丹尼尔斯也意识到了这个问题，他不是激进的平等主义者，他不主张拉平一切不平等，丹尼尔斯认为一定程度的社会经济不平等是不可避免的，甚至是必要的，这些经济不平等与正义无关，在这一点上，他转向了罗尔斯的理论。罗尔斯容许社会和经济的不平等的存在，只要这些不平等有利于最少受惠者。

对于社会政策对导致健康不平等的社会和经济因素负责任的程度，我们要从医疗的递送和这种社会和经济利益的分配公平性来解释。丹尼尔斯认为，"罗尔斯的作为公平的正义的理论包括对这些决定因素的平等分配的说明，因此罗尔斯已经回答了这些问题"③。一个理想的正义的社会要求决定公民健康的因素能够被公平地分配，医疗照顾就是决定健康的要素之一。丹尼尔斯认为罗尔斯的两个正义原则很好地解答了健康不平等问题。

① Rosamond Rhodes, Margaret P. Battin, Anita Silvers, *Medicine and Social Justic* (Oxford University Press, 2002), pp. 14 – 16.

② Yvonne Denier, *Efficency Justice and Care* (Springer, 2007), p. 134.

③ Yvonne Denier, *Efficency Justice and Care* (Springer, 2007), pp. 17 – 23.

1. 平等的基本自由 (Equal Basic Liberties)

前面丹尼尔斯认为政治参与对健康具有决定作用,罗尔斯的第一个正义原则——保证每个人平等的基本的自由,包括参加政治生活的权利。因为政治参与是健康的决定因素,罗尔斯希望通过社会制度纠正社会和经济不平等对政治参与的影响从而纠正健康不平等。

2. 公平平等的机会 (Fair Equality of Opportunity)

这个原则反对享有医疗的歧视性的障碍,要求提供健全的措施减少造成社会经济不平等和产生其他影响的因素,提供高质量的公共教育,如能够提高儿童在家庭中的独立的能力的措施。公平平等机会原则也要求医疗照顾的全面享有,包括公共健康、基本医疗照顾以及为了提高所有人正常功能的医疗和社会支持的服务。

3. 差别原则 (the Difference Principle)

按照罗尔斯的差别原则,收入和财富的不平等应该有利于最少受惠者。只有有利于社会弱势群体才能允许收入不平等。丹尼尔斯认为这个原则不是简单的容许差别的原则,而是要求弱势群体利益的最大化。他不认为拉平社会经济的不平等、摧毁社会经济不平等是好的途径,另外保证政治参与和公平平等机会将更进一步限制收入不平等的可允许度。

总之,丹尼尔斯认为尽管罗尔斯的正义理论没有详细地探讨健康,也没有为了医疗资源分配对正义理论进行修改,但依然可以指导影响健康的社会决定要素的分配。这个理论没有让我们关注更狭窄的医疗服务问题而是关注所有影响健康的社会决定因素,其作为公平的正义理论指导我们按照正义的要求分配决定健康的社会因素。

丹尼尔斯不主张彻底实现公平平等的机会,在理想的社会,其也仅仅是大概的实现,而不能完全实现,因为我们只能减少一些影响机会的因素,但是每个人降生的家庭是不同的,生存环境也是不同的,所以不能消灭所有的家庭和其他社会因素的不平等。尽管我们给予公平平等机会优先于差别原则的地位,但是我们也不会比彻底的机会平等获得更多的完全的健康平等。他认为应该实现怎样的机会平等,是否减少剩余的不平等问题是程序正义的问题,正义原则本身没法回答。

罗尔斯的理论允许社会因素的不平等,会产生经济社会梯度,其比我们今天看到的更平。如果这些剩余的健康不平等是不公平的,那么能否要求社会通过再分配制度解决?丹尼尔斯的理论没有给出明确的答案。

如果罗尔斯理论坚持保护机会优先于其他事情而不能为其他好处进行交易，那么剩余的健康不平等是不公正的。如果健康可以为了其他好处而进行交易，当有机会用健康追求其他好处时则进行交易，那么问题就会更复杂。尽管如此，罗尔斯正义理论通过社会因素的分配解决健康不平等，比只考虑通过公平的医疗资源分配提供公平平等机会更具有可操作性。

第三节　医疗资源分配的程序正义

通过将罗尔斯的正义理论应用到医疗领域，丹尼尔斯回答了两个问题：医疗照顾的道德重要性和什么样的健康不平等是不公平的。仅依靠这两个观点不能指导具体的医疗资源的分配。诺曼·丹尼尔斯认为医疗分配要解决以下问题：在一个社会中将存在哪些种类的医疗服务？谁将得到它们和基于什么得到它们？谁分配？医疗财政负担怎样分配？这些服务的权力和控制怎样分配？解决分配的具体问题必须将分配正义原则和医疗制度设计相结合，由于人们对分配的原则很难达成共识，丹尼尔斯提出了做出医疗资源分配决策的程序正义的条件，回答何时确定医疗资源分配限度是公平的。

一　决策的合法性问题

享有医疗资源获得的好处是有限的，我们还有其他的美好的东西要追求，不能把所有的资源都用在医疗维持健康方面。在合理的资源限度下公正地满足医疗资源的需要才是正义的。即使在富裕的、医疗服务高效能的国家也不得不确定每个人的医疗照顾的限度，穷国可利用的资源非常有限，更不得不艰难地进行对医疗资源分配限度的决策。无论医疗如何重要，医疗照顾都不是唯一重要的社会善，必须决定应该优先满足哪种医疗需要，什么时候这些资源用在别的地方更好。并不是投入医疗照顾领域的资源越多越好，医疗资源投入在一定程度时就会出现边际效益递减的情况。医疗照顾不是唯一的善，由于社会资源分配不仅涉及医疗照顾的需求，而且需要在各种需求之间建立平衡，另外医疗资源是稀缺的，怎样满足人们的各种医疗需要也需要平衡，医疗需要的满足往往是相互竞争的，能提出一个让所有人都能接受的医疗资源分配方案是不可能的，因此实行医疗照顾的配给是不可避免的，必须决定哪些需要优先满足，在何种情况下资源最好用在别的更能提供好处的地方。

医疗资源的优先安排和分配提出了两个正义的问题。其一，效率问题，"正义要求有效的安排和配给，有限的资源利用效率低意味着有些能满足的需要得不到满足"①。医疗资源的分配要实现资源利用的效率。其二，公平问题，即使是资源的有效的配给也会遇到这样的情况，失去者和获得者都要求他们的需要得到满足，一些人的需要按照分配标准没有得到满足，他们会认为自己受到了不公平的对待，因此在必须限制一些合理的需要的满足时，最好提供这样限制的可接受的理由。

医疗资源宏观分配和微观分配的决策有三个重要的特征。首先，医疗资源的分配不同于财富的分配，通过财富的分配，有人得到了财富但没有人失去财富，只是一些人没有得到财富罢了，但是医疗资源分配不同，分配结果就是有人得到了医疗资源，享有医疗照顾，有人没有得到资源，也没有得到医疗照顾，因此其可能会失去健康甚至生命，医疗资源分配意味着一些人失去了利益，因为医疗资源不够分。满足一些人的需要，另外一些人的需要就得不到满足，这就在无形中制造了不平等。其次，在医疗资源分配中，一些人按照他们自己的理由认为应该获得资源，但被拒绝了，如生活中我们都会认为自己的家人最重要，不愿意放弃，即使治疗成功的概率不高：父母也认为就算只有百分之一的希望也要付出百分之百的努力，认为自己的孩子就是那百分之一中的一员。最后，按照分配理论进行分配，这可能涉及平等主义的机会平等理论，也可能涉及功利主义注重效率的理论，这些理论只是医疗资源分配的大纲，不可能解决分配的具体问题。尽管丹尼尔斯的原则是实质性原则，规定了资源分配的具体的标准，但是这些标准不会被所有人接受，我们既需要原则也需要程序做出决策，医疗资源利用的限度怎么做出决策？什么条件下做出的决策具有道德权威？这两个问题由分配的程序回答。

丹尼尔斯从罗尔斯的程序正义理论中受到了启发，罗尔斯通过设计的"无知之幕"后的社会契约达到正义的结果，他的意图就是通过一定的程序获得一致同意的结论，因为医疗资源分配问题面临多种道德观点，不可

---

① Norman Daniels, *Donald W. Light*, *Ronald L. Caplan*, *Benchmarks of Fairness for Health Care Reform* (Oxford University Press, 1996), p. 740.

能达成分配原则的共识。健康和医疗照顾的原则没有给出具体的解决这个问题的办法。丹尼尔斯认为我们应该依靠公平的程序确立医疗资源分配决策的合法性，医疗资源分配的决策是非常复杂和困难的，因为医疗资源分配是一个无法达成分配共识的领域，分配当事各方都需要获得尊重和照顾，需要一个程序为各方提供一个平台，以做出分配的决策。丹尼尔斯意识到医疗资源分配领域面临合理多元主义（Reasonable Pluralism）的问题，"医疗分配的问题是有巨大的争议的，需要满足合理的多元主义的条件"[①]。拥有不同道德观念和宗教观点的理性的人由于信仰不同对生命的认识和看法也不同，对很多问题的见解都是不同的，当面临如何满足相互竞争的医疗需要时，对分配医疗资源的标准达不成共识。在涉及生命攸关的医疗资源的分配问题时，人们的立场是不同的，医疗资源分配存在多样化的观点是必然的，不可能只有一种观点。这个道德冲突提出了决策的合法性的问题，我们必须在不能达成一致同意的情况下制定一个可接受的医疗资源分配政策。什么条件下我们应该接受哪些分配决策的道德权力是合法的？丹尼尔斯认为权力的合法性问题是一个伦理学的基础问题。"在什么情况下社会允许权力对个人或者机构的医疗限度做出决策？在什么情况下人们给予权力的使用以合法性。我们认为这个合法性问题是 21 世纪伦理学和医疗政策的基础问题，不考虑在不同的国家医疗制度、经济和分配制度的细节的差别，合法性问题是基础问题。"[②]

正义要求确定健康的限度，但是谁确定这一限度和怎样确定这一限度？在什么情况下限度的决定是公平的和合法的？医疗资源分配的限度会影响到很多人的利益，应该由不同阶层的不同的人做出决策。对于病人来说，这个限度会产生广泛的影响，一些影响是巨大的，一些则仅仅值得注意，丹尼尔斯举了几个例子说明这些问题。

对于脊柱侧弯的病人，加拿大社区医生会把其放在 CT 扫描等待的名单里。因为这种疾病的治疗不是紧急的情况，病人会等待几个星期或者几个月，医生会检查器官是否有病变。

你通过广告看到一种更适合你的新药以治疗你的偏头疼，但是健康计划要求只有你在通过更传统的、更便宜的治疗没有成功后才考虑这种新药。

① N. Daniels, "Justice, Health, and Healthcare," *American Journal of Bioethics* (2001), p. 9.

② Norman Daniels, James E. Sabin, *Setting Limits Fairly: Can We Learn to Share Medical Resources?* (Oxford University Press, 2002), p. 4.

肺病医生建议一种新的疗法治疗你的肺病，一种外科手术会减轻症状并取得一些效果，但贫困人口援助计划（Medicare）不会覆盖这个手术，除非你报名参加一个你会获得治疗机会的临床实验。

你的孩子的儿科医生退还了费用，决定给孩子使用哌甲酯观察疗效而不是让孩子接受一个更复杂的神经治疗。

你的肿瘤医生建议你为你的女儿的白血病治疗做最后的努力——进行实验性的治疗，但是地方健康权力机构（如英国的相关机构）或你的健康计划（如美国的相关计划）拒绝覆盖这个治疗的费用。

对于这些例子作用的范围，丹尼尔斯认为它们有两个特征。

首先，这会引起不同的价值判断，"尽管它们都被描绘成'医疗'、'技术'或'契约'，人们都是理性的，但人们不会达成共识的价值判断"①。一些人会认为白血病是紧急情况，应该受到重视，其他人可能认为其他情况应该受到重视。一些人不同意带来巨大花费的治疗，有时限度会引发道德和法律争论，有时隐含的道德的冲突在幕后悄悄地解决。

其次，被拒绝治疗的病人会认为很不公平。据此，丹尼尔斯提出了合法性和公平的问题："为什么、何时和在什么条件下认为保险不覆盖的医疗服务是合适的，即使医疗保险覆盖的应该接受治疗的病人或者医生也会面临合法性问题，接受一个医疗计划或地方权力机构确定的医疗限度决策是合法的吗？"②丹尼尔斯提出的合法性问题是做出医疗资源分配决策的道德权力在什么情况下交给私人机构的问题，这涉及做出这些决策的医疗服务机构的管理者或者专家，合法性问题还涉及管理这些管理者或者专家的公共部门。这不是关于谁做决策的问题，也不是其做出决策时是否存在利益冲突的问题，而是关于他们怎样做出决策的问题。例如基于合法权利必须将他们做出决定的原因公之于众吗？或者公开分配的结果就足够了吗？

病人被拒绝治疗会引起合法性问题："何时病人或医生认为保险没有覆盖的医疗服务是合适的甚至在医学上是必要的，有充分的理由公平地接受一个医疗计划或地方权力机构确定的限度决定？解决公平的问题要求考虑各种在决策中起作用的理由。合法性和公平问题是与正义不同的问题，

① Norman Daniels, James E. Sabin, *Setting Limits Fairly*: *Can We Learn to Share Medical Resources?* (Oxford University Press, 2002), p. 26.

② Norman Daniels, James E. Sabin, *Setting Limits Fairly*: *Can We Learn to Share Medical Resources?* (Oxford University Press, 2002), p. 25.

一个合法的权力可能做出不公平的决策，一个不合法的权力可能做出公平的决策。"① 尽管如此，合法性与正义问题是有联系的。丹尼尔斯指出，在决策通过一定的程序，甚至在有实质的限定如宪法的保护时，我们有理由接受相关权力是合法的，我们认为这个决策是正义的。如果权力放弃了公平的程序，它就失去了它的合法性。同样如果权力认为非法的地方采用了公平的程序，特别是事先没有达成一致意见的地方得出了公平的结果，我们就接受公平的结果。

二　程序的选择

既然医疗资源分配决策的合法性需要通过一定程序实现，做出分配的决策是一个非常困难的问题。无论通过自由市场购买还是通过政府的配给决定医疗资源享有权都不具有合法性，丹尼尔斯对市场鹰派和配给强硬派的选择进行了反驳。

配给强硬派（Implicit Rationer）提供了三种选择，即哲学家的选择、少数服从多数的投票、公众的态度，这三种选择作为他们确定医疗资源限度政策的基础。哲学家的选择认为正义理论，或者一些分配原则给了我们评价分配结果是否正义的清楚的足够的答案。少数服从多数的投票认为解决医疗限度的争论可以依赖解决很多政策争论的途径，如直接的或间接的民主的程序，即最终通过投票解决。因为投票是民主的程序，我们应该接受这一公平的投票结果。第三种选择是公众的态度，不依赖投票，依赖科学的对于公众关于限度的道德观点的调查。通过调查结果，我们确定决策的程序或技术。这些程序和技术会反映公众关于确定医疗限度的价值判断。丹尼尔斯指出，如果配给强硬派依赖这三种选择提供公平和合法性失败了，那么配给强硬派的"幕后解决"作为确定限度的基础就被弱化了。

丹尼尔斯认为上面提到的所有这些选择涉及合法性问题的价值或因素，但是每一种选择都是不充分的，都不能解决合法性问题。我们需要另外的公平的程序解决这一问题。丹尼尔斯认为，"这一公平的程序会超越上面的三种途径，涉及通过市场理论要求选择丰富的信息、通过哲学争论

---

① Norman Daniels, James E. Sabin, *Setting Limits Fairly: Can We Learn to Share Medical Resources?* (Oxford University Press, 2002), p. 26.

清晰讨论道德原则和理由、通过最终的社会民主程序的解释、通过关于公众的态度和价值的社会科学的贡献、通过配给强硬派理解的社会制度应该怎样工作。但是如果没有公平的程序，没有其他办法足够回答影响医疗限度决策的公平和合法性问题"[1]，则必须以公平程序的理论"超越"市场鹰派和配给强硬派的观点。

市场的解释（Market Accountability）

主张通过自由市场决定医疗资源的享有权背后的核心思想是当我们在充分知情的情况下购买医疗保险时，做出的任何医疗决策都是公平的。自由市场尊重人的知情同意的自主选择权，我们每个人在购买医疗保险或购买医疗服务时已经确定了医疗资源享有限度的合法性。市场鹰派认为自由市场就是一种选择的程序，进入自由市场的人自由地选择了享有医疗资源，不存在分配问题。丹尼尔斯批评了自由市场的程序，他认为，在医疗保险市场，人们通过选择、购买医疗计划确定医疗资源享有的限度是不公正的。

丹尼尔斯将购买医疗保险与购买轿车进行了比较分析，我们可能会认为在医疗保险市场，消费者的选择就是他们自愿的选择，但丹尼尔斯指出医疗保险市场不具有合法性，他基于医疗市场的特殊特点、医疗制度的特征，还有分配正义理论得出这一结论。医疗保险市场和轿车市场是有区别的，医疗保险市场不确定性因素多，而轿车市场不确定性因素少。我们了解顾客对轿车的需求：我们知道为多少顾客服务，我们有多少货物、有多少订单，我们的机器款式是什么样的。我们对于结果也有合理的丰富的信息：消费者报告或者相关的报告告诉我们轿车在何种情况下达到多少里程；哪种车有安全可靠性，哪种车有良好的服务，会有哪些消费群体。而对于医疗需要，我们却不一定这么清楚，因为有些医疗需要是刚性需要，没法预测有多少这种需要，由于人们不懂得医疗技术，没有办法评估使用医疗技术的好坏，尽管新的评估技术正在研究中。

丹尼尔斯认为我们的医疗卫生制度也和购买轿车制度不同，例如多数美国人接受的健康保险是他们的老板的选择，他们为受雇者挑选相关的健

---

[1]　Norman Daniels, James E. Sabin, *Setting Limits Fairly: Can We Learn to Share Medical Resources?* (Oxford University Press, 2002), p. 28.

康计划。我们买车和老板无关，雇佣者不是受雇者忠实的代表，我们买车可以反映我们的真实需要，而老板不能反映我们的真实医疗需要。尽管美国从 20 世纪 90 年代开始确定购买医疗保险时受雇者有了选择，可以自己负责一部分费用，但是还是存在差别。有些人如果享受不到医疗照顾就会失去生命，我们会提出满足人的基本健康需要的要求，而购买轿车的需要不具有紧迫性，不是必须满足的需要，因此医疗保险市场没法解决合法性问题，但是丹尼尔斯没有完全否定自由市场的机制，医疗市场包含合法性问题的合理因素，"市场理论有一些很好的思想，它要求人们对于他们面临的选择或者他们拥有的对于限度的选择充分知情"①。

哲学家的选择

另一种解决办法是诉诸分配原则，分配原则是哲学家分析论证过的。这一选择的背后是这样的信念：通过哲学的论证，我们获得基于正义原则的一致意见，或者特殊的正义原则能告诉我们哪种医疗限度是公平的。通过这一正义原则，我们不需要建立合法的程序解决争议。但是人们对于何为正义原则不能达成共识，在分配的争议中，我们会引用这些正义原则，需要一个解决这些正义原则争议的平台，丹尼尔斯认为这正好证明在公平的程序内进行医疗资源分配，这个分配会体现正义原则的要求，但正义原则不能消除对公平的程序的需要。正义的原则解决不了一些分配问题，如我们应该给予最糟糕的病人和最严重的残疾人多少优先？这存在两种极端的观点，一种认为应该给予最糟糕的病人绝对的优先权使其获得治疗的机会。人们会想到应用公平平等的机会原则，给予那些机会很少的人优先权。另一种认为我们应该给予那些健康收益最大的病人优先权，不应考虑我们治疗的是怎样的病人。一些功利主义理论者支持这种观点，通过成本—效益分析选择接受治疗的病人，不考虑病人的状况是多么糟糕，是否已经危及生命。

这些极端的情况在特殊资源配给决策中会有不同的观点。在实践中，多数人反对这两种极端的观点，持综合型的观点，不主张给最糟糕的病人彻底的优先权，不希望牺牲太多，也不愿意彻底地放弃他们；对于应该给

---

① Norman Daniels, James E. Sabin, *Setting Limits Fairly: Can We Learn to Share Medical Resources?* (Oxford University Press, 2002), p. 30.

予最糟糕的病人多少优先权没有统一的意见，不论我们做出怎样的选择，我们都得不到理论的指导，因此，我们需要一个公平的程序解决这些不同意见的争论。如果我们考虑这个问题就会出现相同的问题："何时我们允许大多数人的集体利益超过少数人的利益？"① 功利主义会选择集体健康收益最大化，想尽方法提高集体收益，我们不应该选择拯救五个人放弃三个人，除非按照抽签做出决策。给予病情最严重病人全部的优先，这并不是一个假设的情况，在 20 世纪 90 年代中期，如 1995 年瑞典议会优先委员会宣布，分配的首要原则是帮助最弱和最严重的病人。给最严重的病人优先常常意味着牺牲可能不太严重的病人的巨大的健康利益，如一些严重的病人，像器官移植和化疗对于他们在治疗上已经没有意义了。最初瑞典给予最严重病人优先的办法没有考虑治疗的费用和治疗的效果问题。很多人认为给予病情最严重病人优先的同时意味着牺牲其他人巨大的利益是不公平的。政府应该考虑医疗资源利用的效益最大化的观点，不考虑谁获得了这些利益，但这个观点没有给予病情最严重病人一点优先。美国也出现过这种情况，在 20 世纪 90 年代初，美国俄勒冈州计划开始给予老年保健优先服务时，它按照成本效率排列服务的顺序。最初俄勒冈州的计划没有给予病情最严重病人优先，它的目标是确保花在老年保障项目的每一美元都得到最大的收益。不给予病情最严重病人优先，"违反"了很多人对于我们中最弱的人强烈的道德关怀的直觉。在俄勒冈州计划最初的优先排列中，治疗龋齿、进行堵牙的医疗服务比阑尾炎手术具有很多的优先权，公共和国家委员会建立的优先制度反对这一方法，其采纳了给予严重病人一些优先的办法。"俄勒冈州计划和瑞典的教训是非常普遍的：多数人既不愿为了救治最严重病人牺牲一切，也不愿遗弃他们。"② 多数人同意给予最严重病人一些优先但不是全部的优先，在两者之间怎样做出决定？这种中间路线在多数国家医疗资源配给决策中体现出来。但是这种中间路线的优先是杂乱的，最严重病人应该得到怎样的优先？这种中间路线怎样确定？不同于全部的优先（如最初瑞典的决策），或者没有优先（就像最初的美国俄勒冈州计划），给最严重的

---

① Norman Daniels, James E. Sabin, *Setting Limits Fairly*: *Can We Learn to Share Medical Resources*? (Oxford University Press, 2002), p. 31.

② Norman Daniels, James E. Sabin, *Setting Limits Fairly*: *Can We Learn to Share Medical Resources*? (Oxford University Press, 2002), p. 3.

病人"一些"优先不能解决问题。采用中间路线意味着可能有几种公平的和政治上可以接受的选择。

少数服从多数原则

通过市场购买保险没法解决公平和合法性问题。我们也不能通过合适的分配原则解决争论，我们缺乏这样的一致同意。丹尼尔斯据此认为，如果没有公平的程序，我们就不能获得合法性和公平的结果。但是如果我们依靠公平的程序做出分配的决策，市民通过民主的和多数原则直接地或间接地解决其他政策问题，那么为什么不用同样的手段解决医疗资源分配的限度问题呢？

丹尼尔斯认同民主的程序应该具有解决医疗照顾限度争论的最终的权力，但是我们必须用特殊的方式理解这一程序是不是一个解决医疗照顾分配道德争论的合理途径。

丹尼尔斯反对少数服从多数原则作为解决医疗资源分配道德争议的程序。通过投票的方式做出的决定不一定令我们满意。丹尼尔斯指出问题不仅是多数人不能使我们改变选择，更重要的是，多数人可能犯了道德错误，也会使我们做错事。另外，有理由认为多数人的同意不能解决争议。"集体的决定作为民主的程序失去了合法性，因为它忽视了我们分配的方法的核心理由——什么是正确的。"① 多数人决策还会无视少数人的利益，少数人不应该被强迫做他们认为不合适的或不相关的事情。

成本—效益分析

丹尼尔斯分析了第四种选择，经验主义伦理学和成本—效益分析方法提供了一个公平的程序，依靠以伦理、经验为基础的方法做出资源配给的决定。传统的成本—效益分析是以经验为基础的方法，证据是透明的。这一方法要求将所有的效果转换成死亡率和发病率进行衡量。所有的成本都被计算在内，这个成本—效益的比例被计算出来。这一比例用一定标准规范就可以用来比较很多不同种类病人的治疗方法的好坏，从而排除资源优

---

① Norman Daniels, James E. Sabin, *Setting Limits Fairly*: *Can We Learn to Share Medical Resources?* (Oxford University Press, 2002), p. 35.

先安排的顺序。丹尼尔斯指出通过这种程序进行的分配没法判断对错，成本—效益分析作为医疗资源分配的程序是不完整的。

社会舆论

另一种选择是社会舆论。它借助对社会大众意见的调查。由于无法达成共识，丹尼尔斯认为，公共意见会导致无法做出确定医疗资源分配的限度的决策，甚至会导致社会分裂，这成为一些人反对另一些人的舆论闹剧，但是医疗资源分配的决策应该是公开透明的，这是这一观点的可取之处。

三　合理的解释

医疗资源分配最重要的是决策的合理性，以上的医疗资源分配的决策的方法都不能令丹尼尔斯满意，都达不到丹尼尔斯强调的医疗资源分配决策的责任的合理和正确标准，他提出合理的解释（Reasonable Accountability）这个概念，其包含了以上丹尼尔斯分析的医疗资源利用的限度决策方法的合理性因素。"我们不应逃避创立医疗限度的公平的程序的需要。解决和避免合法性和公平问题的其他途径——市场的解释、哲学家的选择、少数服从多数原则、成本—效益分析、社会舆论是这一程序的重要组成部分，但不能代替程序。"① 丹尼尔斯认为合理的解释应该包含以上程序的合理的要素。

公共的解释（Public Accountability） 促使有关医疗计划的益处和履行情况的信息被公之于众，同时也需要了解公众的情况，尽量多汇集信息，当出现新的情况时分配决策能够及时调整，设立适当的申诉、修改的程序。公共的解释的作用也很重要，知情同意不仅包括治疗也包括对于供给者和医疗计划的选择。知情的选择代表了我们的权力，是推动市场责任和分配效率的杠杆。

公共的解释包括两种：市场的解释（Market Accountability）和合理的解释（Accountability for Reasonableness）。区别两种解释是非常重要的，因为它们是关于实现医疗资源分配正义的较重要的两种观点。世界多数国家

---

① Norman Daniels, James E. Sabin, *Setting Limits Fairly: Can We Learn to Share Medical Resources?* (Oxford University Press, 2002), p. 43.

的医疗资源分配都要发挥市场的解释和合理的解释的作用，市场的解释和
合理的解释在医疗资源分配中的作用非常大。

市场的解释涉及关于信息的充分知情的问题，这些信息包括医疗计
划、医务人员的情况、选择治疗方案的理由，这些信息应向患者揭示。只
有拥有这些信息，消费者和购买者才能使提供者提高医疗照顾服务的质量
和为病人的需要和愿望负责，但市场不能保证公平的合理的选择。

合理的解释涉及医疗资源分配限度决策的理由和道理，应该是公开的
思想，与市场的解释不同的是，合理的解释要求这些决策的理由必需合
理。丹尼尔斯判断医疗资源分配的限度是否合理依赖道德的人，他认为有
公平心的人同意在资源有限的情况下追求适当的治疗决策，此时这样的决
策就是合理的。这是丹尼尔斯的主要论题，他重视解释的合理性，这个合
理性判断依赖他认为的有公平心的人的判断。"所说的有公平心的人，不
仅仅是我们的朋友或正好同意我们观点的人。他们是在道义上以证明对别
人是正当的方式与别人合作的人。实际上，有公平心的人有时接受游戏的
规则，有时改变规则以促进游戏技术的提高和使用该规则，这激动人
心。"① 丹尼尔斯指出有公平心的人接受的游戏规则不要求所有人意见一
致，消除不同的意见只是缩小争论的范围和裁决不同观点的手段。

在分配医疗资源的"游戏"中，无论是针对政府还是针对个人的医疗
保险计划，有公平心的人的决定都可以代表社会的良心，这些人的选择是
社会能够接受的在资源有限的情况下公平地满足消费者或者市民需要的理
由。在医疗资源分配中，像在足球比赛中一样，一些人忽视规则将得不到
好处，只有遵守规则的人才能得到好处，怎样遵守这些规则是争论的问
题。有公平心的人寻找相互能接受的规则，缩小不同意见的范围和提供能
够裁决争论的平台。

丹尼尔斯提出的合理的解释显然超越了市场的解释的要求。市场的解
释仅要求我们对保险公司的选择和它们的业绩知情。合理的解释要求保险
公司或政府机构的政策和决定是合乎道理的。市场的解释将它留给消费者
从以病人为中心的医疗计划的承诺的选择中推论出来。合理的解释要求当
针对特殊案例有疑问时，由修改和完善决策的机构再次做出决策。"合理

---

① Norman Daniels, James E. Sabin, *Setting Limits Fairly: Can We Learn to Share Medical Resources?* (Oxford University Press, 2002), p. 44.

的解释要求医疗计划或政府机构对于承诺的价值是明晰的，允许所有的人知道他们的承诺表达了什么，允许人们在深思熟虑后质疑这些承诺。"① 丹尼尔斯认为一个公平的程序应该满足"合理的解释"的要求，他提出如果满足以下四个条件就能解决公共代理人以及个人健康项目的限度决策的合法性和公平的问题。这四个条件使我们更清楚地理解"合理的解释"的含义。②

公开条件（Publicity Condition）

不论是直接的还是间接的医疗资源分配的限度的决策和它们的基本理由都必须是公开的，所有受影响的人都能获得这些信息。对做出决策的机构来说，公共收益是内在的和外在的。首先，决策的理由必须保证决策的质量得到提高。其次，无论是形式正义的水平还是实质正义的水平都得到了提高。从形式正义来看，做到了相同的情况相同对待；从实质正义来看，由于对做出决策的理由进行了系统的评估，因此实质正义会得到改进。

相关条件（Relevance Condition）

相关条件会影响做出公共可见的决策的依据的两个重要条件。首先，做出限度决定和覆盖的依据应该有合理的解释。如政府怎样把钱花在刀刃上，满足不同人口的健康需求，即这个分配是怎样在合理的限度内进行的。其次，解释是合理的，必须诉诸理由和原则，这些理由和原则是追求正当合作的有公平心的人所能接受的。

修订和申诉条件（Revision and Appeals Condition）

必须建立解决医疗资源分配限度决策的疑义和争论的制度，提供一个人们亮出自己观点的平台，容许当事人提出自己的资源分配的观点。当有新的证据和理由时也可以修订和改进决策。

---

① Norman Daniels, James E. Sabin, *Setting Limits Fairly*: *Can We Learn to Share Medical Resources?* (Oxford University Press, 2002), p. 45.

② Norman Daniels, James E. Sabin, *Setting Limits Fairly*: *Can We Learn to Share Medical Resources?* (Oxford University Press, 2002), p. 45. 1997 年丹尼尔斯就提出了这四个条件。

管理条件（Regulative condition）

以上三个条件非常重要，要建立自愿的和官方的对分配程序的管理制度，以保证满足以上三个条件。

丹尼尔斯认为这四个条件是解决合法性和公平的问题的主要因素。公开条件要求公开，决策的理由应该是透明的、公开的而不是暗箱操作。相关条件确定在基本理由中起核心作用的各种理由的限定，相关条件确定人们能够合理接受的认为应当获得的基本利益。修订和申诉条件从人们的经验和反对意见的回应中不断地完善决策内容，这个条件是做出决策的重要构成要素。管理条件强化了其他条件。"四个条件一起使医疗资源分配的决策避免暗箱操作的神秘，医疗资源分配和政府机构的决策建立在广泛的社会关于平等所要求的意见的基础上，它们将医疗资源分配的决策与广泛的教育和严谨的民主程序联系在一起。"①

这些条件背后的指导思想就是要将医疗资源分配限度的决策作为更广泛的公众讨论的一部分，怎样利用有限的资源满足不同的医疗需要成为公众讨论的内容。丹尼尔斯认为广泛的公众讨论不是民主的程序所必需的，它包括医疗照顾制度公共管理下的讨论，可以把这些条件用于很多种类的决策的制定中，决策应该满足这些条件，满足这些条件还具有教育作用，公众通过这个程序对需要满足的限度有了了解，知道通过什么途径质疑这些决策。

公众参与非常重要，但在丹尼尔斯看来其并不是最重要的条件，公众参与的目的是医疗资源分配的决策的理由是合理的，面向公众的合理的解释是医疗管理制度的民主程序是必需的，合理的解释是程序正义的关键要素。丹尼尔斯的目的就是做出决策的合理的解释，通过广泛的社会讨论促进更公平的分配从而确立分配决策的合法性权威。丹尼尔斯坚持认为，我们对医疗资源分配的公平的结果不会达成共识，建立一个公平的程序是最好的办法。

程序正义的思想来自罗尔斯，丹尼尔斯医疗资源分配正义的思想在四个方面从罗尔斯的理论中获取了资源。首先，丹尼尔斯程序正义试图解决

---

① Norman Daniels, James E. Sabin, *Setting Limits Fairly: Can We Learn to Share Medical Resources?* (Oxford University Press, 2002), p. 46.

的多元合理性问题是罗尔斯理论的核心。其次，罗尔斯非常重视正义理论限制的公开性，正义的理论和背景必须被大众知晓。这个限制是建立合理的解释的核心条件。再次，罗尔斯认为公共的解释必须限制公众对基本正义问题讨论和决策的内容，避免人们所持综合道德观点的特殊考虑。合理的责任推动做出决策者发现所有人都能同意的理由。这个理由和健康项目的合作目标相关。最后，丹尼尔斯的条件涉及反思的平衡，承诺决策理由透明和具有连贯性。

丹尼尔斯的程序正义的理念包括三个含义，其一，我们对于医疗资源分配问题的道德原则不能达成共识，健康和医疗照顾基本理由未能为它们提供详细的指导；其二，既然医疗资源分配缺乏一致意见，我们就应该依靠公平的程序解决这些问题，以保证分配决策的合法性；其三，合法性问题要满足合理的解释的几个条件，这些限度与协商民主程序过程相联系，合法性和公平程序问题相联系。合法性和程序正义问题在不同的医疗资源分配制度中都有所体现。

第四节　医疗资源分配正义衡量的基准

医疗资源分配制度需要理论的指导，也需要相应的衡量基准，丹尼尔斯将上述观点应用到衡量医疗资源分配制度的实践中，提出了衡量医疗资源分配正义的基准问题。

一　衡量医疗资源分配正义面临的问题

首先，公民医疗权利的问题。如果公民医疗权利是消极的权利，那么只要不妨碍公民医疗权利的享有就行了，如果医疗权利是积极的权利，就需要做出进一步的判断。如何确定公民医疗权利是一个棘手的问题，一些人害怕确认公民的医疗权利会允许人们把无休止的医疗服务作为"权利"的要求的清单"抢劫"社会。但是如果试图限制医疗权利则会有疑问：人们不需要医疗技术了吗？每个医疗照顾的偏好和要求算作需要，每个拒绝作为否认权利被丢弃，那么我们应该怎样看待公民的医疗权利呢？丹尼尔斯的理论不认为应该满足每个人所有的医疗需要。他认为政府有责任设计医疗照顾制度，这个制度提供适当的医疗服务，而不是提供所有的医疗服务以保护公民的公平平等的机会。"如果社会有义务提供的适当服务没有得到满足，那么个人绝对被亏待。"① 丹尼尔斯认为如果个人没有经济能力满足基本的医疗需要，而满足这些医疗需要对维护人的正常的物种功能非常重要，那么社会不提供相应的医疗资源满足个人的医疗需要是不公平的。如果基本层次的医疗服务遗漏了重要种类的服务，没有考虑这些服务对于人的正常功能的作用，公民的权利就被侵犯了。丹尼尔斯通过限定医疗照顾的范围，提出病人权利的问题。

其次，医疗服务的范围问题。丹尼尔斯认为医疗服务限定的范围是根据人的正常物种功能保护公平平等机会相关性确定的。"确切地说，个人只有根据社会技术能力和资源限度的事实才有资格享有特定服务，它应该是适当的保护公平平等机会的制度的一部分……我们最强的对于医疗照顾的要求是减少疾病和残疾的影响，以有效地提高正常功能，从而保护向我们开放的机会范围。"② "功能"和"机会"包括实现生理和心理活动，实现社会功能和作用，使人不受疼痛的影响，有好的精神状态。但是丹尼尔斯仅关心医疗资源的享有对公平平等机会的影响，不关心其对幸福、美丽、快乐的影响。他认为我们有义务互相以帮助获得正常功能，但我们没有义务互相帮助以使我们更美丽、强壮、快乐。即使目标是提供治疗疾病和残疾的服务，这样的服务也必须合理有效地维护正常物种功能从而保护公平平等的机会。所谓的"合理有效"通过衡量医疗费用是否巨大以及不治疗会有什么样的后果做出判断，如果费用不是特别巨大、不治疗会导致人的正常物种功能的减弱或丧失，这种情况就是"合理有效"，应该提供医疗服务。但我们没有义务满足病人的所有医疗需求。在思考资源分配优先安排时，按照这些资源对公平平等机会的影响为资源分配的决策提供指导。

最后，医疗资源分配原则问题。丹尼尔斯对公平平等的机会范围只给出了一个粗略的、不彻底的结论，按照丹尼尔斯的观点，我们应该研究我们的医疗需要或服务的重要性和优先性标准。在做医疗照顾资源分配优先决定时，我们面临的这个重要性标准没有回答分配公平问题。例如，我们有时必须在投资少数人能获得巨大好处的医疗技术和很多人能获得适当好处的医疗技术之间进行选择。有时我们必须在为病情最严重、损害最严重

---

① Norman Daniels, James E. Sabin, *Setting Limits Fairly：Can We Learn to Share Medical Resources?*（Oxford University Press, 2002）, p. 25.

② Norman Daniels, James E. Sabin, *Setting Limits Fairly：Can We Learn to Share Medical Resources?*（Oxford University Press, 2002）, p. 26.

的病人提供医疗服务还是帮助那些功能没有损害的特别严重的病人之间做出选择。有时我们必须在公平给予稀缺医疗资源给特定的人还是给更多的人之间做出选择。在所有这些情况中，丹尼尔斯认为缺乏清晰的原则指导我们做出决策，我们的理论没法提供这些原则，只能通过分配的程序做出分配决策。"在医疗照顾制度中，一些决定将不得不通过一个公平的公开的合理的责任做出，即由决定的程序来解决。如果通过这个方法做出决定的结果没有满足我们个人需要，但满足了其他人的需要，那么我们的权利没有被侵犯。"①

二 衡量医疗资源分配效率

医疗资源分配制度应该有效率，医疗权利不是没有限度的。"公平平等机会提供医疗照顾权利的基础，但它也帮助我们确定这个权利的承诺的限度。它不将医疗照顾权利变成一个无底洞。"② 丹尼尔斯设计的医疗卫生制度衡量的基准肯定要考虑这一点，他认为尽管一些医疗服务会提高我们的正常物种功能，但如果这样做，就会导致浪费和效率低下，耗费有价值的资源，这是对我们的医疗权利的侵犯，因此医疗资源分配要考虑资源利用的效率问题。平等的医疗权利是怎样实现平等的？每个人必须接受相同的医疗照顾服务或保险覆盖，或提供适当水平的医疗资源是公平的吗？世界各国甚至提供全民医疗照顾的国家对于这个问题给出的答案也不同。在加拿大和挪威，不允许个人购买额外医疗保险，每个人仅接受国家健康保险计划的服务，加拿大人得越过国界到美国购买额外的医疗服务。在英国10%的人口被允许通过额外个人保险获得比在公共医疗卫生制度中要排很久的医疗服务。

在收入和财富存在巨大不平等的社会，富人希望购买额外的医疗服务，允许人们使用他们税后收入和财富追求"生活质量"和他们自己选择的生活。富人可以购买更好的住房，能买得起更高级的车，能为子女提供更优质的教育环境。为什么不允许他们为其家庭购买额外的医疗服务呢？

第一种反对意见认为允许额外水平的医疗服务会在经济和政治上破坏基础水平的医疗服务。这样做会导致更高质量医疗服务提供者不愿意提供基本的医

---

① Norman Daniels, James E. Sabin, *Setting Limits Fairly: Can We Learn to Share Medical Resources?* (Oxford University Press, 2002), p. 27.

② Norman Daniels, James E. Sabin, *Setting Limits Fairly: Can We Learn to Share Medical Resources?* (Oxford University Press, 2002), p. 30.

疗服务，或提高基础水平的费用，额外水平的医疗服务会削弱对基础层次的政治支持，例如，破坏人们承诺保证所有人公平平等的机会所需的社会团结。这些反对意见是非常重要的，无论经济或政治的基本水平的服务被额外水平的服务拿走多少，必须保证基本水平的医疗需要的满足。理论上，设计一个额外水平不被破坏的基本水平的医疗资源分配制度似乎是可能的。如果能设计这样的制度，限制一些人享有额外的医疗服务就是不应该的。

第二种反对意见认为医疗资源的享有的水平不同会造成不平等的分配制度。丹尼尔斯比较了两种方案。一个方案是为多数人提供基本医疗服务，社会中最富的人购买额外医疗服务，英国就有这样的医疗卫生制度；另一个方案是为穷人提供基本医疗服务，社会中大多数人购买额外医疗保险，美国俄勒冈州的健康计划扩大了援助贫困人口的范围，为符合条件的人提供医疗服务。第一个方案似乎比第二个方案更公平。第二个方案中最穷的群体可能会抱怨，基本的医疗服务水平被破坏了，他们被其他人丢弃在后面。在第一个方案中，多数人没有理由怨恨。

如果基本的医疗服务水平没有被更高水平的医疗服务破坏，如果不公平的制度不值得反对，那么应该允许存在不同水平的医疗服务。在这种情况下，平等与自由之间存在冲突，我们面临两个选择，一个选择是保证每个人的医疗服务被平等地对待，另一个选择是让人们使用他们的税后资源，提高他们认为适当的生活的自由的水平。在实践中，所谓的医疗自由往往是指人们可以自由购买额外水平的医疗服务。按照丹尼尔斯的理论，在挽救生命和提高功能通过额外的水平的医疗服务可得时，其不应该被排除在基本医疗服务之外。医疗资源分配制度没有包括一些医疗的益处，不一定就得出这种制度是不公平的结论。

三　国家医疗卫生制度公平基准

由于医疗资源分配制度与其他涉及民生的制度不同，医疗卫生制度中的分配正义问题非常重要。丹尼尔斯认为需要一个分析医疗资源分配正义的基准，这个正义的基准的基本功能是分析而不是评价。丹尼尔斯根据自己的医疗资源分配正义的理念提出了国家医疗卫生制度改革公平的基准[①]：

[①] Norman Daniels, *Donald W. Light*, *Ronald L. Caplan*, *Benchmarks of Fairness for Health Care Reform* (Oxford University Press, 1996), p. 68.

基准1：全民享有——覆盖和参与

　　强制覆盖和参与

　　快速反应：覆盖/参与不通过抵押品控制费用

　　充分的便携性和连贯性地覆盖

基准2：全民享有——减少非财政的障碍

　　减少人员、物资、装备的错误分配

　　健康职业教育改革

　　减少语言、文化和阶层障碍

　　减少教育和信息障碍

基准3：广泛和统一的受益

　　广泛性：所有有效的和需要的服务通过有效的服务实现，

　　需要者支付得起，没有无条件排斥的服务如精神健康和

　　长期照顾

　　减少分层排列和统一的质量

　　受益不依赖救助

基准4：公平的负担经费——社会比率的贡献

　　社会比率的保险金

　　现金支付区别最小化

基准5：公平的负担经费——依照能力支付

　　所有直接和间接的支付和钱之外的花费

　　按家庭预算和能力支付

基准6：金钱的评估——临床功效

　　着重于基本的医疗照顾

　　着重于公共健康和预防系统的效果评估

　　利用率之上和之下的最小化

基准7：金钱的评估——财政的效率

　　管理费用最小化

　　强硬的契约合同

　　费用变化最小化

　　反欺诈和滥用最小化

基准8：公共责任

　　评估服务有充分的公共报告的明晰的、公共的和详细的

　　程序

　　资源配给有明晰的民主程序

　　公平的申诉程序

　　充分的秘密保护

基准9：可比较

　　一个医疗照顾预算，以便它能与其他计划相比较

基准10：消费者选择度

　　基本医疗照顾提供者的选择

　　专家的选择

　　其他医疗照顾提供者的选择

　　程序的选择

　　前两个基准认为关于医疗资源分配的正义要考虑医疗资源的全民可及性，一个关注财政障碍，另一个关注非财政障碍。丹尼尔斯认为如果医疗服务可及性不是全民的，那么公平平等的机会就被削弱了。如果可及性不是全民的，那么其他与道德无关的社会偶然因素（如收入和财富、教育水平或地理位置）将决定医疗照顾的可及性，不是医疗需要而是其他因素决定医疗资源的享有是不公平的。

　　实现医疗资源分配正义需要考虑效率，要求医疗照顾服务实现资源利用的效率，促进正常物种功能保护公平平等的机会。基准衡量采纳这个标准的益处以及使用排斥的标准，例如排斥预防和心理健康或其他种类服务不考虑他们对于正常功能的作用，这个排斥是很多现在保险计划的共同特征。丹尼尔斯认为他提出基准保护公民平等的机会，但是这样做不会对整个社会的效率产生影响。医疗资源分配正义是促进公平平等机会的手段，丹尼尔斯强调所有人必须分担社会责任。

　　医疗制度公平基准要求政府进行相关的干预在医疗保健之外进行支付，确定医疗需要满足的限度，公平地分担负担，不能因为人们生病的状况不同而使医疗保险的费用不同。丹尼尔斯认为按照个人的支付能力决定医疗资源享有权，或者通过改善我们的税收结构明确基本社会责任的做法，超出了公平平等机会的范畴。

　　医疗制度公平基准关注通过实施医疗照顾保护公平平等机会的社会责任的某些限度。可比较的基准提醒我们，医疗照顾不是唯一的、重要的社

会好处，其他服务（像教育）对于机会有深远的影响，其他社会资源的使用如国家军事防御和司法制度促进了安全和保护了我们的自由。两个"金钱的价值"基准强调必须努力摆脱医疗资源利用的浪费。似乎消灭浪费不是公平问题，不应该在基准里出现，但是如果一个制度是"浪费"的，而资源是有限的，那么一些资源将被浪费的制度所消耗，这就产生了公平性的问题。如果医疗资源分配制度没有浪费，则会更好地保护我们的公平平等机会，因此，在丹尼尔斯看来，消灭医疗资源的浪费和追求金钱的价值是公平的事情。但即使所有的浪费被纠正，还会面临选择问题，医疗技术进步提出了选择的问题，社会资源是有限的，决定提供哪些医疗服务是艰难的选择，通过做出这个决定的公平程序决定社会的责任，基准 10 关注选择，这是一个复杂的问题，因为有很多层面的选择，如治疗、医生、保险计划。立即增加所有这些层面的选择是不可能的，一些种类的选择危害公平的其他基准。例如，不同水平和范围的收益的保险计划之间的选择会深深地影响社会评估和平等的可及性。

第五节　问题与挑战

丹尼尔斯建立了系统的医疗资源分配的理论体系，他将罗尔斯的正义理论延伸到医疗领域，既有优点，也有缺点。这些优点和缺点既有罗尔斯理论延伸的特点，又有丹尼尔斯理论本身的特点。

一　丹尼尔斯理论的优点

丹尼尔斯赋予医疗以道德的功能，从而为医疗资源分配决策提供了道德的基础。丹尼尔斯关注正义理论在具体实践领域的应用，健康领域的正义问题是具体的实践问题，具体实践领域的正义问题往往是非常困难的理论问题。在当今医疗资源分配正义理论中，丹尼尔斯的理论是最详尽的，他从正义的视角详尽地阐释了医疗制度的道德功能，这个道德功能就是医疗可以维持人的正常物种功能，从而有助于保证公平平等的机会。他的医疗正义理论体现了罗尔斯基本善的路径的优点：医疗资源分配正义的清单客观、简单；对社会基本善的作用予以证明；尊重人的平等的价值；表明积极的机会平等。罗尔斯在他的《作为公平的正义——正义新论》这本书中对丹尼尔斯的观点给予了肯定。

按照丹尼尔斯的理论，他将罗尔斯的公平平等的机会原则用于医疗资源分配，通过狭义的客观的健康和疾病的生物医学界定的正常物种功能，以及定位为正常机会范围的医疗需要与公平平等的机会联系在一起。丹尼尔斯在解释健康的道德重要性时，试图通过客观路线避免功利主义的主观路线。他认为满足医疗照顾需要的道德重要性在于对机会的客观影响而不是主观的对快乐的影响。他的医疗资源分配正义理论是客观的善的理论，根据这个理论，不是所有的医疗需要都具有道德意义，只有那些对公平平等机会有重要作用的医疗需要才具有道德意义。

丹尼尔斯实现医疗资源分配正义的路径是平等主义路径，平等主义理论与功利主义医疗资源分配理论不同，他认为人不应该是功利的或者仅是满足偏好的容器。为了与功利主义区别开来，丹尼尔斯通过诉诸罗尔斯对正义和善的关系的理解阐明自己的观点，他认为医疗照顾的正义不是实现以快乐为目的的无止境的欲望，而是构筑一个安全网兜底以防止任何人堕落，保证所有人的公平平等的机会。丹尼尔斯反对自由至上主义医疗资源分配理论，他认为不应该根据支付能力和社会地位决定医疗资源的享有权，所有人都应该平等地享有基本医疗照顾，由于人具有平等的价值，医疗照顾对他们具有重要性，因此要承诺这样做。自由至上主义理论主张的机会平等是消极的机会平等，消极的机会平等的观点仅要求医疗照顾的形式平等，人们在享有医疗照顾时不受歧视，当个人有财力和其他能享有医疗照顾服务的条件，医疗机构具备医疗服务的能力时，不应该不让他们享有医疗服务。自由至上主义不关心个人没有能力享有医疗服务的情况，认为社会对这部分人没有责任。丹尼尔斯主张减少阻碍公平平等机会的积极的社会责任，对于那些没有能力享有医疗照顾的个人，社会是有责任的，他认为全面的医疗照顾制度是正义的社会基本制度之一，因此他提供了真正的而不是形式的享有医疗照顾的理论基础。

丹尼尔斯的理论为医疗资源分配正义提出了客观的基础，罗尔斯的目标是发现我们都能理性同意的正义原则。丹尼尔斯在医疗照顾领域按照这个目标构筑了自己的理论。

首先，丹尼尔斯提供了解决医疗资源分配问题的独特的办法。他将健康包含在公平平等原则内，而不是将它加在社会基本善的清单里，这样他既回应了医疗需要的多样性，又没有违背罗尔斯正义理论所要求的客观和简单。基本善的清单依然保持吸引力，机会而不是健康是基本善，人们需要医疗资源来保护正常的机会范围。按照丹尼尔斯的观点，我们仍然可以使问题简单化，仅仅把收入和财富（作为基本善的指标）作为平等自由和公平平等机会的背景就可以了。他避免无穷尽地加入基本善的清单的做法，如果将健康需要加入基本善的清单，就会出现这样的情况：为了满足重要的需要，则复杂的人际比较确认最少受惠者，这势必使问题变得更加复杂。

其次，丹尼尔斯通过确定医疗资源分配的合理的限度避免医疗资源享有的无底洞问题。丹尼尔斯认为，医疗资源分配正义应该包括分配的效率，正义和效率不是相互排斥的，"公平包括安排和分配的效率，因为当资源是有限的，没有效率的使用，这些资源意味着一些本来能满足的需要不能满足"①。满足医疗照顾需要不应该也不需要是无底洞，效率是正义应有之意。丹尼尔斯认为保证医疗资源享有权是为了平等，医疗照顾的目标是保证人们接近正常功能，而不是拥有完全的正常的功能，"这样做是人们追求成功人生平等竞争要求的一部分……不是消灭所有人的差别……我们纠正一些这个分配的'自然'（非人为）的结果——疾病和残疾——但我们试图以扩大的激进的公平机会观点的名义消灭所有差别。我们描述医疗照顾的有限的目标是它帮助我们正常而不是成功生活的绝对平等的竞争者，这个有限的目标符合我们对于平等机会含义范围的总的理解"②。他通过对多种决定健康的社会因素的区分界定了医疗服务外在的限度。

二 对罗尔斯理论延伸的批评

丹尼尔斯将罗尔斯的正义理论延伸至医疗领域，罗尔斯理论面临的问题在丹尼尔斯理论中也依然存在。

理论诉诸实践存在困难

罗尔斯的公平的正义理论的"无知之幕"的假设推导出抽象的、形式的程序性的原则。罗尔斯的正义理论具有作为原理论的功能，他设想通过

---

① Norman Daniels, James E. Sabin, *Setting Limits Fairly: Can We Learn to Share Medical Resources?* (Oxford University Press, 2002), p. 740.

② Norman Daniels, *Donald W. Light, Ronald L. Caplan, Benchmarks of Fairness for Health Care Reform* (Oxford University Press, 1996), p. 23.

分配的原则可以进一步充实正义理论。丹尼尔斯提出的医疗正义理论充实了罗尔斯的公平平等机会的原则，但是这不意味着所有的医疗资源分配原则变得清楚和详细，能够指导我们的实践了。丹尼尔斯为了使医疗照顾的优先安排和资源分配更清楚，按照公平平等机会原则做出医疗资源分配的决策，这个决策的背景条件不具体、很模糊。衡量医疗照顾花费和其他公共花费，讨论医疗照顾领域不同的需要的满足都需要特定社会详细的经验知识，如社会经济发展水平、工业化的水平、保证机会的机构、社会的道德文化和经济传统，在这个传统下，人们分享共同的"善的理念"，既有的制度条件下医疗资源分配的效果会影响医疗作用分配决策。我们仅能够在立法阶段回答这些问题以及相似的问题，因为"无知之幕"已经排除了这些问题。

丹尼尔斯认为有两个重要的因素会影响理论的抽象水平，这两个重要的因素就是决定形式正义的条件和拥有不同观点的当事人会详细讨论的基准。这些在罗尔斯的正义理论和特别高的抽象水平的理论中都会存在。第一，形式正义的条件通过"合理的解释"确立一个合理的责任，公平地对待每一个受影响的人，确定决策的公平和合法性。第二，在广泛同意的基础上提出公平的基准是有可能的，这个基准帮助检验整合目标，这个目标经常存在彼此的权衡。但是，丹尼尔斯将罗尔斯的理论延伸到医疗资源分配领域很抽象，伦理学理论一般都很抽象，这不是问题，因为哲学的任务就是解释，判断、修改相关或相近的理论，但是医疗资源分配需要具体的指导，如果理论太抽象，这就是一个问题了。

对医疗的道德重要性的界定范围太窄

丹尼尔斯通过罗尔斯的公平平等机会原则解释健康的道德重要性。当我们思考满足医疗照顾需要的重要性时，其不只是对机会的影响。一些医疗照顾会减轻疼痛和伤害，这样做并不会对机会有影响。同样，疾病提醒我们生命的脆弱和人类生存的有限性，人总有一死，医疗战胜不了死亡，人们需要医疗的目的是获得关怀、实现人与人之间的互相帮助和团结，对于病人的照顾往往在很多文化中具有很强的宗教和道德意义，因此，医疗照顾具有多种功能而不仅仅是治疗功能。人们想知道自己哪里出了毛病，怎样才能变好，一些医疗服务具备这个功能。一些医疗照顾延迟了死亡，一些减轻了疼痛和伤害，还有一些医疗照顾提高生命质量。另外，丹尼尔斯医疗资源分配理论需要明确正常物种功能的含义，仅考虑疾病的生物医学含义没有考虑其他含义，那么很多作为医疗照顾需要的心理咨询、心理暗示疗法就很难被界定。丹尼尔斯没有否认医疗照顾有很多功能和作用，具有非物种的特征，但是他的解释来源于医疗照顾的核心的功能——保持正常物种功能，强调它对正常机会范围的主要作用。医疗服务不仅对机会具有重要的作用，对减轻痛苦也有作用。丹尼尔斯为了将分配正义理论应用于医疗资源分配领域只能重点考虑和正义有关的问题而忽略减轻痛苦的问题。

广义的公平平等机会会面临医疗资源花费无底洞问题。公平平等的机会在罗尔斯的理论里具有狭义的含义，关注促进工作和职业的公平竞争；在丹尼尔斯的理论中变成广义的概念，是更模糊的公平平等的机会。按照广义的解释，我们关注个人正常机会范围的份额，在一个特定社会中，人们能合理地选择人生计划。技能决定一个人正常机会范围的份额和正常物种功能。罗尔斯的理论确定了什么东西会影响工作和职业要求的公平平等机会，但是选出构成影响正常机会范围的公平份额是更复杂的事情。丹尼尔斯对罗尔斯理论的修改的代价就是使怎样评判这个经过修改的理论不清楚。相关的问题是广义的机会平等原则比狭义的含义有更大的"危险"，如为了满足人们的医疗需要可能会花费更多。为了避免医疗成为无底洞，丹尼尔斯提倡的公平平等的机会有一个限度，这些影响医疗需要的正常机会范围的个人的份额，应该通过机会平等原则直接调整。尽管按照罗尔斯狭义的机会的含义，健康通过社会善的改善会得到改善，但是丹尼尔斯认为狭义的机会的含义并不能体现我们做的和应该归功于医疗照顾的全部重要性，而广义的含义对问题有更好的理解。广义的机会含义比狭义的机会含义的优点是避免年龄歧视。年轻人和中年人的工作和职业机会非常重要，年轻人比老年人有更多的就业机会，如果按照狭义的解释则对老年人是不公平的，老年人医疗照顾需要也比年轻人多，可以考虑不同年龄段有不同的分配，保证所有人都有正常的机会。"年龄群体之间的平等在医疗照顾制度设计中通过整个寿命明智的分配理念很好地得到了调节。"[1]

---

[1]　Norman Daniels, *Just Health Care* (University Press, 1985), pp. 86 – 113.

试图拉平人与人的差别

罗尔斯认为社会基本善会决定健康，丹尼尔斯将这一理论用于医疗领域，认为社会因素决定健康，他的医疗正义理论还需要进一步说明，即使我们做到了影响健康的因子的公平的分配，但是仍然存在健康的不平等，经济状况不好的人依然不健康。我们需要理论回答为了减少健康不平等，我们应该更进一步减轻经济不平等吗？学者担心丹尼尔斯的公平平等机会拉平人们享有正常机会范围的份额的所有差别。医疗照顾制度对保持正常物种功能的作用是有限的，疾病和残疾会导致人与人的差别，消除这些差别有时是不可能的。丹尼尔斯强调他的形式的机会平等的含义，他否认正常机会范围的平等分享就是平等份额。人们还有另一个担心，害怕满足医疗需要费用较多，医疗新技术的发展为人们提供很多满足医疗需要的技术，满足医疗需要会成为无底洞，类似于抢劫，"我们遇到了不同种类的抢劫，通过需要而不是偏好抢劫"①，因此，对于确认个人满足医疗照顾需要的权利，有些年龄段的人会产生对高新医疗技术的需求，社会资源都用在了医疗领域将迫使人们放弃其他社会目标。

丹尼尔斯从两个方面对这个批评做出了回应，首先，"医疗照顾需要的狭义的模式基于正常的机会范围，排除用医疗技术提高正常功能"②。另外，保持正常机会范围有客观的标准，不是保护个人认为的正常范围。丹尼尔斯反对将健康的含义无限扩大。他意识到如果这样做就会耗费掉所有的社会资源。"因为我们相信健康与快乐的含义相区别，我们也反对将健康扩大为生理、心理、社会完好状态，而不是没有疾病和虚弱状态。"③ 医疗技术用来满足基本的医疗需要也会花费较多，丹尼尔斯的解释减少了而不是消除了担心。其次，人们的担心是由我们设想一个满足基本医疗需要的权利引起的，如果我们认为存在医疗权利，没有其他的社会目标能推翻所有医疗照顾需要的权利，这样当然就会产生无底洞问题。但是在丹尼尔斯意识到医疗权利的复杂性时，他的理论

---

① C. Fried, *Right and Wrong* (Harvard University Press, 1978).

② N. Daniels, "Normal Functioning and the Treatment-Enhancement Distinction," *Cambridge Quarterly of Healthcare Ethics* 9 (2000), pp. 309 – 322.

③ Norman Daniels, Donald W. Light, Ronald L. Caplan, *Benchmarks of Fairness for Health Care Reform* (Oxford University Press, 1996), p. 23.

里没有直接的、隐含的医疗照顾的权利。个人的特定的医疗权利和承诺仅仅是间接的，如基本医疗照顾制度和管理机会的一般原则相联系起作用的结果。多种影响机会的制度肯定彼此重要性不同，用来保护公平平等机会的资源和其他社会资源的重要性会发生冲突。尽管保证公平平等机会在正义原则中比其他提高福利的正义原则在词典式次序中优先，但问题是医疗照顾制度能保护机会仅在人们在社会中生产性能力被损害时发挥作用。医疗照顾的权利没有相对于其他个人权利的优先权，但常常通过公平平等的机会原则在广义的含义内和多种基本制度中被管理。

另一个批评是关于罗尔斯契约理论的正常功能和互惠的作用。在罗尔斯的契约理论里，契约各方被想象为在社会中正常的和全面合作的成员，这些人的能力是平等的，拥有两个道德能力——感知正义和善的能力。另外，在罗尔斯的契约理论中，社会的联合被想象为对所有人都有好处：通过合作，他们比不合作收益更多，生活得更好。将罗尔斯的理论延伸到医疗照顾领域，丹尼尔斯通过将健康作为社会基本善，认为其能提高人们正常机会范围，改变了罗尔斯的理论，因为我们的健康状态是受社会的基本制度的影响的。丹尼尔斯继承了罗尔斯设想的"原初状态"的理想条件，在"原初状态"，人们是正常的、有完整的人生的、有全面功能的个人。健康被理解为正常物种功能，疾病是对正常功能的损害。在罗尔斯看来，收入和财富是近似的，丹尼尔斯通过将健康放在公平平等机会的原则以避免争论。对于丹尼尔斯，"公共健康和医疗的基本目标是保持人们在合理的资源限度内，尽可能接近理想的正常功能，保持正常的功能反过来对保护向个人开放的机会范围做出了重要贡献"①。如果将健康的道德重要性定义为机会而不是对幸福的影响，事情就不那么复杂了。另外，这也是丹尼尔斯所期望的。正常物种功能的生物医学模式允许我们在用医疗服务、预防和治疗疾病和满足其他社会目标的事物之间划一个非常清晰的界限。疾病和残疾对正常机会范围的影响比对人的幸福的影响更容易理解。和罗尔斯一样，丹尼尔斯基于社会契约论的传统展开自己的理论，按照社会契约论，任何决策都基于当事人的一致同意，丹尼尔斯选择客观的截段的（Objective Truncated Scale）医疗需要的理由是保证罗尔斯正义理论提出的

---

① N. Daniels, *Is Inequality Bad for Our Health?* (Beacon Press, 2000), p. 17.

一致同意，希望定义一个不冲突的与我们对分配医疗照顾服务相关的正义原则的所有人的一致同意。

忽视个人的责任

与罗尔斯面临的批评一样，丹尼尔斯忽视了患病的个人责任问题。当我们回答那些进行危险的运动、抽烟、酗酒导致健康状况很糟糕的人的是不是不公平的问题时，情况变得复杂了，需要区分这些人的行为是不是自愿，假如做这些危险的行为是自愿的，我们会认为不是不公平的。但是如果一个群体或阶层的很多人行为相同，那么行为需要社会认证，我们需要确认这个行为的自愿程度。

另外，我们知道现实生活中人们会为了其他好处牺牲健康。为了获得更满意的工作从事某种危险的体育活动或者徒步，这些活动会对健康产生威胁，这是一种危险的交易，人们往往带着侥幸心理进行这种交易，有些交易是不公平的，如果为了健康而禁止这种交易就会面临家长主义的限制。罗尔斯正义原则的第一个原则——保护基本自由以优先地位就是避免为了某种好处以用基本自由去交易。这种交易会剥夺他们追求更有价值的东西的自由。我们是否能用健康交换其他的好处，有一些貌似有道理的观点认为理性的人不会用健康交换其他善，因为失去健康会阻止我们追求生命中更有价值的东西。我们看到失去健康的人想用任何东西换健康，有一句话说得好，"宁可做健康的乞丐，也不做疾病缠身的国王"，可见健康对我们非常重要。

德沃金等人提出了责任的问题，他们认为因为坏运气（Brute Luck）和选择的运气（Option Luck）不一样，偏好的选择也是平等主义关心的问题。丹尼尔斯认为按照罗尔斯的理论的逻辑，区分坏运气和选择的运气需要每个特定情况的详细信息，这样做会影响罗尔斯所要求的简单，在社会和心理对偏好的具有决定作用的观点看来，使正义和责任问题会变成很难区分的抱负和天赋问题没办法解决。丹尼尔斯关注了偏好问题，认为责任在区分正义的范围方面起重要作用，可以排除昂贵的偏好。丹尼尔斯尽量避免与责任相关的一系列概念问题，仅探讨这些情境下的道德重要性问题。非选择的偏好导致比别人境遇差，不会引起平等主义的关切去补偿这些不平等，除非这些不平等是由生理和心理的残疾造成的偏离正常的功能造成的。丹尼尔斯认为，人们为自己的命运负责意味着，在正义的安排和制度下，我们能用我们的道德观念去构筑和修改我们对美好生活的定义。

三　对机会平等的批评

在过去40多年里，丹尼尔斯一直研究正义理论在医疗卫生领域的应用，他在医疗卫生及保护和提高健康要求的正义方面构建了一个庞大的平等主义理论观点。丹尼尔斯认同生命统计学的观点，这种观点认为人们身体和头脑的健康和在统计学意义上的正常机会范围相关，失去了健康会妨碍人们做事情和追求人生计划。丹尼尔斯强调在这个意义上如果失去了健康就失去了机会，因此产生分配正义的问题。正如洛克主义的观点，失去健康就失去了自由财产和生活本身。在丹尼尔斯看来，拥有同样技能和动机的人应该有同样的生活机会范围。公平平等机会要求消除限制机会的障碍，因此要求保护和恢复健康。健康受限于可行性限制、资源有限性，还会面临道德冲突，不是所有人都能恢复正常的功能，丹尼尔斯对那些不能恢复到正常功能的人的要求没有进行研究，就像洛克主义者对失去了健康不能恢复健康，从而失去自由的人的要求不予理睬一样。

医疗正义要求每个人拥有正常机会范围的平等份额，提供可能的条件追求每个人正常的机会范围份额以提供全面可及的医疗服务。丹尼尔斯没有重视其他社会资源的平等，他意识到其他因素（如教育、营养、住房、社会压力和生活方式）比医疗对健康影响还大，但他没有解释为什么通过公平平等机会将罗尔斯的正义论应用于医疗领域，而没有关注其他领域。

罗尔斯认为假如社会制度满足了正义的原则，则个人之间的特殊分配是纯粹程序正义的问题。满足正义的第一个原则优先第二个原则，第二个原则的公平的机会平等原则优先于差别原则，在《正义论》这本书里，罗尔斯假设所有公民在生命的任何阶段都是健康的。30年后罗尔斯提出了自己的医疗资源分配的观点："提供医疗是满足市民自由和平等的需要。这些医疗是公平平等机会和我们基本权利和自由能力的基本手段，在一生中成为正常和合作的社会成员。"① 罗尔斯提到的医疗的观点在正义理论的第一个原则中是实质的而不是形式的。在罗尔斯的理论中，差别原则解决了公平机会的限度问题。技能不受种族、性别、国家和信仰等影响，技能由代表个人的基本善的最大化的经济制度结构决定。尽管公平平等的机会是

① John Rawls, *Justice as Fairness: A Restatement* (Belknap Press of Harvard University Press, 2001), p. 174.

罗尔斯的分配正义理论的组成部分，丹尼尔斯却将它作为核心的原则解决医疗正义问题。丹尼尔斯借用了罗尔斯的公平平等机会的含义，但将"机会"的范围扩大了。罗尔斯主义的机会指的是通过个人社会位置获得的社会机会。丹尼尔斯的机会指的是个人任何人生计划合理获得的任何机会。丹尼尔斯需要这样扩大机会范围，因为没有办法将健康结果排除在外。

丹尼尔斯的个人机会的范围体现为向一个人开放的人生计划的相关性。开放的人生计划依靠人的技能和健康，以及人们生活的社会的特点，包括管理社会的正义原则和与原则相关的程度。说人们的机会就像说人们在特定社会中合理选择一样，例如，我可以享受和追求很多现在不可能追求的人生计划，但我从来不感兴趣；或许我可以成为科学家，但是我已经失去这个机会了。机会与我们过去的选择或者过去与现在的愿望相关。

正常机会范围受限于社会条件，个人的平等份额依靠技能水平。丹尼尔斯所谓的特定社会的"正常机会范围"由社会中一系列的技能的提供的生活计划构成。正常机会范围依赖社会的经济和技术发展水平、社会的地理和气候条件、社会的文化、社会组织构成等。正常机会范围不可能对所有人开放，一名科学家不一定希望成为一名百米赛跑的选手，人可能擅长一些技能但不擅长另一些技能，对演员来说，没有成为百米赛跑的选手不是不公平的。在丹尼尔斯看来，正常机会范围的限度由个人的技能决定是不公平的。丹尼尔斯认为，每个人的正常机会范围的份额是人们在完全健康的情况下的份额。在丹尼尔斯看来，满足健康需要的特殊重要性在于享有这些份额，然后才能解释我们保护正常机会范围的重要性。

正常物种功能是指人处于完全的健康的状态，任何病理缺陷都限制了人的正常机会范围。健康概念是一个文化概念，按照世界卫生组织对健康的定义，健康是生理、心理社会的完好状态，这个定义是理想的状态，几乎没有人会达到这个要求，人的一生的生理状况不是一成不变的，老年时衰老是必然的。丹尼尔斯把生物统计学意义的健康作为典型物种功能，从生理学和病理学看待健康，保证机体能够正常地生活和繁衍。但是人的正常功能在不同年龄段是不同的，男女的健康状况也存在差别。

丹尼尔斯说到的物种功能（Species Typical Functioning）或者正常物种功能（Normal Species Functioning），指的是正常功能或者典型物种功能。这不具有一样的含义，如果按照生物统计学的说法来看则一定是后者。控制生育比治疗不育更增加人的自由和自主权。给阅读很差的10%的人进行药物治疗，与玩计算机游戏会取得同样的效果。但丹尼尔斯否认了提供这种药物的必要性，尽管服用药物是医疗的一种手段。丹尼尔斯认为公平平等的机会重视医疗，要求预防疾病和治疗不健康的身体。他也相信其他因素也可促进平等。社会提供阅读的药物或者计算机游戏会达到相同的效果，他没有提到为什么只重视医疗的责任而忽视其他的责任。通过药物和计算机游戏可以提高阅读能力最差的10%的人的能力，但是我们不清楚丹尼尔斯是否认为提供医疗有同样的效果。如果责任是一样的，那么医疗（Treatment）和提高（Enhancement）之间的区别是巨大的，提高人的功能会将医疗社会化，所有社会行为都可能和医疗有关，丹尼尔斯将问题简单化，试图回避这个问题。

丹尼尔斯的理论要求预防和治疗疾病与失能，不要求改善一些非生理的特性，即使有时这些功能会导致巨大的机会缺失也不干预。丹尼尔斯从两个方面为自己的观点辩护，首先，从罗尔斯的差别原则出发，丹尼尔斯主张不平等的技能不是生理的结果，在他看来，这个差别很好解决，每个人都是有差别的，通过各尽所能，发挥自己的优势。其次，丹尼尔斯认为是否有责任提供医疗干预措施，依靠是不是生理的原因造成的情况判断。其实区分治疗和提高生理功能的关系和公平平等的机会没有关系，因为两者对机会条件的影响是一样的。总而言之，丹尼尔斯关注健康的道德重要性的结论是矛盾的，即使人们认同公平平等机会的观点，理由也存在矛盾的地方。

第三章　资源平等：德沃金的观点

德沃金（Ronald Dworkin）非常重视平等，认为平等是"至上"的美德。罗尔斯强调的平等是有利于最少受惠者的差别平等，是一种结果的平等，与罗尔斯不同，德沃金主张的平等是开端的平等。德沃金反对任何形式的结果平等，认为这些平等是"福利平等"（Equality of Welfare），是主观的平等理念，而他提倡的是"资源平等"（Equality of Resource）。德沃金看到罗尔斯与丹尼尔斯的理论忽视个人责任的问题，罗尔斯认为分配正义是全体公民被平等对待，罗尔斯选择了社会中的最差者作为校正的对象，没有考虑到这些境遇最差者处于这种状况的原因。德沃金认为应该认真对待平等和责任的关系，他将自己的理论建立在对福利平等和罗尔斯公平平等机会理论的批判基础上，德沃金试图通过政府对每个人的平等的关切以及资源分配中体现个人的责任实现医疗资源分配的正义。

第一节　与罗尔斯正义原则的对话

在德沃金看来，罗尔斯的平等理论是有缺陷的，罗尔斯设想在"无知之幕"状态人们不知晓很多信息的情况下订立契约达成两个正义原则，但是在现实生活中人们的生活背景以及追求和利益不会相同，他指出"罗尔斯的社会契约方法，旨在使政治道德脱离有关美好生活之性质的伦理预设和纷争"①。他认为他所著的《至上的美德——平等的理论和实践研究》一书的论证，"没有利用任何社会契约论：它希望发现，这种理论的政治主张所要求的无论什么根据，都不是存在于任何——甚至假设的——全体一

---

① 〔美〕罗纳德·德沃金：《至上的美德——平等的理论和实践研究》，冯克利译，江苏人民出版社，2003，第5页。

致协议或赞同之中，而是存在于它所诉求的更一般的伦理价值之中"①。德沃金所谓的这些伦理价值就是良善生活的架构和个人责任的原则。罗尔斯的第二个正义原则认为个人之间的经济和社会的不平等如果是公平平等的机会的条件下个人选择、抱负和努力的结果，则这种不平等是公平的，仅仅在有利于最少受惠者时例外，这反映了有关选择和环境、抱负和天赋、偏好与自然和社会的资源的责任的区别的第二个直觉：我们不应该给我们不应得的环境和天赋太多的空间。根据这个原则，由于个人的抱负做出的行动和选择而产生的不平等是公平的，但是由于偶然的、不应得的社会环境的差别产生的个人的不平等是不公平的。

关于资源分配的社会义务和个人责任的道德直觉的基础都是相同的，分配份额不应该受随意的道德因素的影响。自然和社会环境不应该受运气的影响，人们的道德要求也不应该依靠运气。如果我们想消除不应得的不平等，我们就必须考虑社会因素和人的天赋、技能。我们每个人成长的社会环境和天赋都是不同的，我们怎样面对这些差别是一个棘手的问题。

罗尔斯的第二个正义原则所说的是没有人应该受不应得的自然和社会运气的影响，所有人都有公平平等机会，尽管没有人应从他们的天赋、技能和社会环境获益，允许自然和社会运气最差者获得利益是不公平的，存在有人从这个影响中获益的情况。如果要消除所有的社会和天赋的不平等，就会导致平均主义。资源分配正义不追求人人都一样的平均主义，因为没有办法改变每个人生存的社会和家庭环境，做不到先天环境相同，只能做到减轻不平等。

罗尔斯的正义原则存在两个问题。尽管第二个正义原则表达了我们不应该给不应得的社会环境和自然天赋影响以空间，但是这个原则在变得对天赋太敏感的同时对抱负太不敏感。罗尔斯给自然不平等以太多空间，第二个正义原则仅关心社会基本善的分配，不给个人的选择留空间，差别原则认为所有的不平等必须对最少受惠者有利，至于什么原因导致这些人成为最少受惠者并没有进行深入的探讨，有的人成为最少受惠者是社会原因造成的，有的人是由于个人不明智的选择和懒惰造成的，德沃金从这个角度批评罗尔斯的正义理论。

---

① 〔美〕罗纳德·德沃金：《至上的美德——平等的理论和实践研究》，冯克利译，江苏人民出版社，2008，第5~6页。

一　不应该排除"自然基本善"

罗尔斯没有将健康包括在"社会基本善"的清单内，丹尼尔斯将他的第二个正义原则扩大到医疗领域，他认为为了公平平等的机会，天生的残疾不仅不应受到歧视，还应补偿他们的不利，通过药物、交通、改变工作环境进行补偿，这时第二个原则才是非天赋论的。

德沃金的理论主要针对罗尔斯的"社会基本善"进行了批评，德沃金反对罗尔斯用基本善定义最少受惠者，德沃金认为罗尔斯这样做是错误的，他认为罗尔斯的"社会基本善"排除了"自然基本善"，但是做得不彻底导致理论应用的困难。我们不得不关注消灭总体基本善的不应得的不平等的补偿。但是德沃金的理论不仅包括外在的、可转移的如收入等社会基本善，也包括自然基本善，如自然天赋技能、活动力（Mobility）、想象力（Vision），而这些基本善是无法再分配的。

残疾和技能是两种相反的天赋：残疾算作消极的内在资源，技能算作积极的内在资源。这意味着生来残疾或存在基本健康问题是有内在的资源缺陷，因此需要进行干预。外在的医疗照顾资源可以通过治愈或减少不健康状态减轻这种内在资源的缺陷，但是即使没有减少，内在健康相关的资源缺陷的可能也可以通过外在资源再分配来补偿。另外，罗尔斯的内在资源不包括人们的趣味、抱负和偏好，按照这个解释，内在资源也不应该包括健康状况或残疾状况等，这些状况往往是由个人自由的选择运气（Option Luck）等造成的。这就出现了第二个问题，如何看待选择和抱负对人的命运的影响。

德沃金认为应该对那些因为天生的不利条件而产生的没法选择的费用进行补偿，而不是和其他人竞争一个平等的起点，这样做使人们能平等，能有同样的能力按照他们自己的善的理念过满意的生活。这一观点与罗尔斯不同，罗尔斯认为人类活动是互惠和相互利益的竞争的，德沃金通过人们在世界上的权利和过自己认为值得的人生，按照我们认为的好的生活理念生活，推出了他的观点。

二　重视个人选择与抱负

德沃金对罗尔斯的批评是关于区分选择和环境的硬币的两面。如果人们不应该忍受不是个人选择造成的花费，那么我们应该怎样对待那些因为自己选择造成的花费呢？如果不想回避基于个人选择的自然的和社会的不平等的问题，就必须回答怎样关心人的选择的问题。有一个例子很能说明问题，假设有两个人 A 和 B，两个人有同样的自然技能、同样的社会背景和同样的资源，B 希望整天打网球，工作只是为了维持想要的生活，A 想成为一名农民，生产和销售蔬菜。他们一开始有平等份额的资源，很快 A 挣了很多钱，比 B 有更多的资源。按照差别原则，社会的不平等只有有利于最少受惠者才能存在。按照差别原则收入少的网球爱好者因为是最少受惠者而获得了利益。这种减轻不平等的方式太特别了，假设差别原则作为生活方式是自由选择的，怎么能够说打网球的人被不平等的对待了呢？就是因为园丁通过生活方式获得收入而打网球不能获得收入，在这种情况下，按照差别原则分配会导致反直觉的结果。罗尔斯通过差别原则对抗自然的不平等和社会偶然事件支持差别原则，但是不希望剥夺勤劳的人的劳动果实。为了纠正社会的不平等，按照差别原则，A 为 B 的昂贵的愿望买单。这意味着农民支付两次费用，为自己的选择花费，为玩网球者花费。农民因为不合理的理由被不公平对待。这没有提高平等水平而是破坏了它。当收入的不平等是选择的结果时，差别原则不是造就了环境，而是除掉了不平等。德沃金主张为了给人们平等的关切，人们应该为他们的选择买单。为选择买单而不是为不平等的环境买单是我们的直觉的一个方面。

罗尔斯通过第二个正义原则纠正不平等，他强调的调节人们生活机会的不平等是正义的应有之意，德沃金认为分配正义不是调节人们自己选择产生的不平等，这种不平等由他们自己负责，德沃金指出罗尔斯的正义原则违背了糟糕运气和选择运气的区别，没有考虑个人选择造成的不平等问题。

首先，正义原则对不平等减轻的太少了。罗尔斯希望通过正义原则减轻自然和社会因素对人的机会的不公正的影响，但是因为他从决定最少受惠者的因素中排除了自然基本善，事实上那些受不应得的自然不利因素影响的人得不到补偿。

其次，正义原则对不平等减轻的太多了。它减轻了人的选择、努力和抱负的影响，造成个人为其他人的选择买单。按照罗尔斯的观点，自然和社会不平等是任意的，仅当有利于最少受惠者时才允许不平等的存在。但是从道德来看，差别原则不仅涉及这些，还要求一些人资助其他一些人因个人选择产生的花费，罗尔斯的正义原则关心个人的天赋而不关心个人的努力和抱负，德沃金正是在这一点上向其发起挑战。

第二节　反对主观的平等理论

在平等主义医疗资源分配理论的论争中，罗尔斯和丹尼尔斯通过基本善和机会平等解释医疗问题，还有的理论通过需要和福利等主观因素解释医疗问题，一个是威廉姆斯的需要平等理论，另一个是福利平等理论。德沃金试图寻求一种客观的分配医疗资源的途径，主观的平等理论是其反对的，但是他并没有反对威廉姆斯的需要平等理论，他反对福利平等理论。威廉姆斯在反对机会平等基础上建立需要平等理论是对机会平等非常好的补充，其提出的需要平等是一种形式的平等理念，至于满足哪些需要，威廉姆斯并没有进行详细的说明。而福利平等理论建立在个人偏好满足基础上，德沃金反对根据主观的标准判断是否平等，其理论是在批评福利平等理论基础上建立的。

一　需要平等理论的启示

医疗资源分配应该回到其自然本性，医疗的自然本性是满足人的健康需要，威廉姆斯持这种观点，他关于平等的观点独树一帜，尽管他不像丹尼尔斯等人一样出版了一系列专著对医疗资源分配正义问题进行了系统的研究，但他在论述平等的理念时专门阐明了对医疗资源分配的看法，威廉姆斯的观点和丹尼尔斯不同，他主张资源分配应该按照物品的属性进行，医疗服务的属性是为了满足人们的生命健康的需要，因此应该按照人们的医疗需要进行分配。他反对按照效果进行资源的分配，也反对公平平等机会的观点。威廉姆斯在探讨平等问题时，通过与不平等的关系进行分析，认为"平等的含义不仅在人们认为所有人平等的条件下被讨论，而且也在他们同意的不平等的条件下被讨论"①。平等的含义需要对人们同意的不平等的讨论来界定，需要通过对不平等的理解解释平等，平等和不平等是对应的。威廉姆斯认为按照亚里士多德分配正义理解平等还不够，需要对不

---

① Bernard Williams, *Problems of the Self*: *Philosophical Papers 1956 – 1972* (Cambridge University Press, 1973), p. 120.

平等的理解。"按照亚里士多德分配正义的含义，平等地确认和对待每个人是没有问题的，但怎样分配某些物品与人们确认的不平等相称是唯一的问题。"① 我们在资源分配中都会按照一定的标准进行分配，或者按照每人一份或者按绩效、需要、人们的努力程度，这样亚里士多德的形式正义原则就被赋予了内容，实现了资源分配的实质正义。威廉姆斯认为，在分配中不能按照一个标准分配，因为资源的属性是不同的，分配平等的类型也会不同。按照资源属性的不同分为两种类型的平等，一种是需要平等，另一种是绩效平等。

按绩效分配资源是根据利用资源取得的效果进行分配。有些情况资源会按照取得的绩效决定谁获得资源，如大学按照学生考试的分数录取，工资收入按照贡献决定，威廉姆斯反对所有的资源都按照绩效分配的方法，认为按照绩效分配资源没有按照物品的自然本性分配资源。例如教育资源的分配，教育是为了孩子的智力得到更好的提高，按照成绩分配并不是一个公平的分配标准，因为教育的自然属性不是智力，而是需要。社会上层的富人肯定拥护绩效标准，因为富人有资源让自己的孩子的智力获得提高，穷人没有资源，他们请不起好的教师，没有财力让孩子有丰富的阅历，因此按照智力水平决定大学的录取就意味着穷人的孩子被排除了，好的大学录取穷人的孩子的机会比富人的孩子低，按照智力这一绩效分配教育资源是不公平的。

另一种分配方法是按照支付能力分配资源。支付能力是绩效分配的一种，威廉姆斯反对按照支付能力决定医疗资源的分配，按支付能力决定医疗资源的享有会避免弱势群体耗费大量的社会资源，会提高整个社会的效率。"现在很多社会，尽管生病是接受医疗照顾的必要条件，但它不是接受医疗照顾的充分条件，由于医疗照顾需要花费大量金钱，不是所有人都有足够的金钱，因此拥有充足的金钱事实上变成现实生活中接受医疗照顾的附加必要条件。然而更过分的是金钱变成接受医疗照顾的充分条件，总的来说，如果不考虑医疗照顾需要，接受这个好处就与医疗照顾的本性无关。"② 威廉姆斯批评了金钱作为提供医疗服务的前提的做法，反对将那些

---

① Bernard Williams, *Problems of the Self*: *Philosophical Papers 1956 - 1972* (Cambridge University Press, 1973), p. 120.

② Bernard Williams, *Problems of the Self*: *Philosophical Papers 1956 - 1972* (Cambridge University Press, 1973), p. 121.

没有支付能力的社会弱势群体弃之不顾，但是医疗需要是无限的，怎样对医疗需要进行限定，威廉姆斯没有做进一步的解释。

威廉姆斯反对把财富作为享有医疗资源的必要条件。他认为按照支付能力分配会偏离医疗的本性，我们把判断医疗资源分配平等是不是和人类的健康和疾病的不平等相关，变成了与富有的病人和贫穷的病人的不平等相关。患了同样的疾病穷人因为没有钱不能获得相应的治疗，富人却因为有钱而能够得到治疗，相同的医疗需要不能接受相同的医疗服务，在威廉姆斯看来，这样做是极其不合理的。这会导致享有医疗资源仅仅是有钱的人的权利，这样会导致人类的冷漠，我们不关心人类应该具有的权利，而是关心某种程度上事实上存在的权利。

按照机会平等原则分配医疗资源也反对按照个人支付能力决定谁享有医疗资源。威廉姆斯认为公平平等的机会原则分配医疗资源不可行，他从另一个角度反驳了丹尼尔斯的公平平等机会理论。他认为按照公平平等的机会原则的分配是超越现实的理想的分配，现实是不完美的，在分配中机会的公平平等原则没有办法指导实践，这一原则只是人类的理想。按照公平平等的机会原则会将成长条件不好的人排除在外。在威廉姆斯看来，公平平等机会的含义非常复杂，不好限定，一般来说，我们会认为公平平等机会是在资源分配中希望所有得到特定物品的人获得同等的对待，社会中所有的人都应获得好处，社会现实却做不到这一点，社会资源的有限性意味着在不能满足所有人的需要时在分配资源时要排除一部分人，公平平等机会原则制定排除的标准非常困难，常常是按照绩效制定标准，这样的排除标准违背了分配正义的主旨。

在威廉姆斯看来，实现分配正义应该符合分配的物品的自然本性，按照公平平等机会原则，由于不是按照物品自然本性进行分配，公平平等机会的分配就不能体现分配的正义，不能改变不平等的事实。威廉姆斯通过举例进行了说明，一个例子是进入社会上层的选拔标准。按照公平平等机会的原则，所有人都应该有机会通过选拔进入上层社会。按照某个标准进行选拔，这个标准给每个人机会。如果社会中武士是社会的上层，则他们在社会中拥有最高的威望和地位，因为武士阶层一定身体健康、格斗技术高超。为了不使这一阶层被富人垄断，按照身体条件和格斗技术作为选拔的标准选拔武士。但是结果依然是富人有机会成为武士，穷人没有机会，改革者并没有通过这个选拔得到他们想要的公平平等的机会。因为富人拥有资源可以让自己的后代健康，拥有格斗的训练，而穷人没有资源就会营养不良，这会导致身体不健康，没有训练机会，格斗技能就会很差，所以还是富人会成为武士进入上层社会。富人会认为已经给穷人平等的机会成为上层社会的一员，只是他们身体素质不行，他们竞争不过富人。这种分配并没有将穷人排除在外，而是将身体素质差、格斗技能差的人排除了，但不幸的是，穷人正好身体素质差、格斗技能差。穷人因为拥有的资源少，没有办法获得充足的营养和教育条件，必然身体素质差、技能差。这样的分配不能实现真正的机会平等，富人的想法是没有说服力的。如果按绩效分配资源则会导致穷人被排除，威廉姆斯还举了一个学校按录取分数录取的例子说明用同样的标准分配是不公正的，通过考试录取学生看似很公平，分数和学生的智力水平和努力程度有关，但是教授家的孩子比工人家的孩子录取的比例高，学生考试的分数好像和社会因素无关，其实不然，学生成长环境的差异会导致学生考试分数的差异，教授的孩子从小就受到父母良好的启蒙，父母也能给他们提供良好的教育条件，选择好的学校学习，而穷人家的孩子没有条件选择教育质量高的学校学习。

威廉姆斯担心机会的公平平等原则会导致平均主义，他举罗伯特与琼斯两个人的例子进行比较，罗伯特的教育条件很好而琼斯的教育条件很差但是可以改变，给这两个人平等的机会就需要改变他们的条件，这些条件包括社会和家庭背景，为琼斯提供和罗伯特同样的教育条件，为两人提供公平平等的机会应该做的不只这些，还需要遗传的平等，纠正两人的基因。由于影响机会的公平平等的因素很多，既包括社会的因素，也包括生理的因素，威廉姆斯担心为了达到公平平等的机会应该改变的东西是无止境的，最后无法实现，这种平等的努力成了白日梦。即使人类能够纠正所有影响机会不平等的因素，人将成为抽象的人而不是活生生的具体的人，人类生活有趣和有意义就在于每个人的生存环境是不同的，每个人的基因也是不同的，就像世界上不会有两片相同的叶子一样，即使是双胞胎成长在同一个家庭，也不会各方面条件完全相同。按照公平平等的机会原则，人会成为被控制的对象而不是发挥主观能动性的对象，这样做的结果是人和机器没有区别。"因为他们自己如其所是的将是谓语的持有者和主语，所有关于他们的事情，包括他们的遗传基因，被认为是偶然的可改变的特征。在这些条件下，一个人的每件事都是可控制的，平等机会和绝对的平均相符合。"① 威廉姆斯认为机会平等主义试图纠正一切不平等，最终会导致平均主义。

威廉姆斯看到为了实现公平平等的机会原则的要求会过分强调能力的提高，用能力的高低评价人们的价值。这种平等的观念是矛盾的，如果特别重视人们的能力的高低就会特别重视成功，但平等主义的理念认为将成功作为人生的目标是不道德的，人类是无差别平等的。如果分配的范围如前所述的那么大，就会产生理念的混乱，"一方面，在分配某些物品的因果关系中产生，分配必然给予持有人一些更喜欢的地位和威望；另一方面，尊重平等的观念促使我们不考虑人们喜欢地位和威望的因素，认为人们独立于这些物品。"② 这样的一个公平平等机会的理念的实施是不可能的，因为每个人都有同样好的社会位置是不可能的。"尊重的观念如果不与社会某些经济需要相联系，人们对于这些威望的需求将被责难为无用的乌托邦主义，对人们需要的物品、工作职位和享有权力的分配不会有合理的结果。"③ 威廉姆斯看到了公平平等机会的矛盾之处，一方面公平平等机会要求人们不要追求财富、地位等社会成功；另一方面公平平等机会就是对这些物品和权力的分配。公平平等机会原则面临两难境地，如果放弃对成功的追求，就无法衡量分配的结果。"这些冲突的存在意味着我们要么放弃追求，要么抛弃需求。"④ 威廉姆斯提出了值得我们思考的问题，人类不可避免地会衰老、会生病，因此产生了治疗疾病和当生病、失能时获得照顾的需要，医疗服务的目的就是满足人类的这些需要，医疗需要而不是金钱是提供医疗服务的前提，因此医疗资源应该按照人的医疗需要进行分配，但是存在很多种医疗需要，治疗外伤、整容、美容都可以是医疗需要，抑郁等心理问题、不能适应社会的情况也可以是医疗需要，按照满足医疗需要的标准分配医疗资源，则分配会无止境地进行下去，如果将医学扩大到社会，则所有的正常社会功能的偏离都能产生医疗需要，如犯罪行

① Bernard Williams, *Problems of the Self*：*Philosophical Papers 1956 – 1972* (Cambridge University Press，1973)，pp. 129 – 130.

② Bernard Williams, *Problems of the Self*：*Philosophical Papers 1956 – 1972* (Cambridge University Press，1973)，pp. 129 – 130.

③ Bernard Williams, *Problems of the Self*：*Philosophical Papers 1956 – 1972* (Cambridge University Press，1973)，p. 130.

④ 张艳梅：《医疗保健公正研究》，吉林大学博士学位论文，2007，第 22 页。

为也会产生医疗需要，人们寄希望于医疗校正犯罪人的犯罪心理。遗憾的是，威廉姆斯并没有详细对医疗需要进行说明。医疗需要是一个有待进一步界定范围的概念，由于社会资源的有限性，不可能满足所有的医疗需要，满足哪些医疗需要是一个棘手的问题。威廉姆斯的需要平等理论就如同亚里士多德的形式正义原则一样得到广泛的认同，但是具体到哪些需要应该得到满足，分歧就巨大了，人的需要是一个主观概念，同样的身体状况人们的医疗需要不一定相同。威廉姆斯的需要平等理论揭示了医疗资源分配是为了满足人们的需要而不是基于人们的财产等因素决定享有权，威廉姆斯解释了医疗资源分配的真正目的，德沃金从理性的保险计划对医疗需要做出了进一步的限定。

二　批评福利平等

医疗需要具有主观的色彩，德沃金没有直接反对威廉姆斯的观点，威廉姆斯的需要只是一种形式，这个需要可以解释成偏好，也可以解释成机会，由于威廉姆斯没有具体解释医疗需要，因此没有办法对其基于需要的解释进行批评，但是对福利平等就不同了，福利平等比需要平等的范围大，必须界定福利这个概念，这个界定一定带有主观的因素，因此遭到德沃金的批评。

福利平等理论主张按照分配的主观满足程度进行分配。福利平等理论强调资源分配应该按照物品满足人们的福利进行平等的分配，而不是按照机会平等分配，福利带有主观的色彩。德沃金反对福利平等理论，试图建立客观的分配平等理论。德沃金从正义要求的个人的平等对待开始追问应当怎样衡量这个对待的维度。他考虑了资源分配的两个可能的因素——福利和资源，通过比较提出了资源平等的理论，认为资源平等是定义分配正义的正确途径，资源平等是客观的平等理论，正义要求资源平等而不是福利平等。

由于不能满足所有的医疗需要，理论家们会主张通过医疗资源分配满足基本的医疗需要，需要包含人的主观判断，这些基本的医疗需要的界定是包括主观因素的，福利平等理论就是以这个主观因素为基础阐述观点的。德沃金反对福利平等这种主观的界定，认为福利平等是功利主义的一个变种，他试图将自己的理论和功利主义区别开来。

人们本能地希望自己的需要被平等地满足。如果社会资源足够丰富，则医疗资源分配的原则应该是按需分配，根据病人的需要进行分配。正如威廉姆斯所言，医疗资源应该按照需要进行分配。但是社会资源是有限的，需要带有主观色彩。病人的医疗需要一部分是刚性需要，如急性阑尾炎、外伤等急性病、糖尿病和高血压等慢性病危及人类生命的治疗手段；另一部分医疗资源的需要是人们的偏好，如美容、整形手术等。如果将需要解释成欲望和偏好，进一步引申就是平等地满足人们的欲望和偏好，这是福利平等所追求的。福利平等是我们在面对分配问题时一种经济学的思考方式，一些人理解正义通过福利来理解，这就是所谓的福利主义，福利主义主张对分配进行评价只能根据相关个人的福利状况，认为平等主义的分配是福利（Welfare）的平等分配。福利平等是福利主义的变种，主要关注人的福利如何实现平等。"主张每个人在一生中所拥有的诸如福利、幸福与效用等用品的数量应该是一样的，正义要求人们的福利水平应该平等化。"① 在医疗资源分配中福利平等追求医疗福利的平等化。

德沃金对福利平等进行了深入的剖析。根据福利平等的观点，每个人享有同等的福利，这样的分配才是平等的分配。德沃金不同意福利平等的这种分配，他认为关于分配平等存在两种一般性的理论，一种是福利平等，另一种是资源平等。他界定福利平等是"一种分配方案在人们中间分配或转移资源，直到再也无法使他们在福利方面更平等，此时这个方案就做到平等待人"②。由于福利是一个主观的概念，因此福利平等理论内部关于实现什么样的福利存在分歧，分歧在于如何界定福利的含义以及怎样实现福利的平等分配。德沃金不同意福利平等的观点，他反对福利平等的原因在于他认为通过福利平等分配不能实现社会正义，他认为资源平等能实现分配正义。德沃金对福利平等的批评看似很有道理，我们可以从以下几个方面批驳福利平等理论的观点。

首先，福利的概念是一个有待区别的概念，福利有多种含义，必须明确这些含义，而福利平等理论却没有做这个工作。尽管我们经常用到福利这个概念，但是对福利所指的是什么存在很大分歧，福利概念模糊，对于福利这个词，经济学经常用到，在福利经济学中，福利的概念非常抽象、模糊，有丰富的内涵。德沃金提出了三种福利的解释。第一种含义：福利是偏好和抱负的满足，这就是德沃金所谓的成功理论（Success Theories）。

① 高景柱：《当代政治哲学视域中的平等理论》，天津人民出版社，2015，第71页。
② 〔美〕罗纳德·德沃金：《至上的美德——平等的理论和实践研究》，冯克利译，江苏人民出版社，2003，第4页。

德沃金认为这种观点无法判断人们在人生中追求的最重要的价值是什么。第二种含义：福利是享受和快乐的意识状态，即意识状态理论（Conscious State Theories）。福利可以是人的偏好的满足，也可以是人的主观的快乐和痛苦。第三种含义：福利是独立于个人的观念而取得的成就，即客观理论（Objective Theories）。德沃金对后两种解释进行了批评，这种解释必须事先预设公平的份额才不会因过高的希望而使平等无法判断，重要的是我们要什么样的公平。可见，福利主义没有明确福利的概念，是没法使人们信服的。这样福利就成为一个主观的概念，没有客观的标准来衡量。

其次，按照福利平等进行资源分配会造成资源享有的不平等。人们的医疗偏好是不同的，当面临同样的疾病和残疾时，有的人尽管身体残疾但是依然能够笑对人生，选择自己力所能及的事情做，追求有价值的人生，因此这类人医疗资源享有的不多。同样的身体残疾，有的人不断地要求获得医疗全方位的照顾，这类人的医疗需要非常昂贵，会耗费大量的医疗资源，按照医疗偏好解释医疗需要的分配违背了平等主义的理论宗旨。福利平等主义为了回应这种质疑会主张福利主义追求的是福利的机会而不是福利本身，存在养成的奢侈偏好和强加的奢侈偏好的区别，奢侈偏好不会损害机会，只是结果不会令这些人满意。有些人有费用低廉的偏好，获得平等的福利机会需要的资源会低于平均水平，这些人比奢侈偏好的人得到的资源少，而福利主义并不会主张给这些人以更多的资源，因为这是他们选择的结果。低廉偏好的人反而得到的少，这不符合道德直觉。福利主义面临一个困境，即"在纵容奢侈偏好和惩罚低廉偏好之间做出选择"①。低廉偏好的人需要的资源少，不能因此就让他们得到很少的资源。

最后，福利平等理论没有考虑个人责任问题。如果一个人对造成自己的昂贵的偏好负有责任，那么就应该由其自己负责，如果个人对医疗资源昂贵的需求没有责任，则需考虑是否应该得到资源满足这一问题。如前所述，人们的偏好、欲望不同，福利平等对沉溺于奢侈的偏好有没有个人责任语焉不详，例如 A 女士喜欢整容，乐此不疲，认为这样就能永远年轻，被人喜欢，有价值感。我们应该对 A 女士这个偏好形成的背景进行考察，确定是否其应该为自己的偏好负责。如果 A 女士的偏好是自己培养起来

---

① A. Williams, "Equality for the Ambitious," *The Philosophical Quarterly* 52 (2002), pp. 379 - 389.

的，是她自己选择的结果，就应该由其自己负责这个偏好的满足。如果这个偏好是社会环境造成的，如社会对容貌非常重视，在就业、择偶等方面容貌好就会具有优势，那么容貌一般或者丑的人希望整容的愿望就应该得到满足，社会有这个责任保证整容的需要。

德沃金和罗尔斯一样都不赞同福利平等的观点，他们反对主观的平等的理念，都试图提出客观的平等的理念。罗尔斯的客观的平等追求的是"基本善的平等"，德沃金追求的是资源的平等。德沃金认为自己的理论更高明，他批评了罗尔斯的理论和福利平等理论，他看到了这两个理论没有考虑个人的责任，"无论是福利平等还是基本善的平等，它们都试图达到一种平等的结果，而不问人们对自己的不利地位是否负有责任"①，以此作为理论的支撑点，提出了重视个人的抱负和选择的资源平等主义理论。德沃金非常重视平等，反对自然的不平等如天赋等造成的人们的不平等，也不同意社会为个人的选择承担代价，主张个人应该为自己的选择负责。

第三节　资源平等的分配正义理论

为了避免罗尔斯平等理论和福利平等理论的缺陷，德沃金提出了他的资源平等的分配正义理论，与福利平等不同，资源平等是"一个分配方案在人们中间分配或转移资源，直到再也无法使他们在总体资源份额上更加平等，这时这个方案就做到了平等待人"②。德沃金主张通过数量相等或平等的资源实现社会正义。罗尔斯的差别原则在选择最少受惠者时，没有考虑造成这个结果是否有个人责任因素。德沃金意识到如果有些人成为社会弱势群体是因为个人的懒惰造成的，那么对这部分人的倾斜意味着剥夺那些因勤奋而处于较高社会地位的人的利益。为了改变这种情况，德沃金提出的分配正义理论重视个人责任。德沃金认为他的资源平等主义比罗尔斯的要好，因为重视个人责任。德沃金的理论很复杂，包括拍卖的应用、保险、市场和税收模式。

德沃金的资源平等理论的目的在于通过资源的分配实现"敏于志向"

① 姚大志：《平等主义的图谱》，《吉林大学社会科学学报》2015 年第 3 期。
② 〔美〕罗纳德·德沃金：《至上的美德——平等的理论和实践研究》，冯克利译，江苏人民出版社，2003，第 4 页。

和"钝于禀赋"①。为了实现这个宗旨，德沃金和罗尔斯一样通过一个假想的条件，设计了"拍卖"的假设和"假设的保险市场"论证资源平等主义的观点，前者是资源分配的初始阶段，后者是资源再分配阶段。德沃金用"拍卖"的假设证明自己的理论，拍卖表明起点的平等、过程的机会平等，通过拍卖能够给予每个人平等的机会，体现人的自由的选择和个人的责任，自由市场的机制类似于"拍卖"满足了这个要求。德沃金主张以自由市场的分配机制来保证个人的自由选择和个人责任。他相信通过理想的完全的市场竞争会带来分配的正义的结果，德沃金试图平衡资源分配中的自由和效率因素。

一　敏于志向："拍卖"的假设

德沃金主张的资源平等是个人私有的资源方面的平等。为了证明资源平等的重要性，德沃金提出了一个假设：假设一条遇难船只的幸存者被海水冲到一个荒岛，岛上资源丰富，没有人烟，任何救援只能发生在多年以后。这些人接受平等原则，任何人对岛上的资源都不拥有优先权而只能平等地分配。平等分配的检验标准是"妒忌检验"（Envy Test），妒忌检验是"一旦分配完成，如果有任何居民宁愿选择别人分到的那份资源而不要自己那份，则资源的分配就是不平等的"②。每个人得到相同的份额，这样的分配方式不能完成任务，因为有些资源如奶牛等不能分成很多等份。有些人会不喜欢自己分到的资源，他就会感到没有被平等对待，这种分配方法没有通过"妒忌检验"，没有考虑个人的自由选择和偏好的分配是不公平的，为了满足这些条件，分配者需要某种形式的拍卖和市场程序，假如将荒岛上的贝壳当作货币，每个人得到了相同数量的贝壳，岛上的每一件物品都被作为代售对象，拍卖者为每份物品定价进行拍卖，"也就是说，在那个价位上是否只有一个人购买，而且每一份都能卖出去。不然拍卖者就调整价格直至达到清场的价格"③。拍卖结束后，每个人都对自己所拍的东

---

① 〔美〕罗纳德·德沃金：《至上的美德——平等的理论和实践研究》，冯克利译，江苏人民出版社，2003，第89页。

② 〔美〕罗纳德·德沃金，《至上的美德——平等的理论和实践研究》，冯克利译，江苏人民出版社，2003，第63页。

③ 〔美〕罗纳德·德沃金，《至上的美德——平等的理论和实践研究》，冯克利译，江苏人民出版社，2003，第64~65页。

西满意，物品各得其主，那么就通过了"妒忌检验"。在德沃金看来，拍卖的分配方式体现了个人责任原则，人们通过拍卖得到自己想要的物品，人们选择购买的资源同人们要过一种什么样的生活是密切相关的，既然做出了选择，人们就应该为这种选择负责。

德沃金认为，"拍卖的市场性质，不仅在于它是解决出现在我们荒岛例子中的资源之技术问题的一种方便或特殊的办法，还在于它是一个有着制度化形式的发现和调整的过程，此过程是那种理想的伦理学核心"①。拍卖给人们提供了一个平等标准，"拍卖提供了妒忌检验所承认的标准，即确定分配给一个人的生活的社会资源的真正标准，是搞清楚那些资源对别人有多么重要"②，因此，拍卖为我们提供了初始分配的理想方式，德沃金所坚持的平等原则也体现在初始分配的整个拍卖过程之中，因此，平等原则和市场并不冲突。

二 钝于禀赋："假设的保险市场"

和罗尔斯不同，德沃金试图建立个人在信息完备情况下做出自由的选择的伦理原则，这个伦理原则在他看来就是伦理个人主义原则。德沃金认为伦理学应该出自个人的道德直觉。在面临稀缺的资源，如医疗资源的分配问题时，我们需要确定分配的限度，在确定这个限度时，我们有两个道德直觉，一个是关于自由的直觉，另一个是关于个人责任的直觉。这两个道德直觉对我们确定医疗资源分配的限度很有帮助，第一个直觉是基本的自由直觉（the General of Liberal Intuition），存在政治的自由直觉，这个直觉并不复杂，我们有追求美好生活的自由，为了保证这个自由需要资源和制度的保障。这一直觉在伦理学中体现为重要性平等的原则（Principle of Equal Importance），德沃金分别从客观和主观角度阐释了重要性平等原则，"从客观的角度讲，人生取得成功而不被虚度是重要的，而且从主观的角度讲这对每个人的人生同等重要"③。尽管每个

---

① 〔美〕罗纳德·德沃金，《至上的美德——平等的理论和实践研究》，冯克利译，江苏人民出版社，2003，第66页。

② 〔美〕罗纳德·德沃金，《至上的美德——平等的理论和实践研究》，冯克利译，江苏人民出版社，2003，第66~67页。

③ 〔美〕罗纳德·德沃金，《至上的美德——平等的理论和实践研究》，冯克利译，江苏人民出版社，2003，第6页。

人生计划不一定相同，但是我们都在追求我们认为的好的生活和一些为了好的生活所需要的东西，如资源、制度保障。这个直觉对社会提出了要求，社会有义务为我们追求好的生活提供保障。第二个直觉是关于个人责任的直觉，根据这一直觉，德沃金提出了具体责任原则（Principle of Special Sesponsibility），这一原则含义是"虽然我们都必须承认，人生的成功有着客观上平等的重要性，但个人对这种成功负有具体的和最终的责任——是他这个人在过这种生活"①。每个人都应该为自己的选择负责任，正义要求公民的命运同他们自己做出的选择密切相关。"这两条伦理学原则是个人权利的自由主义阐释。个人权利要求政府要平等地对待和关心人民，同时个人应承担自己自由选择的责任。人应为自己的自主选择负责并承担相应的后果。"② 德沃金从个人权利出发推出个人责任问题。

德沃金资源分配的目标是获得正义的说明，这个正义通过对所有公民的个人责任以及对这些公民平等关切的集体的责任的政治共享体现出来。但是，通过社会的责任和义务提供措施保证个人的美好的生活是有限的，仅提供人们能追求他们自己的理想的好的生活的物质和制度框架。仅凭借政治自由的道德直觉会导致社会义务的无限扩大，医疗资源的分配会没有效率。在罗尔斯的理论里，这些东西和框架被称为"社会基本善"，为了避免社会义务的无止境，罗尔斯尽量将这个框架限定在最窄的范围内。"社会基本善"作为我们追求幸福的手段的一个小范围目标，不仅因为具有政治的内涵，还因为罗尔斯意识到资源越来越稀缺，所有好的东西都被归为"社会基本善"会导致无法履行真正的社会义务。对于同样的理由，诺曼·丹尼尔斯提出了医疗照顾正义的小范围的基础目标，满足医疗照顾需要的道德重要性与正常物种功能和机会对目标的影响相关，而不与对快乐的主观影响相关，如果按照主观影响判断医疗的道德重要性，医疗需要就会无限扩大，因此，罗尔斯和丹尼尔斯的理论思考的都是针对有限的资源，给经济效率留了空间。德沃金认为按照罗尔斯和丹尼尔斯的机会平等理论，以正义的目的会提供长期医疗照顾和医疗维持技术，这样做会产生较多的花费。

① 〔美〕罗纳德·德沃金，《至上的美德——平等的理论和实践研究》，冯克利译，江苏人民出版社，2003，第 6 页。
② 张艳梅：《医疗保健公正研究》，吉林大学博士学位论文，2007，第 45 页。

　　我们在思考医疗资源分配时常常希望达到两种效果，一个是通过确定医疗花费限度实现医疗资源利用的效率；另一个是医疗资源分配不牺牲长期照顾。如何才能让医疗资源分配实现这两个目标？德沃金提出了他的解决方法，他诉诸另一个直觉，他认为社会对个人选择不应该负责任，应该根据个人的选择和责任确定医疗的限度。尽管丹尼尔斯基于正常物种功能的考虑通过确定医疗资源的限度避免无底洞问题，但没有考虑到个人的权利和选择问题，德沃金认为确定限度的问题没有那么复杂，他的第二个直觉考虑得更远，因为它关注人们的责任问题使医疗资源分配正义变得更"犀利"。在第一个直觉中，个人责任对于罗尔斯、丹尼尔斯、诺斯鲍姆的理论来说只是个萌芽。平等主义在讨论资源分配时都会面临如何对待运气和责任问题。尽管罗尔斯等学者看到了在资源分配中责任和运气判断的重要性，但是他们没有对这个问题进行系统阐述，之所以没有将这个问题作为主要问题进行讨论，是因为他们试图避免理论陷入主观臆断而失去可操作性。第一，责任含义模糊。第二，资源平等带有主观色彩，尽管德沃金试图建立客观的分配理论，但是无法避免主观的色彩。

　　德沃金通过两种方式考虑长期照顾，同时考虑经济效率。一方面，对个人能够改变外在条件的努力、抱负与不能选择的内在条件的天资之间的区别进行了详尽的讨论，对于这个区别，其他理论家要么忽视，要么意识到了，但是语焉不详；另一方面，和罗尔斯诉诸社会契约理论一样，假设一个"无知之幕"状态不同，德沃金通过假设的保险市场详述他的资源平等理论。德沃金既重视效率，又重视个人的权利和责任，"他在富裕和稀缺之间，太窄和太宽之间持中间立场"①。德沃金的分配正义理论试图在自由和平等、个人主义和共同体主义之间寻求平衡，提出了"重要性平等原则"和"个人责任原则"，前者要求政府平等地关心每个公民，后者要求每个人的命运应该由自己负责。

　　德沃金反对福利平等，尽管他从来不认为自己的理论和功利主义有相似之处，但是两种理论都依赖更多的收益标准，而不是帮助那些最少受惠者的平等主义标准。德沃金通过一个假设的荒岛的故事提出了自己的资源平等理论，但是这仅是一个故事，在当今社会没有这样的荒岛的环境，没

---

　　① Yvonne Denier, *Efficency Justice and Care* (Springer, 2007), p.208.

法通过"妒忌检验"。德沃金制度的实现借助他的假设的保险制度，通过市场再分配资源。德沃金将分配的决定建立在理性的人在假设的保险市场怎样做基础上，理性的人会按照自己的偏好进行选择，因此这种假设的保险市场具有福利的含义。

在分配正义的讨论中，福利最大化和福利平等化是非常重要的论题，这个论题甚至比福利的区别还重要。功利主义理论本身在怎样获得福利方面是不同的：通过积极的生理状态、通过偏好的满足或者通过生活的满足。在判断福利的多少时，功利主义不能形成统一的观点。按照德沃金的解释，假设的保险也一样。

德沃金试图通过假设的保险市场回答平等主义的一个问题：如果面临相同的遭受不幸的危险和相同的保险的机会，则从资源平等的角度应该做出怎样的抉择？按照德沃金的答案，人们在不同的可能分配之间选择能获得更多效益的分配标准，这个假设的平等的最初情况来自功利主义分配计划，德沃金的观点是某种形式的功利主义的观点，他认为基于分配对获得的效益做出的选择是对平等尊重人的基本原则的最好解释。

德沃金资源平等理论的目的在于避免资源分配的无止境，确保资源分配有限度。但是假设的保险市场吸引我们的东西是功利主义所提倡的。功利主义不会排除残疾人，会主张分配给残疾人额外的资源，因为残疾人从这些资源获得的收益比正常人更大。通过相当于功利主义的福利判断，德沃金能获得对残疾人再分配的相对满意的媒介，尽管德沃金反对功利主义的观点，但他自己的主张带有功利主义的色彩。

三　两种运气的区别

人们生活中的运气会影响到人们对资源需要的程度，平等主义理论不能回避这个问题。罗尔斯的平等试图消除运气对人们命运的影响，将运气归为自然和社会的偶然因素是不应得的。有的运气人们没有责任，有的运气人们有责任，罗尔斯没有对运气进行详细的区别。德沃金对运气进行了区别，他认为在拍卖后要考虑两种不同的运气。选择的运气（Option Luck）"是一个自觉的和经过计算的赌博如何产生的问题——人们的损益是不是因为他接受自己预见到并可以发生的孤立风险"①。选择的运气是人们知道风险依然做出的选择，如果出现了不好的结果，因为人们事先预见到了这个风险依然行动，则他们不应该抱怨这个结果。"糟糕的运气（Brute Luck）则是个风险如何产生的问题，从这个意义上说它不同于自觉的赌博。"② 面对糟糕的运气不要求个体承担，因为他们对这个结果没有个人责任。例如人们正常生活中患癌，无法指出哪一种决定导致癌症的发生，人们无法预见到，患癌症就是糟糕的运气。假如知道滑冰会有骨折的危险，那么滑冰导致的骨折就是选择的运气。德沃金认为人们应该为自己选择的生活支付成本，既然选择了冒险就放弃了比较安全的生活，这是一场赌博，既然当事人愿意参与这场赌博，他就应该接受这场赌博的结果，不应该由那些没有选择赌博的人买单。"如何能够利用保险的手段，倒是提供了一个把糟糕的运气和选择的运气联系起来的纽带，因为决定购买或不购买灾难险，是一种经过计算的赌博。"③ 尽管通过保险不会消除人际差别，但是至少比不买保险强。

似乎德沃金不愿意减少糟糕的运气的影响，对糟糕的运气不好的人没有予以充分的尊重，毕竟人们对自己的糟糕的运气没有责任，这种倒霉的运气不是他们想要的。我们可以理解德沃金的态度，因为"对运气不好的人提供尽可能高的资源的覆盖将奴役有能力（Enslave the Talented）的人"④。如果覆盖水平非常高，那么那些运气非常好的人将不得不努力工作以为运气不好的人买单。他们的能力限制了他们的选择，而不是资源扩大了他们的选择，因此，对运气好和运气不好的人的平等关切需要中间解决方案，即安排一个介于能力奴役和残疾排除之间的中间方案，即使在相同的保险条件下给运气好的人比运气不好的人更少的资源，运气不好的人依然妒忌天赋好的人，两个群体继续有理由不满，因此，德沃金认为不能全部补偿不应得的不平等。"妒忌检验"常常失败。他认为我们有信心处理自然和社会环境分配的偶然因素。尽管彻底的平等不可能达到，但他认为自己的理论比其他理论更能平等地分配资源。财富的多少将继续部分影响

---

① 〔美〕罗纳德·德沃金：《至上的美德——平等的理论和实践研究》，冯克利译，江苏人民出版社，2003，第70页。

② 〔美〕罗纳德·德沃金：《至上的美德——平等的理论和实践研究》，冯克利译，江苏人民出版社，2003，第70页。

③ 〔美〕罗纳德·德沃金：《至上的美德——平等的理论和实践研究》，冯克利译，江苏人民出版社，2003，第70~71页。

④ R. Dworkin, "Equality of Resources," *Philosophy & Public Affairs*, 1981, p. 322.

能力、技术和身体状况的差别。

德沃金将资源平等理论应用于医疗资源分配领域，他的假设的保险市场在这一领域依然起作用，德沃金试图通过假设的保险市场确定医疗限度，以在医疗资源分配中创造一个对天赋不敏感和对抱负敏感的理论。

第四节　对医疗资源分配正义的解释

在医疗资源分配中要考虑平等、自由和效率，而这三者很难兼得，当代医疗制度危机正源于此。医疗制度危机核心问题是在怎样实现医疗资源分配的效率同时又能保证公民医疗资源的平等享有。德沃金以此为出发点探讨医疗资源分配正义问题。医疗制度危机需要解决两个问题，第一个问题是多少资源被用于医疗领域的问题，这是外在稀缺问题，花在医疗照顾领域的钱可以用在教育、就业和住房、文化等其他的使人们生活有价值的善和机会的领域；第二个问题是内在稀缺问题，回答提供什么种类医疗服务的问题。这个问题是第一个问题的一部分，是关于分配的问题：体面的社会应该给每个人提供什么种类的医疗照顾？所有人平等享有的基本医疗服务应该包括哪些医疗服务？这两个问题的背后是伦理学问题，医疗资源分配的道德标准是什么？我们的医疗正义的理想是什么？德沃金反对不惜一切代价挽救生命的拯救原则，他通过将假设的保险原则延伸到医疗照顾领域提出明智的保险原则，将平等、自由和效率结合起来回答这两个问题。

一　反对拯救原则

拯救原则（Rescue Principle）有两个相关联的主张：第一个主张认为健康是一切利益之首，其他利益都没有健康重要；第二个主张是必须平等分配医疗服务，不论社会财富如何不平等，也不能因为穷人无力支付费用而得不到所需要的治疗。第二次世界大战前，医生的职业道德规定医生不惜一切代价抢救病人，因为医疗资源和其他资源处于分离状态，享有医疗资源不会影响到其他资源的享有。古代医疗技术不发达，只能发挥照顾功能，不能发挥治疗功能，获得医疗和没有获得医疗的人没有太大区别。但是第二次世界大战结束后，随着抗生素、磺胺类药物被科学家发现，医疗技术对健康的积极作用被人们认可。医疗技术得到了突飞猛进的发展，我们可以购买更多的医疗技术，维护和增进健康的手段层出不穷。

按照古代的观点，对于如何分配医疗资源，我们只能保持沉默，不惜一切代价挽救生命就是答案，不需要讨论，因此，哲学家、理论家和医学专家认为将医疗看作和其他资源不相干的观点不能回答外在的稀缺问题，不能解决将多少社会资源用于医疗服务的问题。在民主讨论中的公平决策的程序的形式正义会考虑拯救原则。在面临医疗资源分配问题时没有办法提供标准，正如丹尼尔斯一样，正义原则解决不了问题又回到了程序正义问题上。德沃金认为拯救原则和程序正义这两个策略都不可取，隔离状态的理想对实现医疗正义没有起到积极的作用，甚至妨碍医疗正义的实现。

在讨论第二个分配问题即微观分配问题时，隔离状态的理想提出了正义要求公平地"花费"财政资源。"拯救原则对于一个社会应当把多少钱花在医疗保健上这个问题的回答，只能被视为不足凭信而加以放弃。"[1] 但是通过定义公平分配资源并没有解决问题。拯救原则提出一个非常重要的原则：医疗服务不应该按照支付能力分配，这个原则只能是消极的原则，这没有告诉我们怎样分配资源，我们需要积极的建议。对于需要进行医疗资源配给，个人不承担费用，应该按照什么原则进行，古代的观点不会给我们指导。平等主义对古代理念的解释似乎是建议医疗资源应该按照需要来分配，正如威廉姆斯所做的。但是德沃金认为这个观点不能解决问题，因为我们没有办法平衡这些需要，很少有人会拒绝挽救生命的手术，但是当这个治疗手段会影响到人的生命质量时，应该如何决策？会有人仅希望自己活 40 岁而不是 70 岁吗？因此隔离状态的理想没有回答问题。我们需要一个和古代人不同的有帮助的医疗正义理念，德沃金进行了有益的尝试。

二　提倡明智的保险原则

德沃金反对按照拯救原则分配医疗资源，他主张按照明智的保险原则分配医疗资源。明智的保险原则是通过个人的明智的选择决定社会的

---

[1] 〔美〕罗纳德·德沃金：《至上的美德——平等的理论和实践研究》，冯克利译，江苏人民出版社，2003，第 326 页。

医疗资源分配的选择。现实社会是不完美的，德沃金通过假设一个理性的人做出的选择确定社会医疗资源分配的标准，他设想财富和发展机会处于正常水平的25岁的年轻人了解相关的医疗信息，他通过审慎的思考不会选择覆盖一切疾病的医疗保险，会选择一个适当水平的医疗保险，审慎取决于个人需要、嗜好、个性和偏好。25岁的人不会选择购买他变成植物人时得到维持生命延续的治疗，这笔费用可以用来追求更有意义的生活。"对于几乎所有的人来说，为患上早老性痴呆病后得到昂贵的治疗手段而购买保险是不明智的，即使它能够拯救生命。不管有可能发生什么，为这种保险支付的险费，最好还是用于使发生痴呆之前的生命更有价值的事情上。"① 德沃金认为可以将大多数人做出的明智的选择作为实现医疗资源分配正义的指南。"如果大多数明智的人在资源平等的条件下，会在自由市场上购买一定水平的医疗保险——假如几乎所有人都会购买包括必要的住院治疗、孕期和儿科保健、常规体检和其他预防性医疗在内的正常医疗保险——那么我们社会的不公平几乎肯定是现在这些人没有保险的原因，从正义的角度说，全民保健体系应当保证每个人都得到它。"② 德沃金的这些观点来自他的拍卖假设，在信息完备、有同样多的财富的情况下，人们自由选择的结果就是正义所要求的，医疗资源分配正义也是如此。

谨慎的个人在公平的自由市场条件下会购买哪些保险，他们会购买哪些医疗服务，社会的医疗资源分配就应该按照个人的这个明智的选择进行。德沃金希望通过明智的保险原则回答两个问题：社会应当把多少钱用在医疗上？社会怎样分配医疗资源？明智的人会做出谨慎的选择，"他们会放弃一旦需要就能的大胆而价值不大的治疗，而转向更多其他方面的好处，如教育、住房和经济安全"③。按照明智的保险原则，提供全面的医疗满足所有的医疗需求，不顾人们的其他需求不是正义所要求的，国家的财政支出应该符合明智的保险原则，"第一，国家的集体支出，应当与这种

---

① 〔美〕罗纳德·德沃金：《至上的美德——平等的理论和实践研究》，冯克利译，江苏人民出版社，2003，第331页。

② 〔美〕罗纳德·德沃金：《至上的美德——平等的理论和实践研究》，冯克利译，江苏人民出版社，2003，第332页。

③ 〔美〕罗纳德·德沃金：《至上的美德——平等的理论和实践研究》，冯克利译，江苏人民出版社，2003，第334页。

情况下个人支出的数量一样。第二，我们应当用这一总支出确保现在所有的个人拥有他们在那种情况下所拥有的东西"①。

德沃金探讨医疗资源分配正义问题不是将医疗看作和其他资源分离的领域，而是通过将整个医疗服务和其他的社会善相竞争来看待。其基本的理念是："我们应该试图做出关于医疗的数量和分配的集体的社会的决策。这个决策尽可能和社会的人们在恰当的条件下做出的决策相吻合。"② 德沃金对美国医疗制度持批评态度，认为美国的医疗资源分配是不合理的，"这种制度为人们做出了他们自己不愿意做出的选择，其结果是，用我们真正愿意支付的价格上我们真正需要的保健服务总量来衡量，我们的集体开支太高了"③。

德沃金反对取消一切纳税优惠和补贴，完全由自由市场决定医疗享有权的观点，他不能接受这个观点有三个原因："第一，美国的财富分配太不公平，许多人根本无力按市场价格买到基本医疗保障。第二，大多数人对健康风险和医疗技术没有充分的知识。第三，在放任不管的市场上，保险公司会因为一些人有较高的健康风险而让他们支付更多的险费。这使那些健康史不佳的人，或者那些特别容易患上某种病症的种族群体，或生活在受到严重伤害之风险最高的人，必须负担他们无力负担的费用。"④ 德沃金并不排斥自由市场决定医疗资源享有权，但是必须满足三个条件，德沃金通过明智的保险原则实现这些条件，德沃金的明智的保险原则的理念是"我们分配资源应该在健康和其他社会善之间，在不同需要的病人之间，让我们想象在一个自由的完全没有资助的市场医疗照顾是什么样的，通过三个条件体现出来。"⑤ 在这种想象的条件下，人们自己自由决定购买多少医疗保险。

第一个条件是反映个人抱负的拍卖假设。经济结构包括收入和财富的分配尽可能公平，财富和收入的分配达到了最大程度的公平。在德沃金看

---

① 〔美〕罗纳德·德沃金：《至上的美德——平等的理论和实践研究》，冯克利译，江苏人民出版社，2003，第334页。

② Dworkin, *The Idea of Equality* (Palgrave Macmillan, 2002), pp. 208 – 209.

③ 〔美〕罗纳德·德沃金：《至上的美德——平等的理论和实践研究》，冯克利译，江苏人民出版社，2003，第359页。

④ 〔美〕罗纳德·德沃金：《至上的美德——平等的理论和实践研究》，冯克利译，江苏人民出版社，2003，第327~328页。

⑤ Dworkin, *The Idea of Equality* (Palgrave Macmillan, 2002), pp. 209 – 210.

来，这意味着经济结构在公平分配资源时要平等地对待所有社会成员，让每个成员自由地"花费"那些资源，设计自己认为有价值的人生。这个理念不是使人们在钱和物品的数量上在任何时候都一样，也不意味着所有人过一样的生活。一些人投资，一些人花费，一些人很早把钱花完，一些人把钱攒到最后。这仍然符合平等主义的理念，因为人们按照选择自己认为好的生活的含义。资源的分配是否平等通过每个特定资源的花费机会来衡量。第二个条件是公众有充分的和很好的关于价值的信息、不同治疗的花费和效率的信息。也就是说，每个人知道技术高超的医生能知道的医疗信息。第三个条件是没有人和机构（包括保险公司）有基因、文化和社会对健康的影响的知识。没有人知道一些人比另一些人更容易得病。

德沃金希望我们回答的问题是：哪些是我们明智选择的医疗保险？哪些是我们认为不值得购买的医疗保险？在这样的社会应该有哪些种类的医疗服务？总计多少资源投入医疗领域？医疗服务怎样分配？明智的保险原则会回答这些问题，"它假设人们有可能认为，如果他们把较少的钱用于不可靠的医疗，把更多的钱用于使生活成功而舒适或抵御包括有可能毁掉其生活的经济风险在内的其他风险，从整体上说他们就会有更美好的生活"①。明智的人在生命的所有阶段都会用保险的方式抵御严重的医疗风险，当需要时能获得及时的治疗，他们会放弃价值不大的治疗，将这些资源用于教育、住房和经济安全，因此正义不是要求全面的治疗。按照德沃金的理念，在想象的符合自由市场机制的三个条件下，人们自己决定任何资源的享有，这些人会做出如下决策：他们会提供发生在生命早期的疾病的生命维持技术，特别是在技术成功概率高时，因此很多人会为孩童时期残疾提供快速专业的治疗的明智的保险，以及过去很少治疗的儿童说话和学习障碍。

尽管提供信息全面的复杂的政策措施和精确的实践是不可能的，但德沃金提供了一些假想的医疗资源分配的思考。"判断人是否明智依赖个人自己的需要、趣味、性格和偏好，但是我们仍做出一些自信的判断，这些

---

① 〔美〕罗纳德·德沃金：《至上的美德——平等的理论和实践研究》，冯克利译，江苏人民出版社，2003，第334页。

判断会满足多数人（工业化社会的个人）的需要和偏好。"① 德沃金认为这个假想的社会的安排非常重要，这是明智的选择，这些决策可以指导我们自己在真实的、不完美的和不公正的社会环境下的资源分配的决策。

三　确定医疗权利的限度

德沃金提倡的医疗权利是有限度的，明智的保险计划的策略允许个人决定什么是最低极限的医疗。德沃金将个人保险拓展到大的总的保险安排，通过个人可能做出的保险决策决定复杂的基本水平的公共健康保险计划，因此，德沃金对医疗权利进行了限定，这个限定是基于明智的保险原则的理念。按照德沃金的假设的保险原则的理念，医疗资源分配可能不包括一些治疗效果差、花费巨大的医疗服务，如生命延续治疗和 PVS 植物状态治疗、阿尔茨海默病治疗和老年病治疗等。德沃金通过假想的社会的人们明智地给自己提供的东西，指导我们确定有什么样的正义。确定适合每个人的医疗资源覆盖的基本一揽子计划，这个计划的供给和花费合理，那些不能实现自己合理需要的人不用付费，由社会提供资源满足这些人的需要。

明智的保险原则应该做如下界定。如果多数明智的人有相同的手段在自由的市场会买一定水平的医疗服务，例如几乎每个人都会买的保险覆盖基本医疗服务、必要的住院服务、系统检查、预防药物和体面的长期照顾，那么我们真实的社会的医疗资源分配是否正义可以通过依靠人们有没有选择这个覆盖来衡量。上面提到的医疗覆盖的因素构成任何负责任的医疗制度应该建立的基本一揽子计划。如果很少有人愿意购买一些高水平的医疗保险，如一些英雄主义的医疗技术，则强迫每个人通过强制的计划拥有这样的保险是不公平的。明智的保险原则会排除一些项目：一些人有特殊的偏好和多数人有不同的决策。如果他们自己付费通过补充保险享有医疗服务，那么应该允许这些人满足他们的特殊治疗的需要。

德沃金通过一个想象的社会资源分配方式实现分配正义，这个想象的分配方式反映个人的选择，"公正的分配是充分知情的人通过个人选择为

---

① Dworkin, *Sovereign Virtue: The Theory and Practice of Equality* (Harvard University Press, 2000), pp. 312 – 313.

自己进行的分配"①。在社会集体进行分配决策时按照个人的这个选择进行分配。德沃金认为这样的医疗资源分配是正义的，无论是分配的数量还是分配方式都是公平的。这个医疗资源分配的观点来自德沃金的核心的理念："正义的分配是个人自己信息完备情况下的选择，假设社会的经济制度和财富分配制度是他们自己做出的选择就是正义的。"② 这个理念和罗尔斯的完全不同，罗尔斯将"无知之幕"的假设作为一个程序，得出正义的原则，而德沃金是基于现实得出分配正义的决策，按照他的理念，社会正义要求个人有责任做出他们自己生活的选择，前提是充分的信息和一个公平的最初的资源分配，如果个人接受了正义的含义，那么其会接受这个观点，以为自己的选择负责任。

四　重视个人责任

随着医学高新技术的发展，医疗费用也越来越高，仅依靠政府无法完全满足公民的医疗需要，医疗的个人责任成为一个重要的问题，德沃金重视医疗的个人责任，主张医疗资源分配要考虑个人的责任。

德沃金将健康作为内在的资源。他的资源平等主义理论目的是"敏于抱负""钝于禀赋"，德沃金在这个意义上关注影响健康的条件。按照"敏于抱负"，一些人的偏好导致不健康和危险的生活方式，如吸烟、吸毒、缺乏锻炼、不良的饮食习惯、极限登山，面对这种情况，我们应该怎样做？哪些危险偏好得不到医疗资源？在德沃金理论中，我们能够找到两个问题的答案。德沃金持积极的家长主义观点，允许社会指导个人的某些偏好和选择。社会可以调节个人行为，如增加烟酒税、垃圾食品税、增加吸烟者和极限登山者的保险费，让其为自己的危险行为付出代价。

德沃金考虑趣味和偏好，建议补偿妨碍趣味（Handicapping Tastes）。这些趣味包括人们不希望有的成瘾（Cravings）和厌食症，因为这些影响了其生活计划，如果不满足会使其沮丧甚至痛苦。这些趣味是人们自己养成的，但其后悔了。其相信如果没有这个趣味会更好，但是戒除它们会痛苦，例如一些吸烟者知道吸烟不好，但是戒烟又非常痛苦。在这些情况

---

① 〔美〕罗纳德·德沃金：《至上的美德——平等的理论和实践研究》，冯克利译，江苏人民出版社，2008，第329页。

② Dworkin, *Sovereign Virtue: The Theory and Practice of Equality* (Harvard University Press, 2000), pp. 312 – 313.

下，这些趣味是妨碍，尽管其他人可能是快乐的吸烟者，吸烟是他们生命价值的重要组成部分。德沃金指出资源平等的要求的基本区别在于成功的生活的定义的理念与态度之间的区别，这由人的偏好和抱负决定，身体、意识或性格是成功的手段或障碍，这些是由人生存的环境决定的，因此，德沃金认为个人对他们的偏好有责任，只要确认了负责任的偏好，就不是妨碍趣味。

但是不论有害的偏好是当事人喜欢的还是不喜欢的，趣味都不重要，因为德沃金的责任界限是在偏好和资源之间确定的。人的偏好引起资源缺陷，他们要求正义的补偿，似乎德沃金一开始的区别介于糟糕运气和选择的运气之间，他将选择放在重要位置，责任对偏好和资源的区分将问题引向了相反的方向，如罗伯特是不快乐的吸烟者，乔治是快乐的吸烟者，他们会有相同的医疗机会，因为他们都得了与吸烟有关的疾病。同理，一个人需要肾透析是自杀行为导致的，这个人不愿意透析，尽管这个需要是他自己造成的，这种伤害和它自己的伤害的理念是不一样的。乔治的健康资源和罗伯特的健康资源缺乏是基本的、紧急的，因此他们应该有相同的治疗的机会。

医疗资源分配的相关道德的实践是非常有限的。通过社会公共财富满足医疗需要必须满足一些条件，这样才是正义的。首先，必须能辨认和区别多种死亡的原因，如自然原因、社会环境和人的活动，必须保证相关的疾病是个人活动造成的而不是其他原因造成的。个人自主地意识到活动危险并自愿接受这个风险。其次，处理自主的危险行为者要求一个严格和复杂的政策研究框架。这个政策的合法性依赖道德问题的解决，例如隐私的考虑，这是必须解决的问题。最后，所有的政策都要考虑成本效率。

我们确认一些疾病的危险原因是可能的，但是不可能在健康结果和原因之间划一个清楚的界线。医疗需要常常是由基因、个人活动和习惯、环境和社会条件造成的。同时，我们常常能明确登山和滑冰受伤的责任，不能确定是否一些人得了肺癌是由吸烟、环境污染、职业环境等引起的。尽管我们知道吸烟提高了罹患肺癌的风险，我们也知道很多不吸烟者因肺癌而很年轻就去世了，而很多吸烟者却寿命很长。糟糕运气和选择的运气的区别不清晰，当我们能确认疾病和伤害的危险时，确认健康问题是因为某种生活方式的选择造成的依然非常困难。在这些情况下，社会政策就更重视科学知识而忽视原因。

没有办法确定是不是真的自主的选择，通过责任确认医疗资源分配显示了对自由、自主和独立的个人做出的选择的自信，在患病的原因里很多是选择的运气。但是，如果我们希望做出选择，我们就要确定危险行为的参与是否真的是自愿的。除了避免无休止的讨论自由是怎样的形而上学问题之外，我们不得不考虑个人的行为在很大程度上受社会和文化的影响。社会因素决定健康，如尼古丁被认为是烟瘾的原因，酗酒和饮食不规律被认为是疾病的原因。如果很多人处于一个行为相似的文化群体和阶层，这个行为就受社会和文化的影响而不应该由个人负责任。个人自愿的比例带来了新的问题，每个制度要考察自愿的原因，即是什么导致了这个结果。

人们对怎样的医疗资源分配是明智的有不同看法，很难达成分配决策的共识。德沃金和丹尼尔斯一样也提出了程序正义的问题，按照明智的保险原则不一定获得一致同意的标准答案，因为不同的人会有不同的答案，为了获得真正明智的答案，需要体现各个方面的意见，公众参与非常重要，在这一点上，德沃金和丹尼尔斯的观点是一致的，"任何负责做出这些决定的机构，应当由预期会做出不同判断的不同团体的代表组成"①。这些代表包括医学专家和健康专家，还包括来自全国各地不同年龄的普通人，德沃金这个主张试图避免年龄歧视和专业歧视。德沃金认为"这样一个机构能够与必须系统地分配保健、作为'唯一支付者'的政府保健部门一起利用全国的经验"②。除此之外，德沃金对成本—效益分析给予了肯定，认为成本—效益分析虽然不同于明智的保险原则，但医生按成本—效益分析做出的决定，反映他们在经验指导下有关不同年龄和不同条件下不同类型的治疗效果的判断，这也是谨慎的投保人需要做出的决定，因此医生基于专业角度提出的意见是考虑的因素之一，公众主要出于价值观的考虑，可见明智的保险原则要求在做出决定之前征询公众意见非常重要。"既然分配不仅要反映技术性的成本效率计算，也要反映公众的优先意识，因此这种征询至关重要。"③ 在德沃金看来，分配的决策需要不断修正，时

---

① 〔美〕罗纳德·德沃金：《至上的美德——平等的理论和实践研究》，冯克利译，江苏人民出版社，2008，第334页。

② 〔美〕罗纳德·德沃金：《至上的美德——平等的理论和实践研究》，冯克利译，江苏人民出版社，2008，第334~335页。

③ 〔美〕罗纳德·德沃金：《至上的美德——平等的理论和实践研究》，冯克利译，江苏人民出版社，2008，第367页。

代在发展，社会经济生活会发生变化，负责医疗资源分配的机构收集的各个方面的信息总是需要更新，医疗资源分配的决策要顺应时代，需要根据公众价值观念的改变和医学技术的进步加以修正。按照明智的保险原则与确定限度和反思的平衡（Reflective Equilibrium）有关。德沃金关于人们怎样行动的观点是深思熟虑的，是基于现实的环境做出的选择。在现实社会中，资源的分配是不平等的，人们的医疗知识是匮乏的。另外，保险公司知道哪些人有很高的患病风险。德沃金认为这些思考能对公共政策的研究提供一些指导。如果这种信息被放在公共领域，在那里争论和讨论，则讨论结果至少是人们希望提供什么种类的照顾，因此，明智的保险实验不被理解为成本—效益分析的技术，而是人们的优先安排的感觉。"不论谨慎的保险计划试验能收集多少信息，必须能提供结果，根据公共偏好和医疗技术和经验的进一步的证据是可以开放修改的。"[1] 这意味着进一步的修改和调整是必需的，是社会机构还是官方做出的判断应该是深思熟虑的和对不同的客体开放的。如果一个社会确立一个一揽子保险计划后，一些有一定收入的人就会购买补充保险，除非这个医疗保险很贵，否则基本医疗保险几乎应该覆盖这个保险，可见德沃金和丹尼尔斯一样主张医疗资源分配建立修正的机制，医疗资源分配要考虑公众的意见。

第五节　赞成与反对

德沃金为解决当代医疗制度的危机提出了自己的观点，对医疗费用的控制、个人的责任、医学高新技术应用的限度等都有独到的见解，他的观点还对医疗资源分配的程序正义提供了重要的策略，但是，德沃金的观点会侵犯人的自由和隐私，违背医学目的。

一　综合考虑效率、平等和自主

德沃金的一个重要贡献是他对医疗资源的稀缺和限度问题进行了思考。他的明智的保险原则提供了医疗目的、平等地享有、自由的选择和经济效率更一致的路径。他对隔离状态的理想的批评，揭示这个理想导致多

---

① Dworkin, *Sovereign Virtue*：*The Theory and Practice of Equality*（Harvard University Press, 2000），p.318.

种医疗目标之间的紧张而没有提供和解的可能性，因此，德沃金是正确的，他声明这个假说的标准坏处多于好处。① 现代医疗技术在医疗方面可以花很多钱，医疗实践活动对古代的理想进行了检验，如果不加限制地提供医疗服务，医疗就会成为无底洞，吸进所有的资源，导致人们没有资源追求其他美好的目标，人们的生活并不会变得更好，德沃金揭示了隔离状态的理想是站不住脚的。

明智的保险原则表达了中间道路，按照这一原则平衡了医疗目标和其他的人生目标以及可能遇到的危险，明智的保险原则的分配假设人们很少会选择将资源投入全面的高质量的医疗中，而是将资源更多地投入使生活更成功、更美好方面，或保护他们避免其他危险，如避免失业等。医疗卫生政策的制定者应该按照多数理智的人的想法给他们自己和他们的家庭提供上面提到的基本的医疗资源，明智的人会放弃英雄主义的治疗而将资源用于像教育、住房、经济保险等领域。如果这是合理的，那么正义原则要求一个全民的健康计划而不提供加强治疗。

明智的保险原则不是完美的，德沃金的医疗资源分配策略会导致医疗质量、平等、自由和效率的交易问题。每个人应该平等地享有医疗保险的基本一揽子计划，包括体面的基本服务的质量，如提供必要的住院服务等，但是按照德沃金的明智的保险原则，这些服务应该受到限制，不应包括花费较多的高科技医疗，也不包括有"昂贵"的挽救生命或延长临终的生命的措施。明智的保险原则是依据人们在没有生病的情况下做出的选择，健康的人会认为其他的人生目标非常重要，但是当人们的生命面临威胁时，什么目标都不会有能活下来重要。

德沃金认为平等和自由市场不矛盾，反对将平等看作效率和自由的牺牲品，德沃金坚持效率的理念和经济自由的市场作为调整不同商品和服务的机制。效率不应该作为正义的敌人，而是正义的要求。他强调他的观点不是将效率与公平区别开来，效率就是公平。至少公平是资源平等构想出来的。② 在德沃金看来，实现医疗资源利用的效率和平等不是矛盾的。德沃金认为，如果我们将明智的保险原则作为指导医疗资源分配的理

---

① Dworkin, *Sovereign Virtue: The Theory and Practice of Equality* (Harvard University Press, 2000), p. 315.

② Dworkin, *Sovereign Virtue: The Theory and Practice of Equality* (Harvard University Press, 2000), p. 84.

想，我们就会接受医疗资源享有的全面覆盖的某种限制，这些限制是正义的要求。

德沃金认为对慢性病人和残疾人的长期照顾是和正义相关的问题，这一点和诺斯鲍姆的观点不谋而合，对这些病人的照顾不是出于慈善和同情，而是正义的应有之义。按照德沃金的观点，残疾算作消极的内在资源。为了避免长期照顾会导致的无底洞问题，他关注效率问题，医疗技术造成了技术应用耗费资源的无底洞。首先是医疗技术不可能提高某些人的基本的生活自理功能，其次是照顾费用上限的缺失。按照德沃金的明智的保险原则区分哪些人不应该享有长期照顾是一个非常困难的问题，比哪些人不应该享有医学高新技术更令人困惑。

个人购买高新技术或基本保险计划的额外的医疗照顾是可以的。尽管按照明智的保险原则如果仅有非常少的人会购买昂贵的医疗服务，强迫每个人通过强制计划拥有这样的保险就是不公平的，允许那些有意愿也有能力的人通过个人付费的补充的保险接受昂贵的医疗服务是公平的。这意味着，一些人会享受更好的医疗服务，寿命更长，生命更健康，只是因为他们有很多钱。尽管有人认为这样做会破坏社会团结，德沃金认为这不会导致正义问题。因为德沃金认为没有办法做到每个人的财富都一样，个人拥有了他应该有的资源就是正义的。如果社会的经济制度是完美的，穷人已经有机会实现自己的抱负和理想，他们的命运已经掌握在自己手中，挣的钱比别人少只能说明他们不够努力，那么不应该剥夺富人的应有的财富来救济穷人，按照明智的保险原则提供医疗资源就是正义的。德沃金意识到很多人会"憎恨"这个论断，他用两个理由回答这些反对意见。

德沃金认为医疗享有的不平等与其他社会不平等相比得到了重点关注。如果按照他提出的标准分配医疗资源，在正义的社会每个人都会享有最低限度的医疗服务。但其他资源的享有不存在这样的配给，教育、就业、文化、繁衍和其他的商品和机会能使我们的生活更有价值，和医疗同样重要没有得到同样的关注。如果我们仅提高了医疗服务可及性水平，没有改善总体的经济和社会生活，那么穷人还会继续拥有很少的资源。

如果我们成功地给穷人提供了正义要求的医疗服务，富人能按其愿望地购买住房、教育等资源，则不允许购买他们能买得起的医疗服务是不合情理的。德沃金认为，我们最好对特殊医疗服务征收消费税，用这些消费税提高公共教育、经济和其他社会生活的水平，这样做会对健康产生重要影响，不仅提供医疗资源，还会改善人的健康水平。高新医学技术的不断进步使医疗资源不断满足富人的需要，而穷人的医疗需要满足水平越来越低，德沃金并不认为这一现象有什么不对，他认为如果不是富人和私人保险能够购买这些服务，或许这些医学进步就不会出现，他认为基本医疗保健应该确定医疗资源享有的限度，同时允许富人购买额外的医疗资源，这不是社会的不平等，这样做不会产生正义问题。

二 拒绝给健康重要地位

另一个值得认真关注的问题是德沃金理论中的健康和医疗照顾问题，这个问题令人困惑。德沃金的资源平等理论在回应罗尔斯时，将健康作为一种内在资源，拒绝给健康任何重要性和地位。健康和医疗在德沃金看来不应该是与正义分离的领域，不应该给它们比其他的善更多的优先权。健康不是正义的特殊问题，应该和其他善竞争资源而不是单独处理。德沃金反对将健康与医疗照顾和其他善区别开来的单独处理的观点。他在批评分离的理念时重点批评了这一观点。

德沃金对分离理想的批评是有价值的。为了保护生命和健康花费所有的钱，穷尽所有的手段，这样做是难以维持的理想。另外他的批评解释了当今医疗制度的危机基于分离的理想的医疗正义理念。这个理想和所有社会的医疗可能之间的鸿沟变得巨大。德沃金的这个批评表达了健康和医疗照顾没有特殊价值的观点。

第一个反对观点是对丹尼尔斯基于公平份额满足人的医疗需要的批评，这一观点是在总结健康和医疗保险经验基础上提出的，如果能够享受额外的昂贵的医疗服务，为什么就不能将其包括在基本医疗保险里呢？这个观点和德沃金一样主张起点平等。如果我们能同意通过公平收入份额实现分配正义，个人购买相关的医疗保险就可以抵御风险。人们会反对提供昂贵的很少有人需要的医疗，人们会购买那些相对不贵的保险，因此普通的不昂贵的服务通过社会医疗保险享有，既能分担风险，又不会花费太多。为了昂贵的和充足的医疗服务不耗尽社会资源，个人自己购买这些医疗资源满足自己的需要，因此，满足医疗照顾需要不会产生耗尽所有资源的无底洞问题，但是丹尼尔斯不这么认为："我们不能仅仅通过设想基本善的公平份额用于部分购买合理的健康保险，用手段应付在医疗照顾分配中是否存在正义的特殊问题。"① 这是因为判断资源的份额是否公平在于足够购买合理的健康保险一揽子计划。这个一揽子计划能满足人们的合理的医疗照顾需求，资源的份额不够是不能接受的。德沃金这个计划下面的核心假设是公平份额的含义和合理的健康保险，假设对于一个基本医疗照顾需要，理性的人选择保险保障是合理的。

理性的人关注满足基本需要，包括满足医疗需要，考虑很多偏好而不是一个偏好，这样才是正义的。理性的人合理的保险的理念表达了健康和医疗保险是客观的，比个人选择还重要。在丹尼尔斯看来，健康资源不能和其他善一样对待，其他善用我们自己的资源购买。医疗照顾和教育很像，对公平平等机会都起着重要作用。另外，解决这两个需要的个人之间不平等的分配都很贵。每个人需要的基本的食物和衣物的数量没有太大差别，但是医疗照顾和学习的需要在人与人之间差别巨大，因此，医疗卫生与教育和其他基本需要一样是分离的，如食物和住房的需要，对于这些需要，我们能通过公平收入份额满足，但是医疗和教育不能通过公平的收入份额获得。

另一个反对观点认为德沃金的理论缺乏连贯性。德沃金的定位和他自己的动机不连贯，他对偏好和资源的区别和他的责任的真实动机不相符，德沃金没有将责任和选择的运气反映在糟糕运气和选择的运气的区分之间，没有把它放在最重要的位置。很多人将德沃金的理论归为运气平等主义，其实资源平等理论和运气平等理论是不同的，按照运气平等主义的正义理论，德沃金对偏好和资源的区分不支持糟糕运气和选择的运气的区别，因为这个区别没有将选择放在核心位置。正义要求仅补偿人们没有责任的那部分，考虑的再分配的界限不是偏好和资源的界限，德沃金考虑的是选择和运气的区别。运气平等主义的观点是关于人们是否应该为他们的不利和糟糕的运气负责，正义应该允许由自己的责任导致的不平等的存在，不允许运气的不平等。这个观点与第一个观点有关：不仅关注哪些是健康影响人们其他善的机会，也关注人们对自身健康机会的选择，关注个人对健康的责任。从这个观点来看，有些人因为天生是盲人，获得合理报酬的工作的机会微乎其微，这是不公平的。但是如果一个人的疾病是由其自己的选择（如进行危险的体育运动）而导致的，那么这不涉及正义问

---

① Daniels, *Just Health Care* (Cambridge University Press, 1985), p. 45.

题，帮助这个人的理由是慈善而不是正义。运气平等主义认为这个结论和公平平等机会不冲突，因为这些人自己选择冒险就意味着他们放弃了健康的机会。

尽管德沃金对隔离理想的批评是有价值的，但是并不意味着健康和医疗照顾不具有特殊性。健康是重要的善但不意味着是至善，不应该不惜一切代价维持和恢复健康。按照德沃金的观点，健康不具有特殊性，这一观点在他的假设的保险原则框架内是有趣的，在他的思想试验里，健康是特殊的，但是一旦离开明智的保险原则，健康就不特殊了，主要的原因是明智的保险原则本身就表达了健康的特殊性。

三　对个人责任的划分侵犯人的自由

德沃金认为健康和其他善相比不具有特殊重要性。在面对个人对他们的健康负有重要责任的观点时，我们会问：正义要求社会恢复那些把他们的健康置于危险境地的人的健康吗？为什么为有危险习惯的人付更多费用？健康保险计划应该对那些将他们的健康置于危险的选择的人付更多的保险费吗？尽管德沃金的主要目的是在分配正义中深入关注责任的作用，但他没有继续深入讨论这个问题。

首先，德沃金认为正义要求补偿个人不能负责的方面，即他们的资源和天赋妨碍了他们获得有价值的生活，但仅局限于这些方面。相应地，德沃金确定了偏好（抱负）和资源（天赋）的界限：我们应该允许资源的分配是抱负敏感的和天赋敏感的。

德沃金对糟糕运气和选择的运气进行了区分，德沃金希望人们自己选择买还是不买保险。同理我们应为自己的健康冒险负责。吸烟、不良生活习惯、滑冰或登山等就是个人选择的冒险活动。要区别对待糟糕运气和选择的运气，吸烟者得了肺癌是坏的选择的运气，摔断腿的滑冰者也是，这些人得病和正义无关。按照德沃金的理论，根据偏好和资源的区别确定糟糕运气和选择的运气，人们因为自己的选择会失去医疗照顾的权利，即使这些人想维护自己的健康。德沃金的两个区别具有相反的方面。按照这个观点，医疗资源和其他的好处和坏处一样仅在人们没有责任时才会是正义关注的问题，健康、医疗照顾本身不具有特殊地位，同理偏好也一样，因为有自愿的和非自愿的偏好，像强迫症不是人们想要的，当人们对偏好没有责任时会成为正义关注的对象，因此，德沃金的偏好和资源的责任界限需要定位，德沃金没有看到个人对自己的偏好没有责任的情况。

通过区分责任提供医疗资源会导致侵犯人的自由。医疗资源分配制度的执行是严格的，必须明确是谁的责任，目的是确定我们有义务给谁提供医疗帮助，因此，对那些自愿实施危险行为者，官方要进行原因调查。在一些糟糕的情况中，官方的权威会侵犯个人隐私，损害自尊，目的是将病人的这些情况进行记录，既为了解决健康投诉，也为了限制医疗照顾的权利。在这些例子中，像自然的丛林一样，在这里道德的任意性的差别，如种族、性别和健康决定结果给社会丛林留下了空间，在这里，人们因为健康行为和选择的责任问题被社会惩罚。这就导致这个措施的伦理可行性问题。严格的推行罗尔斯的社会和自然偶然性的道德直觉学说会导致反直觉的结果。

在现实生活中，我们为了获得其他的利益常常会牺牲健康，为了获得很高的工作报酬，为了自己喜欢的运动会做出这样的牺牲。治疗和吸烟相关的疾病要区别对待，病人有个人责任就应该负责治疗费用，同理，酗酒的人、饮食无节制的人、开快车的人、滑冰登山的人都应自己负责为此而患病的治疗费用，按照德沃金的医疗资源分配理论，这些人的医疗需要的满足不会获得公共资源的支持。尽管理性的人应该避免将他们的健康和其他利益进行交换，但不允许交易是不公平的家长主义，享有医疗照顾的权利需要放弃个人的自由。

医疗资源分配考虑个人责任是因为治疗费用不断增长，花费巨大。人们担心有健康风险的人会花别人的钱，他们应该把钱以某种方式还回来才是公平的，或者付更多的保险，或者自己付费，但是这个措施会导致反直觉的结果，健康措施会导致高额的费用，除了他的道德观点不被人们接受外，具有讽刺意味的是，从事危险行为的人比不从事危险行为的人花费更少，因为他们早死和快死的概率非常高。成本—效益调查对两类人进行了医疗费用的比较研究，低风险、不吸烟的没有高血压的男人比那些高风险的吸烟有高血压的人每年医疗费用高，似乎一些不健康生活方式的人事实上节省了社会为医疗照顾和社会保险总体的花费。

以上的一些问题导致对侵犯和歧视政策的探讨，这些政策违背了对人的自由和隐私的关切，我们的区分可能避免这种冒犯，在这些情况下，什么算作责任或错误，需要发现一个解决这个问题的更公开的可管理的方法，制定出这个管理办法对管理者来说非常困难和费钱，应该把人口分为不同的类型，通过他们的生理和社会心理特征，如阶层、教育、性和家庭背景等偏好进行分类，这些特征影响健康行为，然后确认是否一种特定的行为是多于或少于这种或那种类型的典型。如果非常典型，个人就不负责任。如果不典型，那么个人就对自己的行为负有责任，因此，对于那些种族和社会文化背景导致不健康的生活方式，患病者的负担会减轻。我们会发现危险行为的生理社会印记，他们作为非典型的人也不应该对他们的高危行为负责。同一类型的成员对所有的我们认为不负责任的因素予以同等对待。

四　民主平等主义的批评

德沃金重视个人选择的责任受到来自平等主义内部的批评，安德森认为平等主义理论不应该特别重视个人的选择，认为自己是民主平等理论①，这个路径受到森和诺斯鲍姆的路径的启发，安德森认为德沃金的理论是运气平等主义理论，尽管德沃金不认为自己的理论是运气平等主义理论，安德森对德沃金的观点进行了反驳。

第一，反对基于明智的人的假设分配资源。民主平等不是保证实际的功能的水平而是对这些水平的有效的享有。安德森的观点与诺斯鲍姆的观点类似，诺斯鲍姆反对德沃金明智的人的假设，其认为，"考虑健康和医疗照顾，我们应该在健康和实际的健康功能的能力和机会之间做出区分。一个社会通过提供基本的医疗照顾服务能保证健康的能力，公共健康包括其中，也为个人自由选择相关的功能提供条件"②。个人可以自由地选择怎样发挥功能。一定水平的功能的有效地享有意味着人们能利用他们已经安排的措施获得功能，因此，最后公民彼此亏欠什么是有效地享有资源的社会条件，这个社会条件是人们一生中作为平等公民需要的功能条件，不应该考虑他们在生活中是怎样的明智的人。这不是起点论，按照起点论的观点，人们会因为他们糟糕的选择的运气失去他们平等的机会，民主平等观点不支持这种主张。安德森这样定义民主平等，"民主平等保证所有公民自由的社会条件的有效享有，不考虑他们安排生活怎样的不明智。这不是来源于公民必需的医疗，它不依靠残疾人对自己的残疾负多少责任而歧视他们。在民主平等下，公民减少了做出冒犯的道德的判断，这一判断是关

---

①　E. S. Arneson, "What is the Point of Equality?" *Ethics* 109 (1999), pp. 287 – 337. 伊丽莎白·安德森在这篇文章里提出了她的民主平等的思想。

②　M. C Nussbaum, *Women and Human Development* (Cambridge University Press, 2000), p. 14.

于人们怎样应该用对他们开放的机会或关于他们怎样锻炼人的责任的能力。公民有责任不做出这样的判断，因为它不是公民享有资源的条件。仅排除犯罪行为，只有犯罪了才能剥夺人的基本自由和作为社会平等公民的地位。即使犯罪了，他们也有作为人的平等，始终保证他们基本的人的功能，如充足的营养、住房和医疗"①。安德森反对基于个人的明智的选择分配资源。

第二，坚持包含的政策（Policy of Inclusion），反对基于个人是否有责任排除一些人。安德森的民主平等理论反对运气平等主义的主张，"运气平等主义理论基于责任的平等观，不支持人的能力和机会相关的保护措施，破坏了正义的必要的承诺"②。第一个道德目标反对医疗资源的享有全由个人支付能力决定，因为这会导致政策排除一些人，健康的和富有的人能买保险和医疗服务，将穷人排除就没有办法保证所有人的平等的机会或能力。正如诺斯鲍姆所说的，基于正义的公民的承诺要做的某些事情，这些承诺缺少任何一个都是社会政治制度的失败。匮乏不一定体现在花费巨大的领域，也包括特殊种类的费用，这些都会侵犯基本的正义，应该缩减一些不重要的事物的开支，这些开支对不同的人来说，费用的多少是不一样的。从正义观点看，不是因为费用问题，而是公民不应该承受这些费用的问题。之所以将偏好和趣味排除在分配问题之外，是因为它们不急迫，没有危及生命。罗尔斯也有这样的观点，人们能为它们负责任是因为不紧迫。人们为偏好负责任仅意味着其没有它也行，这些偏好不是必需的，没有实现这些偏好的紧迫性。不满足人的医疗的偏好不是因为人们对这些偏好有责任而是因为这些偏好不具有紧迫性。"紧迫的程度依靠承诺的客观价值，不是主观的压力。"③伊丽莎白·安德森认为一些后果非常可怕，没有人应该受这些折磨，即使是非理性的人也不应该。马虎的驾驶员不应该因为自己有责任就不提供治疗死去。

因此，民主平等理论认为对一些非常重要的如健康等影响人的能力的资源应该采取包含的政策，这是社会正义和尊重人的体现。伊丽莎白·安德森基于这个理由指出，"平等主义理论应该确认某些类型的善，所有公

① E. S. Anderson, "What Is the Point of Equality?" *Ethics* 109 (1999), pp. 326 – 327.

② E. S. Anderson, "What Is the Point of Equality?" *Ethics* 109 (1999), pp. 288 – 289.

③ T. M. Scanlon, "Preference and Urgency," *Journal of Philosophy* 72 (1975), pp. 665 – 669.

民必须在他们整个生命中有效地享有，因为在平等主义观点看来，这比其他事物更重要"①。一个包含的政策是基于正义的要求制定的，这一政策不允许抛弃任何人，即使失去理性的人也不能被抛弃。按照这个解释，如果健康是重要的善，那么在医疗资源的享有方面就不应该抛弃任何人，不论这些人对自己的疾病是否有责任。

第三，反对分配资源向后看。民主平等主义认为帮助我们理解能力和机会的含义本身是向前看（Forward Looking）的含义，这意味着医疗资源分配正义的基础是向前看的。正义要提供一个应急体系以保证所有人获得生活的公平机会，社会应该提供一个安全网，在这个网中不允许任何人掉队。由过去的行为导致未来公平平等机会减少是不公平的。尽管看起来很矛盾，认为人们对命运有责任是基于社会制度是公平正义的假设，我们能形成和修改自己的善的理念，能够认识到什么对自己是有价值的，我们要做出理性的行为。运气平等主义理论为糟糕运气和选择的运气的人提供了一个非常不充分的安全网。一旦这些人做了危险的行为和失去了自然财富的公平份额，他们就不能要求其他人为终止他们悲惨的命运做出努力。这说明运气平等主义是起点论。正如伊丽莎白·安德森所说："关注矫正假设的自然的不正义，运气平等主义忘记了正义的基本课题是为人们的机会的制度安排。"② 有一些影响机会和能力的资源特别重要，不应该诉诸责任的直觉而由个人负责，民主平等主义关注的核心是人们相互尊重而不是个人的责任。

民主平等的观点也面临批评，这个批评认为民主平等的承诺会导致人们不负责任。"为什么要理性？是否表达了社会是作为工具和服务的极小值被考虑，不管每个人的安排？是否确定限度和稀缺的讨论违背了正义的核心的承诺？我们不应该允许任何交易吗？"③ 人们担心对医疗照顾权利的个人责任的作用的讨论是不会有结果的。能力是多样的，可获得的资源是稀缺的，必需接受能力间的一些交换。为了避免国家财政崩溃，平等主义必须考虑个人责任的问题。

在医疗资源分配中考虑个人责任可以通过两种方式体现出来，一种是将人分类，进行分配，这是德沃金以及运气平等主义的策略，通过明确责

---

① E. S. Anderson, "What Is the Point of Equality?" *Ethics* 109（1999），p. 316，p. 327.

② E. S. Anderson, "What Is the Point of Equality?" *Ethics* 109（1999），p. 309.

③ Yvonne Denier, *Efficency Justice and Care*（Springer, 2007），p. 256.

任保证一些人享有资源并反对让另一些人享有资源，前者是对自己所患疾病没有责任的人，后者是有责任的人。区分人们对失去健康是否有责任，保证让失去健康没有责任的人享有医疗资源，这个策略会导致对个人的冒犯和不尊重。这也是确定限度的策略，在分配医疗资源时排除不负责任的人，包含负责的人。另一种是按照物品种类确定分配的限度，仅排除某些种类的物品。这是确定物品的限度而不是排除一些人的策略。斯坎伦认为，"公民对其他人的承诺的分量仅依靠他的兴趣的客观含义而不是他按照自己的好的生活的主观重要性"[1]。在这些情况下，一个人兴趣的分量被人在社会平等的地位的影响决定。按照人们认为的善的含义做不了什么，但是公民的平等的社会环境能发挥作用，保证人们享有社会善和在这个世界中的权利，因此，尽管这个策略允许交易，但这些交易不能剥夺人们在社会中平等的社会地位。

正义理论要区分平等主义关注范围内保证和不保证资源的享有之间的物品种类。民主平等理论不主张补偿个人由他们的不明智行为而导致的所有损失，仅提供医疗资源保证作为一个自由的平等的公民的功能的必要的能力，个人必须承担其他的损失，例如，对于吸烟者，可以不考虑吸烟者的责任获得肺癌的治疗，但是不承诺补偿他躺在医院，失去的肺的功能的能力，让他们知道不负责任是要付出代价的。吸烟者因为不负责任的行为失去很多，这样才能督促人们做出明智的行动。

尽管民主平等追求所有人基本的能力、机会或自由的平等，但是这种承诺不是没有限度的，需要确定能够忍受的责任界限，人的责任在资源分配中具有重要价值。人们不得不作为负责任的行动者获得更多的社会保证的积极的机会的功能。人们通过自己的行为影响健康，社会通过采取一些措施使人们意识到他们对自己健康的作用。人的责任在医疗资源分配正义的理论中发挥第二重要的作用，以公平平等机会和将人作为目的之名，在避免悲剧性的行为和提供医疗帮助两个方面，社会应该持包含的政策，应该继续向前看。

个人锻炼身体，避免危险的运动是理性的行为，医疗资源分配中尊重个人的自主选择是诉诸人们重视自己健康的理性。某些危险行为会导致对身体的伤害，这种医疗需要应该让责任人为他们之前的行为付出高额的保

---

① T. M. Scanlon, "Preference and Urgency," *Journal of Philosophy* 72 (1975), p. 659.

费或自己支付医疗费用，这样做才是公平的。危险行为者被要求为自己的危险行为付更多的保费，缴纳更多的税，如增加烟草税、增加运动受伤的保费。这是医疗资源公平的再分配，这样做没有尊重病人的自主选择，还"震慑"了不理性的危害健康行为的发生。通过危险行为者为他们以前的行为付费，民主平等保护了他们的自由和平等。他们有自由选择危险行为的权利，但必须为此付出代价。他们的额外付费是对这类人的保护，惩罚可以警告他们不要再进行危害健康的行为。

额外付费不意味着不给危险行为者提供医疗服务，应该为这些人提供医疗帮助，拒绝为有医疗需要的人提供医疗服务是不正义的，即使他对自己的处境有责任。"医疗正义理论必须继续满足任何平等主义理论必须满足的最基本的实验：它的理论必须表达对所有市民的平等的尊重和关切。"[①] 我们一定要避免重新回到封建等级社会，不论这个社会是好还是坏，是否社会有义务为病人提供医疗服务应该向前看而不是向后看。医疗资源分配正义的目标就是为公民提供公平平等的机会或者能力。这个目标不应该因为病人过去的行为而改变。

德沃金没有对民主平等理论的批评进行回应。因为他的糟糕运气和选择的运气的区别最开始在医疗个人责任问题阶段就解决了。民主平等是针对运气平等的批评，而德沃金不认为自己是运气平等主义者，德沃金认为自己并没有按照运气平等主义的轨迹解决问题。实践表达的问题与做出选择的分配理论的决策因素有关。更重要的是，似乎德沃金的责任的区分支持合法的家长主义，同时他的全面的强制的健康保险基于进一步的税收制度，他反对起点门路径的观点。

医学目的是救死扶伤，医学家认为医疗行为是基于行善的目的进行的，希波克拉底提倡医生的医疗行为不应该考虑疾病的原因、病人的条件。医务工作者在提供医疗服务时基于对人的尊重，是否需要急救，是否继续治疗，是否为慢性病人和残疾人提供长期照顾等都出于医生救人的天职。该不该为病人提供医疗服务与病人是否对患病有责任无关。

按照德沃金的偏好和资源的责任界限，正义的社会应该保证公民基本能力的客观的基础条件，公民享受社会平等尊重的生活的必要的手段的基

---

① Yvonne *Denier*, *Efficency Justice and Care* (Springer, 2007), p. 258.

本资源，不应该考虑人的行为是理性的还是不理性的。由于现实的市场信息不完全对称，存在市场失灵，做出决定的人不一定是理性的。人们做出任何选择都受到人的认知能力、性格的影响，也受到成长环境、个人经历的影响，如智力存在问题的人不可能进行理性选择。人自己做出选择意味着自己要负责任，德沃金提倡自由市场机制的目的在于通过这个机制体现个人责任原则，但是人们做出的选择也和天赋有关，而德沃金反对个人天赋决定分配。在现实生活中，人们的选择和天赋无法完全区别，因此德沃金的个人责任原则看似完美无缺，但是在现实生活中很难实现，而罗尔斯从"社会基本善"的角度进行的分配比资源平等更具有可操作性。德沃金需要进一步回答下列问题：为什么医疗资源非常重要？为什么健康对我们如此重要？我们理性的希望社会提供哪些医疗保险？简言之，德沃金不能一直坚持健康没有特殊地位。我们需要确认哪些种类的物品非常重要，解释为什么它们很重要却不保证平等地享有。解释什么是健康，尽管它不是生活的至善，它也是重要的善，需要正义的医疗资源分配制度保障人们的健康。

第四章　能力平等：从森到诺斯鲍姆

平等主义者对平等还有另一种理解，阿马蒂亚·森提出了能力的平等。森反对两种对立的观点：福利主义和资源主义。福利主义关注人们的偏好的满足，容易导致主观的判断。森将罗尔斯和德沃金的主张归为资源主义，他认为资源主义关注"基本善"和"资源"的平等，由于人们的先天素质是不同的，相同的资源不一定就能够获得相同的健康效果，资源主义的观点又太客观了。阿马蒂亚·森对这两种理论都不满意，他选择了第三条道路，试图克服福利主义和资源主义理论的缺点，发挥这两种理论的优点，提出了能力平等的理论。诺斯鲍姆从批评罗尔斯契约论的角度进一步发展了能力平等理论，她设定了能力的清单，将正义理论关注的对象扩大到残疾和长期照顾领域，从女性的视角给予能力平等独特的解释。

第一节　基于自由的能力平等

进行资源分配决策时，阿马蒂亚·森基于自由提出能力平等理论，他反对德沃金的资源平等的分配正义理论，也反对罗尔斯基于社会基本善的平等的分配正义理论。他认为罗尔斯的基本善的理念忽视了人与人之间的差别，基本善是实现自由的手段而不是自由本身。资源平等主义关心人们的资源平等，但是由于人们的天赋不同，人们利用资源的能力是不同的，人们拥有平等的资源并不意味着人们有平等的生活水平，森认为德沃金的资源平等主义过于客观。

"平等"的伦理学含义是不确定的，是有待回答的问题。森认为对"平等"的伦理学分析必然涉及两个核心问题：为什么要平等？什么要平等？这两个问题是密切联系的，他指出对第二个问题的回答并不能代替对第一个问题的回答。不同的平等主义理论对要达到"什么的平等"给出了不同的答案，罗尔斯对平等权和"基本善"的平等分配主张与德沃金的

"平等待遇""资源平等"的主张是不同的。森认为这些学者所主张的价值目标难以取得一致是因为"'平等'这一术语是指在某一具体评估域里的平等"。[①] 在对某些具体评估域中所定义的平等进行界定，讨论"为什么要平等"这个问题时，间接地回答了"什么要平等"这个问题。在对某项事物的平等诉求方面并不能达成共识，争论的并不是"为什么要平等"，而是"什么要平等"。但是"为什么要平等"回答制度设计的伦理学的理由，这个理由必须获得其他人的认可。我们会忍受一些不平等，是因为"这种不平等的合理性建立在某个评估域里的平等诉求的基础之上"[②]。因为人际的这种相异性，不能通过一个评估域的平等评估另一个评估域的平等，如收入的平等并不意味着健康的平等。这样一来对"评估域"的选择对评估不平等至关重要，对"什么要平等"的回答不仅赞同一个评估域的平等诉求，对其他评估域里的分配状况也予以了认同。森认为应该追求能力的平等，应该用能力这个概念衡量资源分配是否平等，主张通过提高人们的能力实现医疗资源分配的正义。

一　第三条道路

不同的伦理学理论给出的资源分配的标准是不同的，森在讨论"什么的平等"问题时关注了自由至上主义、福利主义、资源平等主义以及罗尔斯平等主义的观点，他认为基于福利、资源和基本善的平等分配资源的主张是有缺陷的。在资源分配中如何处理自由、效率和平等的关系是非常重要的问题，自由至上主义重视自由，尽管森认为自由至上主义对自由和平等的关系的理解是错误的，但其对自由的诉求包括了"平等的自由权"，每个人平等地享有不受他人侵犯的权利，森认同自由至上主义的这一观点，他指出自由至上主义提出了很重要的问题，社会制度的设计应该促进人们所拥有的自由的平等。我们往往以为某些评估变量（如收入、财富、福利等）的平等和人们的平等自由权利发生冲突，重视前者就会忽视后者，重视后者也会忽视前者，但是森认为这样理解自由和平等的差异不准确。他认为，自由与平等不是非此即彼的关系，在实践中贯彻平等理念时

[①] 〔印度〕阿马蒂亚·森：《再论不平等》，王利文、于占杰译，中国人民大学出版社，2016，第16页。

[②] 〔印度〕阿马蒂亚·森：《再论不平等》，王利文、于占杰译，中国人民大学出版社，2016，第20页。

有可能会涉及自由，而平等也是自由的一个可能的分配"图式"。

作为一种个人道德理论，也是一种公共选择理论，功利主义对公共政策的应用进行评判，重视资源分配的效果，主张资源分配应该满足最大多数人的最大幸福，主张评判资源分配平等的标准是"福利"。森对功利主义理论的三个基本条件进行了分析，他认为功利主义是福利主义，是总和排序和后果主义的综合。森认为功利主义的分配原则必须通过三个基本条件的结合实现，第一个条件是"福利主义"，福利主义判断分配的标准和与这一分配有关的效用函数："福利主义是这样一种观点，即在对事物状态的伦理考虑和评价中，唯一具有内在价值的东西是个人的效用。"① 福利主义在进行伦理判断时唯一的标准是效用，根据与事件状态相关的信息进行判断。第二个条件是对福利的"总和排序"，要求对任何的分配进行的效用评价都通过评价这一分配实现的效用总和来进行。第三个条件是"结果主义"，主张通过结果的好坏做出制度、规则等的选择，这个结果就是福利的多少。森通过分析这三个条件对基于福利的功利主义分配理论进行了批评。

首先，忽视了人的"主观能动性"。"福利主义的优点在于，它评价一个事件的状况，只是建立在一切与这个状态相关的信息的基础上。"② 森指出一个人的"福利方面"与"主观能动方面"是有区别的。功利主义理论评价分配的标准是获得的福利的多少，将分配的效果作为分配评价的唯一标准，认为每个人仅仅关心福利，忽视了人的主观能动方面。人的主观能动性不仅仅体现为个人的福利。森认为人们关心分配的福利是因为人们希望通过这些福利获得自己的能力。"一个建立在客观基础之上的理论体系应该关注人们实际上重视的是什么东西，以及他们获得这些东西的能力。"③ 森承认一个人的主观能动的能力需要一定的福利，能力和福利是相互联系的，这不意味着福利就是最重要的评判分配的标准，但主观能动的能力与福利都很重要，人们关注福利目的是人们具备主观能动的能力。如果仅关心分配实现的福利而忽视人的主观能动能力的实现就是本末倒置，忽视了真正最重要的东西。

---

① 〔印度〕阿马蒂亚·森：《伦理学与经济学》，王宇、王文玉译，商务印书馆，2003，第43页。

② 〔印度〕阿马蒂亚·森、〔英〕伯纳德·威廉姆斯：《超越功利主义》，梁捷、赵亚奎、王军伟等译，复旦大学出版社，2011，第5页。

③ 〔印度〕阿马蒂亚·森：《伦理学与经济学》，王宇、王文玉译，商务印书馆，2003，第46页。

其次，福利不能代表人的利益。后果主义根据效用评价事物的好坏，"其他非效用特征不管它们是直接行动还是影响到行动，都没有内在利益包含其内"①。判断一个人的行为不考虑具体行动的人是谁，对谁有影响，只考虑人与人之间的效用总和。森指出仅根据个人的幸福满足程度或欲望满足程度判断一个人的福利是不全面的，在个人之间的福利比较中，这种缺陷更明显，获得福利少的人不一定幸福，其满足程度低，有不幸经历的人会调整自己的期望值，依然会有很强的幸福感。"幸福程度所反映的是一个人能够期望得到的是什么，以及他的社会'地位'如何，而这些都是与其他人相比较而言的。曾经有过不幸经历的人往往会有非常少的机会，非常小的希望，与那些曾经在幸运和顺利环境中的人相比，他们更容易满足于清贫的生活……但是，因为他们的生存策略而在伦理上轻视他们福利损失的做法是非常错误的。"② 森指出不能仅依靠幸福程度或欲望满足程度准则做出福利的判断。"福利最终是一个价值评价问题，幸福和欲望的满足对于一个人的福利来说也许是十分有价值的，但是，它们——各自甚至结合起来，都不能充分地反映福利的大小。"③ 福利不等于幸福和欲望的满足，效用并不能充分地代表人们的福利，福利不是具有唯一价值的东西，森认为人们通过能力实现自由更重要，应该用自由代表利益，"我们应该用一个人所拥有的自由来代表他的利益，而不应该用（至少不能完全用）一个人从这些自由所得到的东西（福利的或主观能动的）来代表他的利益"④。人们通过自由获得的福利才能代表人们的利益。公共政策的作用不是致力于增进福利，而是尽可能多地增加社会成员可以获得自由的手段。

最后，没有考虑个体的差异性。总和排序的方法将效用加总成一个总量，"在这过程中失去了个人认同以及他们的独立性。很自然，效用总量的最有优势的特点也随之消失"⑤。每个人都是独特的，正是这种独特性构成了个人的认同，总和排序的方法将个人看作没有区别的、没有个性的存在。人与人之间存在差异性，我们生存的自然环境是不同的，如我们居住

① 〔印度〕阿马蒂亚·森、〔英〕伯纳德·威廉姆斯：《超越功利主义》，梁捷、赵亚奎、王军伟等译，复旦大学出版社，2011，第 5 页。

② 〔印度〕阿马蒂亚·森：《伦理学与经济学》，王宇、王文玉译，商务印书馆，2003，第 46 页。

③ 〔印度〕阿马蒂亚·森：《伦理学与经济学》，王宇、王文玉译，商务印书馆，2003，第 46~47 页。

④ 〔印度〕阿马蒂亚·森：《伦理学与经济学》，王宇、王文玉译，商务印书馆，2003，第 50 页。

⑤ 〔印度〕阿马蒂亚·森、〔英〕伯纳德·威廉姆斯：《超越功利主义》，梁捷、赵亚奎、王军伟等译，复旦大学出版社，2011，第 5 页。

地区的流行病学因素可以在很大程度上影响我们的健康。我们生存的社会环境也是不同的，社会制度、社会经济条件不同会导致人们患病的机会不同。我们的个体特征（如年龄、性别、体质和智商）存在差别。即使拥有相同的收入，人们由于残疾等因素，做事情的能力是不同的。无论社会福利还是个人福利都需要考虑个体间的差异，因此通过福利对不平等进行评估时忽视了个人的权利，而是将评估的对象看作一个整体。每个人都有权利满足个人追求的自由，功利主义不重视权利满足的重要性，"传统功利主义只是按照权利取得理想的结果的能力来判断权利，而没有赋予权利的满足以内在的重要性，因此，权利满足本身被忽视了"①。森也反对诺奇克的权利观点，诺奇克认为只要不侵犯他人的权利，个人就拥有追求自己的利益的权利。森认为人们的权利应该具有道德的正当性，"即社会中的每一个人都应该想一想他能够如何帮助别人"②。人们追求权利时应该考虑到别人的利益。

功利主义重视行为获得的绩效，不平等的分配往往导致绩效不好，因此功利主义在资源分配中关注不平等。但是功利主义与森关注不平等的角度不同，森指出我们可以通过绩效和自由两个方面审视不平等，但是，两种判断的结果不一定一致，成就是我们通过努力实现的事物，自由是我们实现自身价值的机会。功利主义对良好社会的评估仅仅局限于绩效，把可以实现的自由完全看成"工具性的"。功利主义通过绩效进行社会中的人与人之间的比较，通过已经获得的效用界定绩效。关注绩效的分析思路遭到了德沃金的"资源"的平等分配和罗尔斯的"基本善"的平等分配的挑战。森也反对绩效的分配方法，他重视自由，认为资源平等和基本善的平等分配最后都会转化为对自由的评价，森通过自由审视不平等。

功利主义在进行人际比较时将人看作抽象的没有个性的人，这样做的好处是功利主义的判断非常清晰简单，但是森看到功利主义剔除了个人相关的信息导致非常严重的后果，忽视了人的特性和联系。功利主义忽视了人的自治，忽视个人的独立性和差别性，这些因素影响到每个人的目标、计划和抱负。森认为功利主义忽视了个人的差异性是它的致命的缺陷。

是否罗尔斯和德沃金就避免了功利主义存在的缺陷呢？森指出，基

---

① 〔印度〕阿马蒂亚·森：《伦理学与经济学》，王宇、王文玉译，商务印书馆，2003，第51页。

② 〔印度〕阿马蒂亚·森：《伦理学与经济学》，王宇、王文玉译，商务印书馆，2003，第58页。

本善和资源平等也存在相同的问题。森认为拥有"基本善"和"资源"的平等往往伴随着人们拥有自由的严重不平等，因为人们将基本善和资源转化为可能的功能和选择的自由的能力因人而异，这种转化能力具有个体差异。如同样是营养不良，不仅取决于他们拥有的资源和基本善，也取决于新陈代谢的速度、性别、气候环境等，即使两个人拥有相同的收入、同样的资源和基本善，两个人的健康状况依然会存在差别。正是以此为出发点，森对德沃金的资源平等和罗尔斯基本善的平等的观点提出了质疑。

判断资源分配是否平等必须通过某种方法，在森看来，这些方法都是从自由角度出发的。罗尔斯的差别原则关注的是基本善，包括权利和自由、机会和权力、收入和财富、自尊的社会基础的分配，丹尼尔斯将罗尔斯的机会平等扩张到医疗资源分配领域，森认为这些理论都是从全面的自由的角度出发的有关看问题的方法的理论，这些理论关注的是自由而不是获得什么样的成果，但是森认为基本善和资源是获得自由的手段而不是自由的构成要素，这些理论关注的对象不对。由于资源本身不能被估算，这些手段需要进行评估，这种计算方法最终依照资源产生的结果评估资源的价值，最终的结果必然是按照资源产生的福利评估资源的价值。"资源平等必定产生福利平等。"① 罗尔斯的基本善和德沃金的资源一样是人们实现美好生活和人生计划的手段。森认为罗尔斯关注获得自由的手段而不是个体实际拥有的自由的程度。将这些基本善和资源转化为可能的功能和选择的自由的"转化率"因人而异，拥有相同的基本善和资源不一定能获得相同的自由，因此，资源分配是否正义应该基于能力进行评估，从人们实际享有的、可选择他们所看重的生活方式的自由的角度进行评估。

基于以上对福利主义和资源主义的分析，森得出结论，能力能够代表人们实际享有的自由。能力和基本善以及资源是不同的，绩效也不同，例如残疾人尽管有更多的基本善，收入水平很高，但由于残疾而拥有较少的能力。高收入的人可能由于疾病而没有办法过自由的生活，残疾、疾病使人们将拥有的基本善转化为基本能力非常困难，如活动能力、过健康人的生活、参加社会交往的能力差，基本善和资源不能代表一个人实际拥有的

---

① 〔印度〕阿马蒂亚·森：《再论不平等》，王利文、于占杰译，中国人民大学出版社，2016，第92页。

能力。"一个处境不利的人从基本善中得到的东西会比其他人少。"① 例如甲和乙，乙有缺陷如身体残疾、有精神障碍或更高的染病概率等，即使有相同的基本善，乙能达到的目标是有限的，而甲选择的自由就多得多。由于甲的"能力集"比乙的"能力集"大，因此选择的自由就多。"能力即代表自由，而基本善只是提供了获得自由的手段，而手段与实际自由之间的联系却因人而异。"② 森的能力平等理论以实现自由选择为目的。

罗尔斯关注获得自由的手段而没有对自由的程度予以足够的关注，在森看来，罗尔斯的正义理论存在缺陷。在个体拥有的基本善和绩效之间是相互联系的，但是也存在差异。森认为罗尔斯关注不同个体所拥有的不同的善的理念，而个体之间在资源、基本善与追求目的的自由的关系上存在差异，罗尔斯并没有对这一问题给予足够的关注，而后一个问题更为重要。

森认为罗尔斯和丹尼尔斯的正义理论适用范围太窄。罗尔斯将自由（Liberty）看作基本善的一种或个体福利的一种影响因素，森认为这样界定的自由范围太窄，还可以进一步从更开阔的视野看待自由。罗尔斯的正义论忽视了两种情况：对个人的自由权的侵犯、个人在制度上遭受的某些侵害。"可获得成就的全面自由（Over-all Freedom）的重要性并不能完全消解消极自由（Negative Freedom）的特殊重要性。"③ 由于罗尔斯的正义理论对自由的理解是不充分的，需要从能力视角对罗尔斯的正义论进行补充。森认为罗尔斯的基本善的平等分配不能带来我们追求的自由的平等，我们应该将关注的重点从基本善或者资源的平等转向个体追求个体目的的能力的差异。另外罗尔斯的基本善的信息基础是不充分的，罗尔斯没有回答如何正确地提供帮助，残疾人和健全人之间的能力是存在差异的，对于怎样能够让这些人运用"基本善"的能力不存在差异，罗尔斯没有进行解释。

为了社会"基本善"能够真正发挥作用，森认为罗尔斯的机会平等最终会从"基本善"延伸到人的"基本能力"，残疾人的"基本善"就是满足健康的需要或者自由生活的能力。"基本善"会以不同方式转换为能力。

① 〔印度〕阿马蒂亚·森：《再论不平等》，王利文、于占杰译，中国人民大学出版社，2016，第 96 页。
② 〔印度〕阿马蒂亚·森：《再论不平等》，王利文、于占杰译，中国人民大学出版社，2016，第 97 页。
③ 〔印度〕阿马蒂亚·森：《再论不平等》，王利文、于占杰译，中国人民大学出版社，2016，第 100 页。

这就是所谓的"积极自由"，"基本善"是获得自由的手段，"重点不再是'基本善'，而在于'基本善'所能提供的实际能力"①。如缺乏营养会导致将收入转变为自由的能力低，按照罗尔斯提出的自尊的社会基础会从基本善的平等转变成为自尊的实际能力的平等，森认为如果超出罗尔斯的"基本善"的清单，按照罗尔斯理论的逻辑就自然得出这样的结论。森的批评非常有道理，他揭示了罗尔斯和丹尼尔斯的理论适用范围太窄了。

二　能力平等的分配正义

基于对罗尔斯的平等以及福利主义和资源主义理论的分析和反驳，森提出他的能力平等理论，森的能力平等理论中核心的概念是"功能"和"可行能力"，他的"功能性活动"的概念"反映了一个人认为值得去做或达到的多种多样的事情或状态。有价值的功能性活动的种类很多，从最初级的要求，如有足够的营养和不受可以避免的疾病之害，到非常复杂的活动或者个人的状态，如参加社区活动和拥有自尊"②。可行能力和功能性活动相关，"一个人的'可行能力'指的是此人有可能实现的、各种可能的功能性活动组合。可行能力因此是一种自由，是实现各种可能的功能性活动组合的实质自由"③。这种自由是实现各种不同的生活方式的自由，例如同样是挨饿，为了减肥而节食和没有钱买食物是不同的，摄取的营养是相同的，但是前者比后者有不同的"可行能力集"，前者有能力购买食物获得充足的营养，而后者没有能力购买食物。

森以能力平等作为分配正义的理论基础和他对人生目的的理解有关，森的人生目的思想来自亚里士多德对人生目的的解释。在亚里士多德看来，人生的目的是追求善，这个善不是财富，财富之所以有用是因为财富能够帮助我们实现其他目的。亚里士多德认为，人们活动是为了自身而不是为了他物，人们追求人生的幸福，"幸福是一切选择所趋的最高目的和完满实现。它自己却只是为自身而不为他物，所以幸福是自足的，由自身

---

① 〔印度〕阿马蒂亚·森、〔英〕伯纳德·威廉姆斯：《超越功利主义》，梁捷、赵亚奎、王军伟等译，复旦大学出版社，2011，第21页。

② 〔印度〕阿马蒂亚·森：《资源、价值与发展》，杨茂林、郭婕译，吉林人民出版社，2011，第309页。

③ 〔印度〕阿马蒂亚·森：《资源、价值与发展》，杨茂林、郭婕译，吉林人民出版社，2011，第309页。

和满足合并而成"①。以追求财富和地位为人生目的的人不是自由的人，因为财富和地位是身外之物，不是我们追求的善，"至于那些敛财者，是在那里受强制而生活着，因为很显然财富不是我们所追求的善，它只是有用的东西，以他物为目的"②。森继承和发扬了亚里士多德的思想，他认为通过财富提高生活水平是手段，资源分配的真正目的是提高人们实现有价值的和被赋予价值的能力。

平等主义分配理论关注社会弱势群体，穷人作为收入低的群体自然是关注的对象，我们常常通过收入界定贫穷，一般判断贫穷的主要方法是设定贫困线，收入低于此线的就被认定为贫困，但是森的视角是独特的，他认为贫困问题既有描述的形式又有政策的形式。按照第一种形式，贫困就是被剥夺，需要确认哪些人被剥夺了在该社会被认可的东西。第二种形式主张社会应该采取措施，减少贫困。为了做出正确的抉择，必须先用描述的分析方法，第一步是判断什么是社会剥夺，第二步是我们采取措施制定减少贫困的社会政策。不同的社会界定的严重的剥夺是不同的。从能力缺失的角度理解贫困优于其他角度的理解，能力缺失就是被剥夺了追求目的的手段。"贫困的基本含义是指最起码的能力的缺失，即使贫困同时也意味着经济谋生手段不足。"③ 森将贫困和自由相关联进行界定，收入对免于贫困很重要，但是由于人际的差异性，相同的资源不能获得相同的自由，因此要从能力出发界定贫穷。"能力是对可获得有价值的生活内容的自由的一个基本反应。它直接聚焦于这种自由而不是聚焦于追求达到这种自由的手段……能力不仅仅与可实现个体福利的自由有关，也会影响到已实现的个体福利水平。"④ 能力平等理论基于人与人的差异性，森对罗尔斯的基本善和德沃金的资源平等理论的批评就是基于人际差异性。尽管甲的收入略低于乙，但是甲患有肾病必须进行肾透析，甲和乙相比更贫困，甲的贫困不是因为收入比乙低，而是因为他的"能力集"受到了限制。贫困不是由于福利少，而

---

① 〔古希腊〕亚里士多德：《尼各马可伦理学》，王旭凤、陈晓旭译，中国社会科学出版社，2007，第 11 页。
② 〔古希腊〕亚里士多德：《尼各马可伦理学》，王旭凤、陈晓旭译，中国社会科学出版社，2007，第 8 页。
③ 〔印度〕阿马蒂亚·森：《再论不平等》，王利文、于占杰译，中国人民大学出版社，2016，第 127 页。
④ 〔印度〕阿马蒂亚·森：《再论不平等》，王利文、于占杰译，中国人民大学出版社，2016，第 56 页。

是由于追求福利的能力不足。即使在富裕的国家依然存在贫困的现象。在纽约哈莱姆地区，40岁以上的男性比孟加拉国的男性机会少，原因并不是这一地区的居民平均收入比孟加拉国低，而与医疗保障和对医疗的重视程度不足有关，这些因素影响了哈莱姆地区居民的基本能力的发挥。

　　平等主义的分配正义理论关注分配的机制问题，在探讨分配正义问题时，不可避免地涉及如何看待市场机制的问题，森提倡通过公共政策和市场机制以及恰当的程序实现资源分配的正义，森并不排除自由市场的资源分配机制，他对保护和促进功能进行了区分，认为单靠政府不能实现这两种功能。他认为，"社会保障系统会影响到每个人可以控制的商品组合……在已经建立了社会保障系统的私人所有制的市场经济中，社会保障是对于市场交换和生产过程的补充，这两种类型的机会结合起来决定了一个人的交换权利"[1]。森认可自由市场在资源配置等公共行为中具有重要作用，"当现金援助作为一种饥荒干预形式出现时，它就得求助于公共行为和私人参与的结合，这种结合值得强调。现金援助，如支付现金工资的公共建设工程，是典型的'公共'行为，但它的成功还需依靠市场对产生的需求所做的充分应对。在这一意义上，这类政策的成功既不是一个单纯的政府行为问题，也不是把麻烦都留给私人主动权的问题"[2]。森认为市场机制和政府行为不是不可调和的，公共行为需要发挥这两种机制的作用，"社会保障的提供不能仅仅依靠市场力量的运作，或政府方面带有家长作风的创新举动，或其他一些社会组织，如家庭"[3]。单独通过一种机制实施社会保障等公共行为是非常危险的。社会保障的公共行为不是个人自愿的施舍和慈善行为，也不仅是一个政府的公共资源分配决策的问题，也是社会各方共同参与做出的决策。人们对社会保障的观点很难达成共识，因此需要一定的程序保障分配的决策的公平性。这个程序需要广泛的社会参与，森认为，"公众活动、相关人群的团结一致，以及所有被卷入者的参与活动，都是针对社会保障的公共行为的重要特征"[4]。丹尼尔斯仅提出了医疗

---

① 〔印度〕阿马蒂亚·森：《贫困与饥荒》，王宇、王文玉译，商务印书馆，2001，第12页。
② 〔印度〕让·德雷兹、〔印度〕阿马蒂亚·森：《饥饿与公共行为》，苏雷译，社会科学文献出版社，2006，第106页。
③ 〔印度〕让·德雷兹、〔印度〕阿马蒂亚·森：《饥饿与公共行为》，苏雷译，社会科学文献出版社，2006，第18页。
④ 〔印度〕让·德雷兹、〔印度〕阿马蒂亚·森：《饥饿与公共行为》，苏雷译，社会科学文献出版社，2006，第17页。

资源分配程序正义的特征，森进一步对社会各阶层在程序正义中的作用进行了定位。实质正义回答"什么的平等"问题，程序正义回答"怎样平等"的问题、回答分配资源的程序问题。森认为政府主导的公共社会保障行为需要通过公平的程序完成，他提出的社会保障制度的程序正义理论观点独特，对我们理解资源分配的程序正义很有启发。按照阿马蒂亚·森的观点，程序正义是与任何形式的剥夺相对立的，预防饥荒的措施、医疗资源的享有都需要通过程序正义实现。他承认政府参与的重要性，政府、公众在医疗资源分配中发挥什么作用是医疗资源分配中的一个重要的问题。森认为"社会保障"是指运用社会手段来预防剥夺与弱势，但公众的参与同样重要，他认为，"针对社会保障的公共行为既不仅仅是国家活动这一件事，也不是施舍问题，甚或一种仁慈的再分配。公众活动、相关人群的团结一致，以及所有被卷入者的参与活动，都是针对社会保障的公共行为的重要特征"①。可见，公众的参与是非常重要的，公众的参与可以保证信息的通畅，保证资源分配决策考虑的信息是全面的，因此，他批评仅依靠市场，或者仅依靠政府或其他组织解决分配问题，因为仅依靠市场或者政府的单一机制，或者依靠家庭等其他社会组织都会面临信息不全面的问题。

森通过消除饥荒的例子说明他的理论，他认为克服饥荒等灾难需要公共行为，公共行为和政府的性质密不可分，"首先，公共行为必须依据不同行为方式的可行性来定位……国家的特性与实施国家行为的政府的性质尤其重要。其中产生的问题不仅包括政府的管理能力，还有政治义务和忠诚，以及掌握政权者的权力基础"②。政府的权力基础影响医疗资源分配等公共行为。森对公众这一群体进行了界定，"公众并非一个同质的统一体，而且存在与阶级、所有权、职业以及性别群体、文化相关的种种分歧。虽然针对社会保障的公共行为在某种意义上对所有集团都有利，但有关的利益分配不可避免地受到来自不同利益集团的差别不等的影响。公共行为艺术不得不注意到这些合作冲突。将公共行为看作为了同质公众的利益而采

---

① 〔印度〕让·德雷兹、〔印度〕阿马蒂亚·森：《饥饿与公共行为》，苏雷译，社会科学文献出版社，2006，第 17 页。
② 〔印度〕让·德雷兹、〔印度〕阿马蒂亚·森：《饥饿与公共行为》，苏雷译，社会科学文献出版社，2006，第 18 页。

取的行动，这会遗漏挑战的一个关键方面"①。公众参与对消灭饥荒非常重要，但是公众的利益并不一致，会出现不同的观点，森提出，"针对消除饥饿的国家行为也能采取迥然不同的形式……在完善一个全面有效的、用以消灭各种形式饥饿的公共方案的过程中，不同行为手段之间的互补和协调，也就严峻地摆在了我们面前"。公共行为不是个体行为，各种社会和公共的机构参与其中，而且公共行为包括非国家的活动，公共行为和纯粹的国家行为是不同的。如前所述，公共行为需要国家行为的参与，但国家行为不是解决饥荒的唯一途径。国家采取的积极的行动所代表的政府机构的作用不能取代非政府机构的作用。"即使就国家行为而言，公众的理解和意识，与为实现公共目标的国家行为的性质、形式和活力，这两者间还有着密切的关系。政治压力对决定政府所采取的行动发挥了主要作用，而且即便是相当独裁的政治领导也不得不在很大程度上接受公众批评和社会抵制的约束。这样，公众觉悟就可能起到双重的作用：引起对那些被忽视问题的注意，以及政府方面对批评压力积极投入补救。例如，报纸与公众讨论的作用，在对饥荒威胁进行判定时极为重要。"② 政府需要通过公众讨论、媒体披露的信息做出决策，饥荒往往是由政府对信息了解的不充分导致错误的决策造成的。为了避免饥荒的发生，应该发挥新闻媒体的作用，拥有充满活力的新闻媒体是一个国家避免饥荒的最好的"预警制度"，新闻媒体提供的信息会提醒政府保持警惕，避免饥荒的发生，即使发生了饥荒也能快速采取措施及时救济灾民，避免事态进一步扩大。公众的觉悟也是避免饥荒的重要因素，公众的觉悟和公众的意识和国家的社会制度有关。政府的作用、新闻媒体的参与、公众的觉悟都不是一成不变的，需要随时进行调整，采取公共行为需要考虑过去积累的经验，也要考虑针对出现的新的情况，及时纠正失误和偏差。

三 通过自由解释医疗资源享有权

医疗资源分配会影响人的能力，按照森的观点，缺乏医疗服务导致贫困，因为享受不到医疗资源，得不到基本的医疗照顾就使人的能力被剥夺，

---

① 〔印度〕让·德雷兹、〔印度〕阿马蒂亚·森：《饥饿与公共行为》，苏雷译，社会科学文献出版社，2006，第18、19页。

② 〔印度〕让·德雷兹、〔印度〕阿马蒂亚·森：《饥饿与公共行为》，苏雷译，社会科学文献出版社，2006，第20页。

人们追求人生目的的自由就会受到限制。医疗资源分配制度是社会保障制度的一部分，实现资源分配的平等是分配正义的应有之义，理论家对"什么的平等"的答案不同，对医疗资源分配正义问题的关注点就会不同，丹尼尔斯重视医疗资源分配的平等；德沃金则强调资源分配中个人的责任及分配的效率；森则强调医疗资源分配中重视个人的自由，他认为自由对平等和正义有重大的影响，他通过自由解释医疗享有权，人们通过医疗恢复健康，免于疾病的困扰。森认为，自由不是人们没有疾病，按照以赛亚·伯林积极自由和消极自由的分类，森举了传染病的例子进行说明，消极自由是"免于传染病的自由"，森认为这是对"自由"概念的误用，没有疾病和真正的自由没有太大的关系，没有疾病不能代表拥有更多的自由，个体对选择的控制不能成为自由和自由权的唯一参考。是否患传染病不是我们能够决定的，我们没有办法控制疾病的发生，通过公共政策消除疾病会增加人们"选择过自己期望的生活的自由"。人们希望在没有传染病的情况下生活，能按照自己的意愿生活，这就促成了个体的自由，人们不得疾病的需求不是免于疾病的自由，而是个体拥有在没有疾病的情况下可以选择按自己意愿去生活的自由。

医疗资源分配的标准与对医疗具有的道德意义的不同解释有关。对医疗的道德意义，森从能力平等角度进行了解释，他认为，没有享受到医疗服务导致本能避免的死亡是能力被剥夺，公共行为应该矫正这种被剥夺的情况，"如果一个人不具备避免可预防的死亡、非必然的发病，或逃避剥夺的能力，那么我们几乎可以确定地认为，这个人已经以一种严重的方式遭受了剥夺"[1]。平等主义者关注人们因为贫穷而享受不到基本的医疗资源的情况。森认为人们因为贫穷而得不到医疗资源就是能力的被剥夺。丹尼尔斯将疾病看作偏离了正常物种功能，通过医疗照顾能恢复人的健康，从而恢复正常物种功能，提供公平平等的机会实现自己的人生计划，对穷人应该提供基本医疗资源恢复正常物种功能。森和丹尼尔斯不同，他将贫穷看作基本能力的被剥夺，无论将贫穷界定为剥夺，还是界定为缺乏逃避剥夺的能力，森都主张通过公共措施避免基本能力被剥夺。森还从个人权利的观点支持公共行为对医疗资源分配的干预，他认为具备追求有意义的生活的基本的能力是人的权利，没有办法满足基本的医疗需要从而失去健康

---

① 〔印度〕阿马蒂亚·森：《伦理学与经济学》，王宇、王文玉译，商务印书馆，2003，第15页。

是"权利丧失"。森不是从人们应该享有的权益和利益出发论述权利，"一个人的权利是一个可供选择的商品束的集合，而一个人的能力则是一个可供选择的功能束的集合"①。森从人们的能力角度解释人们的权利。尽管人们拥有相同的商品束，对不同的人来说，关系却有所不同，例如孕妇的需求和正常人的需求是不同的，一个孕妇比普通人需要更多的营养，需要特殊的医疗照顾。如果孕妇和正常人享有同样的照顾、同样的医疗和营养，则不能获得同样的能力。森指出，公共决策应该对不同的当事人的状况进行充分的分析，另外根据可行能力以及权利与可行能力间关系进行检查和修正。

医疗资源分配涉及如何对待社会弱势群体的医疗资源需求问题，森将医疗资源分配制度归入社会保障制度，我们通过他的社会保障制度的观点可以看出他的医疗资源分配的观点。按照罗尔斯的观点，社会保障制度要向最少受惠者倾斜，这里的最少受惠者就是收入最少的穷人。在森看来，贫穷是能力的被剥夺，他不认为建立社会保障制度是为了从经济上帮助穷人，而是帮助穷人具有生产生活的技能。资源分配的正义不是财富的平等分配，而是保证人们有平等的能力追求他们认为的幸福的生活。每个人的天赋是不同的，分配正义不是要拉平人们的天赋，而是为了造就个人利用天赋的平等能力。森认为，社会保障是"运用社会手段来预防剥夺与弱势"②。社会保障具有两种功能，一种是保护，另一种是促进。保护是采取措施避免人们一般生活水平和基本能力的下降，促进是采取措施提高人的一般生活水平和基本能力，阻止人们的被剥夺。这两个功能不是割裂的，而是相互联系、密不可分的，如果实现了促进的目标，那么人们的一般生活水平和基本能力就会得到保护。

为了保证本国公民的健康，世界各国要处理经济发展和社会保障的关系问题，采取了不同的社会保障模式，森认为提供医疗服务和经济发展不冲突。针对不同的国家存在的不同的社会保障模式，他重点对比分析了两种社会保障模式，一种是"发展媒介保障"模式，这一模式重视经济的增长，通过经济的增长实现个人的财富和社会财富的积累，这样个人就有能力满足自己的医疗需要，社会也有能力救济那些没有能力满足自己的医疗需要的人。另一种是"援助导向保障"模式，不等待经济的发展，直接采

---

① 〔印度〕阿马蒂亚·森：《伦理学与经济学》，王宇、王文玉译，商务印书馆，2003，第14页。

② 〔印度〕阿马蒂亚·森：《伦理学与经济学》，王宇、王文玉译，商务印书馆，2003，第16页。

取医疗措施保证人们的医疗需求，这就需要依靠国家的公共资源提供救济，要保证公共服务的效率。森通过具体的国家的数据对比得出结论，只要将经济增长的成果用于公共服务领域，实行"发展媒介保障"的地区能够提高公民的健康水平。中国香港、新加坡、韩国等亚洲地区和国家就采取这样的社会保障模式，这些地区的经济得到快速发展，财富得到了增加，同时 5 岁以下儿童死亡率降低，人均寿命得到了提高，这些成果是和财富的增长以及通过这些财富发展医疗事业分不开的。在医疗等公共资源的分配领域，政府发挥了积极的作用。尽管中国香港政府的经济收入非常少，但是在政府的总支出中社会服务业的投入占比较大，1986 年该项投入占政府收入的 38%，大大改善了医疗照顾服务的水平，公民的预期寿命（平均寿命为 76 岁）得到了很大的提高。但一些地区和国家没有将经济发展的成果用于社会保障，如巴西和阿曼，尽管经济得到了发展，但死亡率下降的并不大，可见政府即便重视经济发展，但如果对社会保障重视程度不同，那么对健康的影响也会不同。实行"发展媒介保障"模式的国家，如果将经济增长取得的成果应用于社会保障，医疗等公共服务的效果就非常好；如果没有用于社会保障，效果就不会很好。"发展媒介保障"的地区不一定健康水平不会得到提高，只要政府重视社会保障，医疗等公共服务就能够取得好的效果。

"援助导向保障"模式被用于发展社会保障事业，不等待经济发展后财富的增多就能够促进公共服务的发展，"援助导向保障"模式不是不重视经济发展，而是通过医疗照顾服务提高劳动者的劳动能力，这样才能促进经济的发展，"被认定大量利用援助导向保障政策的国家并未等着变富后，才提供大范围的公共援助以保证某些基本能力"[1]。这两种发展模式的公共服务都需要公共财政的支持。经济发展水平不一定和医疗服务的水平正相关，人们往往认为穷国就一定健康水平低，富有的国家健康水平高，因为穷国公共财政是有限的，与富国相比，可用的资源少，森批评了这种观点，他认为在那些经济发展水平不高的国家依然能够取得很好的社会保障效果。对哥斯达黎加、智利等国进行考查后，森得出了结论：依靠经济发展水平提高降低死亡率和提高预期寿命是不可能的，只有采取积极的社

---

[1] 〔印度〕让·德雷兹、〔印度〕阿马蒂亚·森：《饥饿与公共行为》，苏雷译，社会科学文献出版社，2006，第 196 页。

会保障措施，才能提高公民健康水平，"没有哪一政策将预期寿命与减少营养不良、发病率、文盲等工作转交给无目标的 GNP 增长过程去完成"[①]。穷国采取积极的措施改善公民的健康也会取得效果，如果富国不重视社会保障，就依然不会取得积极的效果。"援助导向保障"模式具有独特的长处，这种模式可以对出现的健康问题及时采取措施而不是等到经济发展之后。森的比较分析告诉我们国家的经济发展水平提高了，公民的健康水平自然提高的观点是不对的，无论经济发展状况如何，只要政府采取积极的措施，社会的健康水平肯定能够得到提高。

医疗资源分配是公共行为中的一种，森的程序正义的理念可以作为医疗资源分配程序正义考虑的要素，森的程序正义的思想比丹尼尔斯的医疗资源分配的程序正义思想更重视决策的机制问题，在医疗资源分配中应该考虑政府的作用、新闻媒体的参与以及公众的参与等问题，森没有如丹尼尔斯一样考虑做出分配决策的理由，他认为只要提供的信息是全面的、没有遗漏的，做出的分配的决策就是正义的，但医疗资源分配的决策的理由是非常重要的，遗憾的是，森并没有考虑这一因素，丹尼尔斯提出的公共的条件、相关的条件以及修订的条件没有具体涉及政府、公众的参与问题，森提出的新闻媒体和公众的参与就是为了实现丹尼尔斯所希望的信息的全面和透明，从这一点来看，他的程序正义思想只能是丹尼尔斯的程序正义思想的补充。

森试图通过能力平等理论克服福利主义和资源主义的缺陷，但是他的能力所指的是什么不明确。如果将能力界定为基本的能力，就是指做重要的事情的能力。森没有具体的回答，他通过举例说明，如自由活动的能力，满足营养需求的能力，能够有地方住、有衣穿的能力，参与社会交往的能力。按照森的解释的推演，医疗资源分配应该满足急迫的需要，基本能力应该按照是不是基本的需要、是不是急迫的需要划分。在资源分配中排除那些非基本的能力，需要设定一个门槛，处于基本能力之下的人应该得到政府的帮助，遗憾的是，森并没有给出答案。

为了克服上述缺点，森在后期将能力界定为功能的发挥，这样就不用回答基本能力的问题，在这个意义上，能力是指所有的能力，能力是

---

① 〔印度〕让·德雷兹、〔印度〕阿马蒂亚·森：《饥饿与公共行为》，苏雷译，社会科学文献出版社，2006，第262页。

功能的组合，通过这个组合保证人们拥有自由。评估能力需要评估所有的功能，由于人们的功能太多，无法计算，一些很重要，另一些不重要，而且功能的作用没法衡量，如身体残疾的人可能智商很高，没有办法衡量功能。

在罗尔斯的基本善的清单里包括权利、机会、收入、财富和自由等，自由是其中的一个善，而在森的能力平等理论中，自由成为唯一的善。自由概念非常含糊，如果把能力等同于自由，所有的东西就都可以放在里面，根本没有办法指导资源分配，自由成为批评的工具，起不到建设性的作用。平等主义理论试图解决不平等问题，解决不平等需要通过再分配对处于不利地位的人进行补偿，在医疗领域通过医疗资源的分配纠正不平等，按照森的能力平等理论，我们没有办法衡量不平等，健康不平等没有办法衡量，更没有办法采取措施纠正不平等，政府没有办法纠正不平等。福利、资源和基本善可以作为评价不平等的标准，而能力却不能作为不平等的评价标准。

第二节　基于关怀的能力平等

针对森的能力平等理论面临的困境，诺斯鲍姆对能力平等理论进行了改变和发展，她反对将能力等同于自由，主张对自由进行限制，列出了一个能力清单。森是以罗尔斯基本善的平等分配作为切入点对罗尔斯的正义论进行批评的，而诺斯鲍姆对罗尔斯契约论的正常功能和互惠的作用进行了批判性的分析。社会契约理论是当今西方世界影响最大的社会正义理论，罗尔斯的正义理论恢复了社会契约论的传统，建立了正义理论。诺斯鲍姆认为社会契约理论存在局限性。首先，她的批评和康德的人的概念有关，在罗尔斯的理论里，这个概念起重要作用。其次，她讨论契约主义互惠的观点。最后，她基于前两个讨论对基本善进行了分析，特别对如何满足长期治疗的病人的需要进行了讨论。诺斯鲍姆试图拓展罗尔斯的核心的正义理念，关注那些被罗尔斯忽视的问题，这个问题之一就是医疗照顾问题。西方的正义理论往往是从男性的视角提出的，忽视了基于女性视角的诉求，这成为通往平等道路上的障碍，诺斯鲍姆从女性的视角关注平等问题，以关怀为基点，将正义理论拓展到医疗资源分配领域，丰富了平等主义理论。

一　反对互惠的社会契约论

社会契约论对罗尔斯的正义理论具有重要的影响，罗尔斯基于人们互利互惠缔结契约，构筑他的社会正义理论，诺斯鲍姆从这一点出发批判罗尔斯的正义理论。诺斯鲍姆认为罗尔斯的契约论没有关注不健全和残障问题，契约论的主体是能力大致相等，能从事经济活动的男性，而没有关注女性、儿童和老人，尽管契约各方代表这些人的利益，但社会契约论没有包括患病的人。"在选择政治原则的群体中，没有哪一个社会契约教义包含严重的、非典型的生理和精神不健全的人。当然，在最现代的社会，直到最近，这些人仍不被社会接纳。他们被排除在外，并遭受侮辱；任何政治运动都不包含他们。"[①] 社会契约论的理论家不关注这些人是因为一些基本的设定，假定生理、心理健康状况大致平等才能签订契约。诺斯鲍姆认为社会契约论混淆了"社会的基本原则由谁设计"和"社会的基本原则为谁而设计"这两个问题，签约各方被设计为一个整体，这些人愿意生活在一起，愿意被选择的原则制约。传统的社会契约论的核心的道德理念是互惠互利，这些人在一起能够相互合作，获得利益，正义的主体是选择原则的人，当一些人不能够满足设定的互惠的条件自然就被排除了，不健全和残障人不可能在理性、语言、生理和心理能力方面和正常人相同，不能成为选择原则的主体。诺斯鲍姆认为所有人都应该是正义的主体，即使这些人不能参与选择正义原则的程序，但是任何生命都有尊严，都应该获得尊重，诺斯鲍姆认为剥夺一些人的能力表达了对这些人的极大的不尊重。

首先，对康德的人性论进行了分析。康德的社会契约理论对罗尔斯的正义论有重要影响，康德道德哲学的核心理念是人应该是目的而不仅仅是手段，罗尔斯的正义理论建立在康德的这一理念基础上，人的神圣不可侵犯是他的理论的起点，康德的理论始于人的概念和实践理性，自由和平等的道德的人，这些人是理性的，因此有能力参与社会合作，这是程序正义的核心要素，通过程序获得的结果决定正义原则的内容。

在康德的社会契约论中，签订契约各方被设想为是自由、平等和独立的。女性和任何不能靠自己养活自己的依赖人群就被排除了。康德的理论依赖人是

[①] 〔美〕玛莎·C. 诺斯鲍姆：《正义的前沿》，陈文娟、谢惠媛、朱慧玲译，中国人民大学出版社，2016。

理性的这一特征，签订契约的各方被设想为是理性的，没有理性的人不能签订契约。传统的社会契约论签约人不包含残疾人和病人，当讨论残疾等问题时，公民身份和理性是不是一样的，没有理性的人是否就失去公民身份是传统社会契约论没有办法回答的问题，传统契约论不想否定残疾人的公民身份，但是否认这些人的理性，认为这些人不能签订契约。在康德看来，我们作为自由理性道德代理人的特性构成了两个道德权能：感知正义的能力和善的概念的能力，这两个道德权能非常重要。它们是每个人发挥公民的作用需要的能力，公民从民主社会的合作要求中受益。感知正义的能力也叫作理智（Reasonable），它是理解、按照正义的原则实施和行动的能力，它使我们道德感知能力可行。善的概念的能力也叫理性（Rational），它是构想、修改和理性地追求我们自己理想生活计划的能力。它使我们的理性成为可能，追求我们自己善的概念。事实上两个道德能力区分和实现了作为表达正义的实践理性的能力，它们对我们作为自由和自我管理的理性的人的特征很重要，我们通过善的概念为我们的行为和命运负责，参与到社会生活中。

作为充分合作的社会成员的最低限度的要求的两个能力使社会中的人平等。康德的观点很有吸引力，康德伦理学核心的理念是每个人拥有不可侵犯的尊严，这一观点表达了每个人被作为目的对待的先决条件。但是诺斯鲍姆认为康德表达的人类尊严的观点不是没有问题的，因为康德的人类尊严和我们的道德能力作为尊严来源是和自然世界相分离的。康德的社会契约的人性论基础来自人性和动物性的比较，人与动物的区别在于人追求有尊严的生活。

诺斯鲍姆主张的人的尊严是亚里士多德式的不是康德式的，她认为理性不是人类独有的，不仅人类有尊严，动物也有尊严。理性是与动物不同的实践理性，人的理性具有社会性，只是活动的手段和动物的手段一样。康德、罗尔斯认为人的社会性包括对称关系，诺斯鲍姆认为社会性应该还包括不对称关系，"我们坚持认为不对称关系依然包含互惠和真正的人的活动。"[①] 人类要生存，相互合作的社会活动需要效率，这正是罗尔斯的社会契约论认为契约各方互利的原因。诺斯鲍姆认为社会合作的目的不是获得利益而是实现每个公民的尊严和幸福。

---

① 〔美〕玛莎·C. 诺斯鲍姆：《正义的前沿》，陈文娟、谢惠媛、朱慧玲译，中国人民大学出版社，2016，第112页。

　　诺斯鲍姆认为康德对人和动物的区别存在四个问题。第一，动物没有理性，这个区分忽视了人类尊严的动物性，人是动物的一种，人和动物一样也是一个必死的脆弱的生命，人拥有的尊严，动物也应该具有。不死的不脆弱的东西没有这种尊严，就像钻石不会拥有樱桃树开花的美丽。诺斯鲍姆认为康德对人的区分多是基于人是理性的，"我们的种属是天使和理性的生命。在这个种属中，我们是动物类：动物理性……而不是理性动物"①。第二，动物没有独立的尊严。康德的区分否认了动物本身也有尊严，导致我们贬低了我们生命的自然方面，导致我们看低了我们生命价值和尊严的重要方面。第三，人类能自给自足不需要别人的帮助。康德的观点导致我们认为我们能自给自足，独立于命运和幸运。诺斯鲍姆认为我们曲解了自己是必死的和理性的特征。我们是物质的和动物的存在，人类的生命非常脆弱，我们依赖自然和社会的环境维持生命。第四，人的生命是世俗的、短暂的。康德认为我们是独立的存在。诺斯鲍姆认为人类生命的阶段是不能独立的，我们从出生到死亡经历了强壮到虚弱的各个阶段，我们在婴儿期需要别人照顾，当我们进入老年时也需要别人的关怀，我们生病时需要医疗服务，在虚弱阶段我们需要他人的帮助。

　　罗尔斯的正义论所依靠的契约论与康德的契约论不完全相同，康德契约论是基于形而上学的推理，罗尔斯的契约论是基于实践理性的推理。罗尔斯通过人的本性和社会实践条件践行康德主义的理论，通过这个社会实践条件，通过人的理性发现和判断正义原则。在罗尔斯正义论中，签订契约的人一开始是作为需要物质和善维持的生命，这些人在一起是为了互利互惠。尽管罗尔斯对人性和动物性的两个要素比康德结合得更彻底，但是罗尔斯仅和康德有些许差别。因为罗尔斯主义的当事人被不断描述为充分的社会合作的成员，他们被想象为有能力的，能签订契约的健康的成人，这些人的需要是相同的，能进行正常水平的社会合作。

　　康德的形而上学的社会契约论和罗尔斯的基于互利合作的社会契约论都没有考虑病人和需要照顾的人，因为这些人可能失去理性或者没有社会合作的能力。诺斯鲍姆反对将依赖的人群排除，她指出，忽视人与人相互依赖的结果是无生气的世界，在这里我们被想象为是作为活跃的、社会合

---

① M. C. Nussbaum, "Beyond the Social Contract: Toward Global Justice," *in The Tanner Lectures on Human Values* (University of Utah Press, 2004), p. 427.

作的、年轻的和正常的单个的原子而存在的。在这个世界里，我们学会忽视这样的事实，疾病、老年和事故能妨碍道德和理性发挥功能，我们被告知将我们人类的物质和动物方面放在一边，我们肉体的存在和重要性的东西相关。二元论从两个方向来说是错误的：第一，二元论认为我们的理性独立于我们脆弱的动物性；第二，二元论认为动物性是粗鲁和愚蠢的。由于这些原因，诺斯鲍姆集中关注真实的事实，这个事实包括复杂的理性类型的统一体和实践能力的表达，这个表达不仅关注人成长的正常阶段，也涉及心理残疾的人，它是不同类型的理性与情感的表达，这个统一体表达了我们的理性。只有把人类放在社会统一体中才能理解我们自己，而不是仅通过我们自己理解自己。

其次，对罗尔斯互利互惠进行了剖析。 诺斯鲍姆关注罗尔斯正义论的契约前提，她认为这个前提是不可靠的，这个前提是基于休谟的观点，休谟对正义的解释没有考虑自然权利，他认为互利是产生和维持正义的关键因素。当社会不存在匮乏的时候，不需要正义，在这种情况下，人们也不会有贪婪的欲望，如果人们都是仁慈的、利他的，也就不会存在正义问题。他认为，当人类是自私的还有点慈善之心时，在资源匮乏的地方才需要正义，社会是正义的环境中平等互利的联合体。正义的环境中人们大致平等，休谟不是契约论者，但是他关注正义环境中人们的大致平等，因此，他将残障和病人排除在外了。罗尔斯从道德观点出发考虑了理性（Rational），原初状态的审慎的理性影响他们自己的善的概念的追求，也考虑了理智（Reasonable），其在"无知之幕"后包括在公平合作的目的意愿中。

罗尔斯的原初状态道德出发点是人的不可侵犯性，即使是为了整个社会的福利也不能逾越，罗尔斯试图避免功利主义对个人权利侵犯的问题。罗尔斯将理论的重点放在人们为了社会合作的互利互惠方面。人们签订契约不是为了正义而是为了互利互惠，只有这样，人类才能生活得更好，人类合作比不合作生活得会更好。与康德一样，罗尔斯作为义务论者不关注人们的情感因素，如仁慈、善良、关怀等。罗尔斯的正义理论是建立在良序社会的公民基础上的，良序社会不需要那些残疾人和病人，因此罗尔斯设计的基本正义原则很难考虑不健康的人的利益，但是诺斯鲍姆认为社会生活的主要目的不是利益，而是相互的关怀。罗尔斯的正义论没有为仁慈留空间，契约各方相互之间不感兴趣，签订契约为了得到对等的回报，这是典型的男性思维。罗尔斯不同意将关怀作为正义论的出发点，认为作为公平的正义的基础理念是一个公平的合作的社会，这个合作为了合作者平等互惠，所有参与合作的人都要为这个合作的共同体做出贡献。他强调互惠不是相互同等的受益，互惠的理念和互利的理念相结合，互惠的理念是不偏不倚（Impartiality），是利他主义的，这一理念通过基本善起作用，而互利的理念就是每个人按照平等的标准判断的收益。差别原则基于互惠的理念，是利他的。罗尔斯认为人们生活在这样平等的社会比在不平等的社会更好。

诺斯鲍姆认为罗尔斯互惠的理念存在一些问题。罗尔斯根据收入和财富界定社会弱势群体，社会弱势群体不包括病人和残疾人。按照罗尔斯的正义理论，弱势群体是最穷的人，不是福利主义认为的最不快乐的人，也不是森认为的最没能力的人。罗尔斯重点关心经济制度中最少受惠者的群体，这一群体不包括那些由于生理和心理残疾而没有工作能力的人，因此对这些人在社会中相对不平等的地位不关心。这样就出现了相关的问题，确认公平平等机会的原则和关注工作、职业和公共部门的公平竞争。不能参与社会竞争的人（如儿童、慢性病人和残疾人、老年人）不可能有公平平等的机会，没有办法参与到公平竞争中来。社会合作是地位相当的人的互利。按照罗尔斯的观点，正义是分享合作的果实。这种分享是在合作方地位平等的基础上进行的，按照社会契约理论，平等的理念对签订契约的谈判起非常重要的作用。罗尔斯和休谟一样认为原初状态的客观环境是适度匮乏（Moderate Scarcity）的，在这样的条件下，一些人不会支配另一些人，有利于人们合作。尽管罗尔斯假设当事人缺乏某些知识，为了理解平等理念，这些人应该具有思考和判断的能力，因此，尽管满足了这些订立契约的条件，依然还会有一些因素影响到订立契约的公平性，为了防止出现这种情况，罗尔斯排除了生理和心理残疾的情况。即使谈判是通过道德判断达成的，即使当事方不能按正常的感觉谈判，但是契约的实施一定要在当事人之间实现平等，给当事人一些他们自己生活不能有的东西，经济利益和互利互惠在这种情况下就会起很大作用。

最后，反对罗尔斯构想的人与社会环境。 在休谟的正义的环境和康德的人的定义的影响下，罗尔斯不断强调作为平等当事方有正常的道德感知能力和审慎的理性，这些特征才会使公民成为充分合作的社会成员。原初状态的当事方知道他们的天赋如力量和智力在正常范围。罗尔斯认为政治哲学的基本问题是怎样区分人们之间的合作的公平问题。诺斯鲍姆反对这样构想的人和社会环境，她认为罗尔斯省略了基本政治选择中人类会经历的极端情况的需要，人与人不仅是互惠互利的，也存在人与人相互依赖的情况。按照罗尔斯的观点，正义不是为了消除自然和社会的不平等，提供给每个人资源保障他们的道德自由权力，成为负责任和理性的代理人。最初选择正义的原则是为了良好秩序的社会理想，在那里，假设所有人有合作的能力，他的基本善的清单没有考虑依赖人群的需要，如需要长期照顾的人、病人等都不是罗尔斯考虑的对象。

罗尔斯的原初状态的选择有三个方面的问题。第一，罗尔斯用基本善而不是用能力衡量相对的与财富和收入相关的社会地位，这是罗尔斯对差别原则进行论证的关键因素，罗尔斯通过基本善来反对森的能力平等理论。第二，罗尔斯的政治观念来自康德的人性论，对自由和互惠的分析和他的人性论有关。由于将个体看作理性的、是有道德感的、审慎的人，因此不可能给那些生理、心理有疾病的人以平等的公民身份，这种观点是对正常人的成长轨迹的误解。第三，社会契约论的起点是社会契约各方在权力和能力上大致平等，这些人是互惠互利的，互利是契约各方合作所追求的目标。

既然罗尔斯没有考虑患病的人，那么诺斯鲍姆通过什么逻辑考虑患病的人呢？诺斯鲍姆并不反对所有的社会契约理论，她支持另外一种社会契约理论即斯坎伦提出的社会契约论。斯坎伦也是从康德的理念出发，但斯坎伦的契约论的观点没有关于正义环境的假定，没有要求人们大致平等，斯坎伦没有讨论正义原则的制定，他也没有假定制定正义原则是为了人们自己，人们为了寻求正义原则聚集在一起，没有假定互利是契约伦理的目标。按照斯坎伦的社会契约理论，不健康的人不应该被排除在正义原则之外。诺斯鲍姆不否认以社会契约论的假设建立社会正义理论，她认为正义的社会契约理论应该发挥重要的作用，社会契约理论的基本理念是人们的阶级、财富、身份、现有的权力的差别都不重要，诺斯鲍姆从这一出发点赋予社会契约理论新的内涵。她是从人是类的存在而不是单个人的存在解释社会契约论的，因此，诺斯鲍姆的理论会包含对不健全的人、病人以及老年人的关怀。

诺斯鲍姆的批评具有重要价值。诺斯鲍姆指出人类是相互依赖的，人与人之间的依赖分为部分和极度依赖等方式，我们所有的人都依赖别人："真实的人在生命开始之初是无助的婴儿，持续极端依赖状态，无论生理还是心理上，从 10 年到 20 年不等。在生命后期，那些非常幸运的人活得时间长，需要依赖很久，持续最少也 20 年。人到中年，我们中的很多人会遇到阶段性的极端依赖，或者心理或者生理，但是我们每天每小时都受他人照顾……很多公民从来没有为了独立而产生的生理、心理的要求。"① 诺斯鲍姆认为这个问题真实存在于成长过程中的失能和因为疾病、事故和年老而产生的失能之间的连续性。对于前者，罗尔斯在契约背景中省略了，失能就不在所谓的正常范围，尤其是我们中的很多人活得很长，到了老年会出现失能的情况，一个群体和其他群体的相关性变得非常清楚，因此，仅考虑暂时的能够恢复的患病的人而排除没有办法恢复的患病的人的整个群体。不考虑这些人只是由于他们是少数似乎是武断的。由于每个社会的照顾是复杂的问题，任何真实的社会都是给予照顾和接受照顾的社会，因此，必须发现解决人类需要与依赖和自尊的互惠一致的、不剥削照顾者的方法。

罗尔斯的差别原则忽视长期照顾问题。罗尔斯的正义理论面临困难。真正的问题不在于康德对人性的解释，而在于契约论的互惠的理念。不考虑人与人之间相互关怀的问题是不能解决问题的。诺曼·丹尼尔斯在公平平等机会原则下解决了这个问题，特殊和长期照顾能纳入差别原则。最少受惠者（如残疾人）永远不能过独立的正常和充分合作的生活，他们总需要照顾。罗尔斯意识到按照差别原则对残疾人和病人进行照顾会面临无底洞问题，他认为这样做是不合理的。他非常清楚满足一些特殊健康和医疗需要会减少社会整体的收益的情况，因此，他回避了这个难题，将正义理论关注的焦点集中于外部环境，寄希望于通过社会基本善解决医疗需要的满足问题。他强调医疗服务的供应不能被理解为最少受惠者在不能支付他们的医疗服务费用时的补充。医疗服务必须理解归入公平平等机会原则，它满足作为平等、正常和充分合作的社会成员的需要。但是这个不给最少受惠者提供医疗资源指的是来自偏好的"社会抢劫"的无底洞，来自人们的奢求和冲动的医疗需要（如美容），我们需要医疗使我们恢复正常功能。按照差别原则，持续残疾的长期照顾的无底洞问题怎样处理？这里我们理解医疗是最少受惠者的收入的补充，当他们的收入不能满足自己特殊医疗需要时，可以作为补充，这是契约论的逻辑的一个问题，因为按照契约

---

① M. C. Nussbaum, "Capabilities as Fundamental Entitlements: Sen and Social Justice," *Feminist Economics* 9 (2003), p. 51.

论，人们在一起，他们互利和获得合作的环境是为了正义原则订立契约。原初状态的人们的需要通常不昂贵，残疾人和一些病人没有为群体的幸福贡献任何东西，作为整体的社会的逻辑要求人与人之间互惠，因此照顾残疾人和一些病人和整体的逻辑相反。按照效率，照顾残疾人需要很多费用，会消耗大量的社会资源，会损害公民之间互惠的能力。

诺斯鲍姆认为人的一生都能充分地合作不仅是错误的，而且需要通过延伸又延伸的长长的基本善的清单矫正，根本不能实现。罗尔斯的差别原则的基础是能用经济形式说明社会的收益和个人的福利。基本善的清单是正义环境下拥有两个道德能力的公民的需要的清单。这个清单忽视了费用昂贵、没有收益的严重残疾与患病的情况。

通过三种方法可以将医疗与互惠和正义问题联系在一起。第一种方法是罗尔斯和丹尼尔斯的路径。持续残疾的长期照顾用别的方法解决，通过功能的界定将医疗和正义问题联系在一起，在对森的能力平等理论的分析时，我们看到功能作为评估标准是非常复杂的，也可以通过行善的美德将二者联系起来。第二种方法是将正常医疗照顾纳入公平平等机会原则，对残疾人和病人不能发挥正常功能的水平在差别原则之下进行区分，在这种情况下，罗尔斯的假设仍然起作用，可以将这些人界定为最少受惠者。第三种方法是对诺斯鲍姆的批评的回应。罗尔斯的清单忽略了人类重要的正常的功能，如残疾人的情况。罗尔斯主张的契约理论的困境在于不能修改基本善的清单，因为这些订立契约的人是在"无知之幕"下做出决策的，"无知之幕"下的人不知道自己会不会患病。诺斯鲍姆认为我们能通过在现实生活中人们实际构想的善（包括那些脆弱的人的善）修订善的清单。

罗尔斯和丹尼尔斯都没有将长期照顾的病人放在差别原则之下，因为会产生无底洞问题，照顾这些慢性病病人会耗尽所有社会资源，特殊医疗照顾需要被认为是没有收益的。诺斯鲍姆试图解决这个理论问题。

二　诺斯鲍姆的能力路径

诺斯鲍姆通过批评社会契约理念提出自己的能力平等理论，她的论证关注人类能力，即人类实际能够做什么或能够成为什么样的人，通过对人的尊严的尊重，确定社会最低限度的一系列重要的能力。诺斯鲍姆界定了她的能力路径："是一种关于基本权利的政治学说，而不是一种完备的道德学说。由于它指示以一套适用于所有公民的基本权利的行使，为体面的社会规定了一些必要条件，因此，它甚至不敢声称是一种完整的政治学说。由于人们认为正是人类尊严的理念和具有人类尊严价值的生活包含了这些权利，因此，如果不能向公民确保这些东西，就会极为严重地违背基本正义。"① 诺斯鲍姆之所以将能力路径界定为政治学说，是因为她希望能力平等的理论是解决资源分配问题的，而不是解释资源分配问题的，能力路径是结果导向的，而不是程序导向的，诺斯鲍姆希望实现分配结果的平等。她认为能力路径会非常好地满足不健全、残障的人的需求，因为能力路径认为人是社会动物，人们的尊严来自人与人之间的关怀，而不是来自人的理性、个人的自我实现。能力平等能为那些生理和心理不健全者以及那些需要关怀的人提供平等的公民身份，在这一点上，诺斯鲍姆和社会契约论者不同，社会契约论诉诸人的理性、人的个人追求，建构正义理论，而诺斯鲍姆通过发挥美德的作用解释能力平等的问题。

关怀美德的重要性

医疗是行善的一门技术，与道德总是相伴而生，医疗服务的对象是需要关怀照顾的人，人在生命的某个阶段会需要医疗服务，进行照顾的人往往具有母亲一样的慈爱，女性对自己的孩子的照顾是不计成本的，是不考虑自己的得失的。诺斯鲍姆从女性的视角看待那些不健全的、残障的需要照顾的人，她认为可以通过美德解释医疗照顾问题，人类的基本美德有行善（Beneficence）、人道（Humanity）、仁爱（Charity）等，她需要论证哪种美德可以解决长期照顾问题。

正义原则是社会政治制度的基础，通过制定基本权利和责任的社会和经济制度决定社会合作的利益和负担的分配，因此，这个制度影响人们的生活预期和机会，正义保证安全，它能提供安全网和最低底线，不让任何人掉队。为了社会的正义，不允许出现资源利用的无底洞问题，为了提高资源利用的效率，排除需要长期照顾的人，罗尔斯的自由理论不能处理长期照顾问题。罗尔斯的正义理论是原子主义的自由主义，是基于人与人之间相互冷漠的不感兴趣的原初状态的假设，不可能考虑人与人之间的关怀

---

① 〔美〕玛莎·C. 诺斯鲍姆：《正义的前沿》，陈文娟、谢惠媛、朱慧玲译，中国人民大学出版社，2016，第 108 页。

和仁爱，也就不能考虑那些不能互利的人。诺斯鲍姆反对冷冰冰的非人的正义，她认为应该支持更人性化的、基于关怀的能力平等理论。正义应该关注提供机会和公平治疗的框架，不应该考虑这个人的特征和关系怎样。"在一个正义的社会里充分的想象公民像妈妈的孩子（某些人的亲人，被爱，被照顾）？我认为我们需要更多：自由和机会，构想生活计划的机会，学习和想象自己的机会。"① 关怀不是诺斯鲍姆的最终目的，最终目的是通过关怀实现能力平等，从而具有平等的自由和能力。

诺斯鲍姆描述了三个与我们生命质量不矛盾的问题。这些问题是自由理论在哪里落脚的问题。第一，应该提供给所有公民生活的体面的机会，不考虑出身、种族、性别和残疾的差别，这些机会包括健康、教育、就业和政治参与。第二，每个人应该和其他公民一样被给予平等的机会，不因为出身、种族、性别和残疾受到区别对待。第三，每个人都应该有保护自己尊严的措施，社会制度应该保护我们的自尊。如果一个社会没有为关怀者和被关怀者提供自尊的体面的生活机会，就不能指责社会缺乏善良的人或者人们没有责任心，正义的失败是社会制度的失败。

每个人都重视自己的健康，关心医疗资源分配问题，有人认为如果经济发展了，政府就会有能力满足人们的医疗资源的需求，诺斯鲍姆不同意这一观点。取代关心经济增长、人民的满意、公民能要求多少资源等问题，诺斯鲍姆认为我们应该关心我们真正能做什么、我们成为什么的问题。

首先，经济增长不能解决医疗资源分配问题。经济增长不能衡量生活质量，因为政府分配资源的有限性，国民生产总值掩盖了分配的不平等问题，它不能告诉我们除了国家财产之外怎样引申出人们该怎样做。其次，如果分配是为了人民的满意，就需要按照福利或功利标准进行分配，但是功利和福利的平等没有给出适应偏好的理由。最后，诺斯鲍姆反对资源平等，诺斯鲍姆能力平等的基本道德直觉的基础是人类的尊严和配得上这种尊严的人生观，这一观点来自马克思。马克思认为人类是类的存在，从这一观点出发，诺斯鲍姆反驳资源平等，她认为公民的能力而不是资源的数量为公民的机会提供了条件，作为一种福利的指标，资源是不充分的，因为两个资源相同的人，将资源转化为活动能力的可能性存在巨大差异，当

---

① M. C. Nussbaum, "Future of Feminist Liberalism," *Proceedings and Addresses of the American Philosophical Association* 74 (2000), pp. 57 - 58.

面临疾病和残障等情况时，这个问题变得更突出。诺斯鲍姆认为德沃金的资源平等理论是失败的，因为如果人们有相同水平的能力，就不需要不同水平的资源。我们也有不同的能力，能力转化为资源，资源变成实际的能力。我们存在生理差别，如孕妇比非孕妇需要更多的营养获得相同水平健康的功能。差别基于社会的因素，很多时候和歧视有关。森有个非常有名的例子，如果两个人获得相同水平的能力，坐轮椅的人为了活动就比正常的人需要更多的资源。

按照森和诺斯鲍姆的观点，如果罗尔斯的基本善被描述为能力的清单而不是其他的清单，罗尔斯的理论就更适合给出社会平等和不平等的相关说明。森认可罗尔斯的自由优先，诺斯鲍姆也认为满足需要不能否认自由。和集体主义思想不同，人类的能力应该被理解为提高每个人具有特殊的价值，个人的能力应该在国家怎样做和怎样的生命质量被衡量中被考虑，诺斯鲍姆支持个人能力的标准，但森从来没有在他的理论中强调每个人作为目的平等对待，能力路径最后的政治目标是促进提高每个人的能力。诺斯鲍姆对森的理论进行了补充。诺斯鲍姆认同基于人类能力和功能的理念的路径，认为这个路径能够充分解决为老年人及残疾人及其他极端依赖需要的人提供照顾而提出的社会正义问题。能力的路径在森的经济学理论里已经体现出来了。

同样重视人类尊严，诺斯鲍姆诉诸康德的理念，每个人都应该是目的而不仅仅是手段，提出了人类尊严的理念。她使用了能力门槛（Threshold Level of Each Capability）的理念，低于这个门槛，公民无法实现真正的人的活动，社会应该保证公民的能力高于这个门槛。

与森的能力平等的差别

诺斯鲍姆的能力平等的思想于1986年世界经济发展研究机构和森的合作期间提出。他们的理论非常相像，但是两种理论还是有差别的。尽管都是能力平等理论，但是诺斯鲍姆描述的能力路径在几个方面和森是不同的，她的理念来自亚里士多德和马克思。也可能是意识到对能力和功能界定的困难，森没有列出哪些是基本的能力，这样不利于指导资源分配的实践。为了在实践中能够指导社会政策的制定，诺斯鲍姆提供了一个能力的清单，她认为这个清单是有尊严的人生存的必要的条件。她提出了十种能力，这些能力为社会进一步行动确定总体的目标，正义的社会应该确保公民具有这些能力。"它们都被视为一种对社会正义的最低限度解释的一部分：一个社会，若不能在某一恰当的门槛层次，对其公民保证这些能力，那么，不论多么繁华，它都不是一个完全正义的社会。"①

诺斯鲍姆关心资源分配实质正义，她的能力平等是实质的承诺。如果没有实质的承诺，能力路径就不具有价值，诺斯鲍姆提出能力路径目的是为需要照顾尤其是需要长期照顾的人提供帮助，为了兑现这个承诺，需要解决两个问题。首先，应该明确立场，为了政治目的也需要明确立场，在这里能力在正义含义里非常重要。其次，实质承诺要求明确能力的最低限度和门槛，明确正义的社会应该对所有公民做的最低的承诺。森对健康和教育等领域资源的分配进行了说明，但是关于医疗服务的水平，社会应该保证什么水平的供应，他的观点只是建议，没有非常具体的说明。森从来没有说社会应该保证公民什么程度的平等的能力，或应该怎样和社会正义追求的其他政治价值相联系。

为了解决以上问题，诺斯鲍姆提出了标准，列出了重要的能力的清单。她认为主要人类能力清单是人类尊严的具体体现。在诺斯鲍姆能力路径后的基本理念是人的尊严的概念，追求真实的社会中人类有尊严的生活，真实的人的功能成为可能。这个理念包含两个直觉：首先，某些功能在人类生活中是重要的；其次，用真实的人的方式实施这些功能的理念，而不是动物的方式。这一观点的基本的直觉是从能力路径开始的，诺斯鲍姆认为这个理念是更偏向亚里士多德主义和马克思主义的，而不是康德主义的。人类尊严的理念具有两重性，她将人看作能力和需要的存在，人类都有活动、目标和计划，都从事超越机械的自然的工作，这些能力和需要都依靠很多机构和制度的支持。

诺斯鲍姆提供的这个能力的清单具有普遍的相关性，是最低限度的能力的清单，诺斯鲍姆能力的清单列出了重要的人类能力②。

1. 生命

能活到生命的正常年龄；没有未老先衰或生命质量下降、不值得活的情况。

---

① 〔美〕玛莎·C. 诺斯鲍姆：《正义的前沿》，陈文娟、谢惠媛、朱慧玲译，中国人民大学出版社，2016，第 53 页。
② Martha C. Nussbaum, *Disability*, *Nationality*, *Species Membership* (Harvard University Press, 2006), pp. 76 – 79.

2. 身体健康

能有好的健康状况，包括生育健康、充分的营养和足够的住房。

3. 身体完整

能从一个地方迁移到另一个地方；不被暴力侵犯，包括性侵犯和家庭暴力；有获得性满足的机会和生育的选择权。

4. 感觉

想象和思考。能用感觉去想象、思考和质疑。做这些事情是真实的人的方式，这个路径通过充分的教育实现，包括但是不限制的读写能力和基本的数学和科学的训练。能将经历的和从事的工作和自己选择的内容（如宗教、文学、音乐等）相联系并进行想象和思考。通过尊重政治和艺术发言保证表达的自由，保证宗教实践的自由。能用我们的头脑保护。能有快乐的体验和避免不利的痛苦。

5. 情感

能将身外的人和事联系起来；爱那些爱我们和关心我们的人，为他们的离去而伤心，总体上，去爱、去伤心、去体验生活，感谢和证明愤怒的正当性。没有因为害怕和愤怒的情感受到摧残（支持这个能力意味着支持人类在发展的关键性事务中的合作）。

6. 实践理性

能构成善的概念，对人的生活计划进行批评性的反思（这使保护宗教仪式和良心的自由成为必要）。

7. 联系

A. 能和他人相处，能确认和实现与其他人的关系，从事多种形式的社会交往；能够想象其他人的状况（保护这个能力意味着保护维持和发展这些能力的制度，也保护联合和政治的言论自由）。

B. 有自尊和非侮辱的社会基础；能够被有尊严地对待，价值和其他人一样。这使提供种族、性、性取向、性别、等级、宗教、出生的非歧视的基础必要。

8. 其他物种

能和动物、植物和其他存在和平共处。

9. 玩耍

能笑、玩和享受娱乐活动。

10. 控制环境

（1）政治的。能够有效地参加管理生活的政治选择；有参与政治的权利，保护言论的自由和联合的自由。

（2）物质的。能拥有财产（动产或不动产），和其他人一样拥有平等的财产权利；和其他人一样拥有平等的找工作的权利；有不被追踪和逮捕的自由。能够作为人而工作，实施实践理性并和其他人进入相互认同的有意义的关系中。

诺斯鲍姆认为她设计的能力清单是最低限度的人类的能力的门槛，如果低于这个水平，公民就无法过上体面的、有尊严的生活。尽管出于现实的考虑，可能不得不确定一些优先的能力，但是诺斯鲍姆反对忽视一些能力而重视另一些能力，认为这样做会亏待公民，这种不公正的对待就是正义的失败。这个能力清单确定了最低限度的门槛，如果公民处于门槛之下，就产生正义和分配问题，她认识到这个清单应该包含所有的和正义相关的价值，因此这个清单是灵活开放的，可以被修订。

与罗尔斯契约主义的差异

罗尔斯对那些生理和心理残疾的人，需要长期或短期照顾的人的安排是不合理的，将罗尔斯理论延伸到基本医疗或暂时的疾病治疗领域，如丹尼尔斯所做的那样，在契约论中包括医疗照顾。罗尔斯后期的作品承认了丹尼尔斯对其理论延伸到医疗领域所做的工作，并提供了理论支持。罗尔斯试图通过把社会契约作为程序得出正义的原则，他设计一种程序，依赖这个程序得出正义的结果。原初状态得出的任何原则都是正义的，只要遵循程序，得出的任何结果就都是公平的。诺斯鲍姆认为这种不顾结果的程序观点忽视问题的重要方面，"显然对正义而言，最重要的是人们的生活质量，如果程序不能给我们一个与我们关于尊严和公平的直觉相一致的结果，那么，无论程序多么优雅，我们最终都将拒绝任何程序"①。就像厨师有一台功能强大的意大利面机器，重视程序的理论家认为只要是这台机器做出的面都好吃，而重视结果的理论家会主张由顾客吃过意大利面后做出判断，基于顾客的意见支持或反对这台机器。契约论者在设计契约时也会依赖直觉和成熟的判断，而罗尔斯反

---

① 〔美〕玛莎·C. 诺斯鲍姆：《正义的前沿》，陈文娟、谢惠媛、朱慧玲译，中国人民大学出版社，2016，第58页。

对直觉主义。诺斯鲍姆认为能力平等的路径与正义的环境和罗尔斯的契约假设不同，罗尔斯要求签约各方是"自由、平等和独立的"，而能力平等依靠现实生活中的人性论，这种人性论来自亚里士多德，亚里士多德将人看作"政治动物"，人不仅是道德和政治的存在物，也拥有动物的身体，人的尊严不反对人的动物性而是植根于它。人从婴儿期开始在照料中长大，在生命旺盛的时候，拥有如契约论假定的正常的需求，但是人还有其他的需求，当发生偶然事件或患病时，人们需要别人的照料，生命进入暮年，这种需求就更多。人类既然是文明的，就能够为自己的成员提供参与社会生活的环境。选择能力路径的人在能力上不是平等的，人们对资源和能力的需求存在差异，人并不是独立的，他们的利益和其他人的利益紧密相连，他们的目标可以分享，由于人是政治动物，个体在生命的特定阶段会不对等地依赖他人，有的人可能一生都依赖他人的照顾和关心，社会合作的目标在罗尔斯的契约论里是互利的，正义优先于善，公民在良序社会中拥有正义感，把正义视为善的一部分，但是诺斯鲍姆认为罗尔斯开始割裂了个体善的追求与追求善的手段的关系。能力路径否认正义原则必须互利互惠，人与人之间是相互依赖的，不能限制为别人提供利益，罗尔斯的契约各方相互冷漠，缺乏仁慈。而在能力路径中，人与人之间包含仁慈的情感，因为能力路径的个人是类的存在而不是单个人的存在，他们相互分享人生的命运。个体应该对别人的不幸表示同情，他人的境遇是我们人生境遇的一部分。"当其他人丧失能力时，我所设想的公民将不仅仅具有道德公正所需要的感情，而且把其视为她追求自身利益的一种限制。相反，她将把他们作为她自身善的一部分而对他们深表同情。"① 罗尔斯担心依靠仁慈的正义是不确定的、不稳定的，诺斯鲍姆试图发展一种基于同情的正义理论，将其从人性中挖掘出来，这样就能够保持正义理论的稳定。

从关怀的角度解释医疗资源分配

诺斯鲍姆从非契约论即关怀的角度解释医疗资源分配。社会契约论将公民设想为自由、平等和独立的，他们在一生中都是社会的充分合作的成员，不能考虑不健全的和残疾的公民的需要是契约论的一个重要的缺陷。但是人的生活并不总是正常的，我们会有不正常的时候，这就是人生的连

---

① 〔美〕玛莎·C. 诺斯鲍姆：《正义的前沿》，陈文娟、谢惠媛、朱慧玲译，中国人民大学出版社，2016，第63~64页。

续性，我们不能总是独立的，幼年时需要父母抚养，老年时需要他人赡养，生病时需要获得医疗照顾。为生病的人、残疾人提供关怀是为人们提供更完备的、更平等的公民身份的必要条件，诺斯鲍姆的能力平等理论关注需要照顾的人，"不能充分处理不健全和残障的公民的需要，是现代理论——把基本政治原则视为以互利为目标的契约的结果——的一个严重缺陷。这个缺陷越大，就越影响它们作为关于人类正义之更普遍解释的充分性"①。诺斯鲍姆认为正义理论应该意识到不健全者的平等的公民身份，正义理论支持对这些人的关怀，要关怀不健全、残障、对别人依赖的人，因为正常人也会经历这些阶段。正常人的一生不是单独的某个片断，而是由连续的阶段组成的，任何人都会或多或少在某个人生阶段需要关怀。

不健全和残疾提出了两个社会正义问题，诺斯鲍姆从女性的视角意识到了这两个问题。第一个问题是如何公平对待不健全者的问题，这些人需要他人的特殊的照顾和关怀。正义的社会不应该让这些人具有负罪感和感到耻辱，应该保证这些人拥有健康、教育和参与社会生活的机会。第二个问题是对依赖者提供关怀的人的负担应该怎样补偿。对依赖者提供关怀的人往往没有报酬，这些人的行为也是工作，需要财力、人力的支持，这个问题和性别正义相关，提供照顾者多数是女性，这些人的工作多数是没有报酬的，对这些人的关注也是对平等问题的关注。如果关怀的工作都是免费的，那么对女性提供的关怀是不公平的。

关怀在诺斯鲍姆的能力平等理论中是最重要的概念，能力清单体现了基于关怀的正义的追求，她认为关怀在正义论中应该发挥基础作用。一方面，将人生中极端依赖和不对等依赖时期所需要的关怀作为公民的基本需要。在这一阶段，人们需要保证生活、健康和身体完整等方面的能力，这一境遇条件也会启发人们的感知、想象和思考。在人生的依赖阶段，通过医疗照顾等关怀措施，保证人们享受生活的能力，关怀涵盖了人类重要能力的所有范围。另一方面，要考虑关怀者的需求，实施关怀的人由于糟糕的制度安排常因付出而陷入困境，他们失去了本该属于他们的能力，如照顾唐式综合征的孩子的母亲会付出很多甚至牺牲自己的健康，公共政策应该减轻照料者的负担，让他们有选择生活的权利，而不是被迫地接受照料者这个角色。

---

① 〔美〕玛莎·C. 诺斯鲍姆：《正义的前沿》，陈文娟、谢惠媛、朱慧玲译，中国人民大学出版社，2016，第 69 页。

罗尔斯的社会契约论从自我主义的理性出发，在他看来，正义原则就是人与人讨价还价。传统的西方政治理念中契约领域被视为公共领域，是大致平等者之间的互惠。人类生活的另一个领域——私人领域不能通过互惠确定当事人之间的行为，在私人领域主要是家庭生活，人们是因为爱或情感而不是为了获得尊重为家庭成员做事情，私人领域的生活平等不是重要的价值，家庭是讲情感的地方，不是讲理的地方。诺斯鲍姆认为这种传统的政治理念是失败的，罗尔斯的社会契约关注的是公共领域，公共领域要求大致平等者之间的互惠互利。而在私人生活领域，互利互惠不是重要的价值，家庭生活成员之间的劳动是不平等的，家庭成员（如母亲）往往在家庭生活中做得比父亲多，如照顾幼子和老人以及患病的家庭成员的人多数是家庭中的女性，而这种工作是没有报酬的。尽管罗尔斯承认家庭是社会结构的组成部分，但是他没有关注公共领域和私人领域的区别，认为这只是家庭成员之间行事的方式，家庭不同于社会生活中的其他组成部分。罗尔斯没有将家庭作为正义理论关注的对象，如果家庭作为社会结构的一部分，由于家庭生活非常复杂，则很难保持正义理论的实施稳定而简单。诺斯鲍姆注意到公共领域和私人领域的区别，诺斯鲍姆认为这正是传统社会契约论的缺陷，传统社会契约论关注公共领域的生活，没有关注私人领域的生活，而现实生活中，我们也可以用契约理论思考家庭生活，"在社会契约的真正理念中，没有任何东西能阻止我们使用契约来思考关于家庭和家庭中所要做的工作的设计。将契约和讨价还价的理念应用于家庭，有助于我们思考家庭成员之间的关系方面的公平问题"①。家庭成员劳动也应该是平等的。

三　恢复对长期照顾病人的义务

诺斯鲍姆的人的政治理念来自亚里士多德主义和马克思主义的人的政治含义，人从开始既有能力又有需要，既受实践理性影响也受从属关系影响，这个政治含义的基本的理念是我们不必不得不为我们生产和生活的需要签约，我们签约是为了支持我们需要的本身的尊严。按照亚里士多德的观点，人被看作政治动物和社会动物，个体寻求社会化的善，和他人分享人生的目的，个体对自身利益的追求不仅是对他们的善的限制，也是善的

---

① 〔美〕玛莎·C. 诺斯鲍姆：《正义的前沿》，陈文娟、谢惠媛、朱慧玲译，中国人民大学出版社，2016，第74页。

一部分，如果我们从人的概念和作为基本善的核心能力的合适的清单出发，我们就可以通过公民能接受哪些层次的能力设计社会制度。关怀被归入公共的理念必须涉及物质的和制度的环境，以便它能保证支持所有相关的能力。诺斯鲍姆认为人们在共享的目的和共享的生活中能生活得比原初状态的人更好，本着仁慈和正义的目的利他地活着，这样的个体才能共享公共理念，罗尔斯的契约论之所以通过"无知之幕"达成共识，是因为现实社会中的人由于利益不同很难达成共识，但是按照诺斯鲍姆的人的政治含义，有理由认为在多元的社会可以达成共识。

怎样对待依赖他人照顾的人，这些人主要是儿童、残疾人、病人和老年人。基于关怀的能力，平等理论会考虑这些人的需求，诺斯鲍姆认为在对待依赖人口问题上，能力路径比其他的平等理论具有优越性，如何对待患病的人的问题，帮助我们认识到为什么能力路径比其他社会正义路径优越，定义承诺的清单能力路径能够实现真正的正义。个人和社会都要对依赖人群进行照顾，正义理论应该包括如何对这些人进行照顾的问题。诺斯鲍姆指出任何正义理论需要从一开始就思考这个问题，尤其在设计分配制度和设计基本善时。

正义理论应该怎样对待这些依赖人群存在不同的观点。一种观点是将关怀加到基本善的清单中，将关怀视为公民的基本需要。医疗资源等社会福利的分配应该将分配关怀作为重要的目标。同样的关怀不一定获得相同的效果，另外由于基本善的清单是为了正常的能合作的人设定的，排除病人、残疾人、老年人等需要照顾的人，无论一生还是暂时性的失能的人都不是罗尔斯考虑的对象，因此诺斯鲍姆认为不能将关怀列入基本善的清单。罗尔斯的社会基本善忽略关怀，因为关怀是不平等的、不能互利的，人们对他人的关怀是奉献和付出，不能得到同等的回报。另一种观点是重新设计能力的清单，将基本善的全部清单视为一系列能力而不是一系列物品，诺斯鲍姆持后一种观点，她通过重新设计人的政治的理念将长期照顾等依赖人口纳入正义理论的范围。

罗尔斯主义基本善的论述是和康德的人的政治理念相联系的。关怀的重要性仅来源于我们自己目前是独立的观点。被关怀是好的，通过关怀，我们能够成为道德的人；通过关怀，我们能够和自己的欲望以及动物性区别开来。这个理念基于我们是有政治互惠能力的有尊严的生命，当我们不是这样的生命时，我们需要时间恢复到那样的状态，越快越好。这导致我们对需要依赖的人、老年人和残疾人持鄙视态度，人与人之间的关怀只在充分合作的社会环境中有价值。诺斯鲍姆认为按照这个政治理念，人道的作用已经被否认了。

诺斯鲍姆认为我们需要重新设计人的政治概念，将人的理性和动物性联系起来，世界上有很多种类的尊严，其中包括长期受照顾的人的尊严和老年人的尊严。我们需要人的政治的含义不仅包括健全的人，还包括那些暂时或长期需要照顾的人。诺斯鲍姆希望带来一种人道的互惠，通过它处理多种需要，这些需要包括在人的独立阶段和特别必要和不可避免的依赖阶段的需要。当我们思考设计正义的制度时，这种丰富和复杂的互惠一开始就应该有。

在考虑残障和不健全时，医疗资源分配问题凸显，诺斯鲍姆采取更加符合自由主义的路线，她不赞成对从事危险行为导致的疾病（如拳击、不安全性行为、其他激烈的体育运动和吸烟导致生病）的病人进行惩罚。"在医疗方面，病人享有各种权利，而且那些权利应当（通过更多的信息渠道和关怀选择）被扩展，而不是被压缩。"[1] 应该增加人们制订人生计划和健康生活的机会，而不能让公民不得不选择恐惧的生活或者遵从权威的生活。诺斯鲍姆的目的在于维护人们的自治的生活的能力。

四　对诺斯鲍姆能力路径的评价

诺斯鲍姆解决医疗正义问题的能力路径有优点也有局限性，她的能力路径为我们理解医疗资源分配正义问题提供了一个独特的视角，罗尔斯和丹尼尔斯对长期照顾的阐述不太令人满意，诺斯鲍姆试图将长期照顾整合进正义理论。当今医疗照顾领域面临怎样控制医疗费用、明确个人的责任和高科技医疗耗费大量医疗资源的问题，对于这些问题，她提供的答案并不比罗尔斯和丹尼尔斯的好。

能力清单的内容丰富，诺斯鲍姆能力路径和罗尔斯主义理论的基本区别是基本善清单的长度和内涵。诺斯鲍姆将罗尔斯归为自然基本善的如健康和活力、智力和想象力等放在她的能力清单里，诺斯鲍姆的理论范围很宽、更复杂，从人与人之间多种需要的一致性出发。诺斯鲍姆路径的优点

---

① 〔美〕玛莎·C.诺斯鲍姆：《正义的前沿》，陈文娟、谢惠媛、朱慧玲译，中国人民大学出版社，2016，第119页。

和缺点都来源于她的女性视角。

能力清单范围很宽但不复杂。首先，尽管清单在结构和内容方面和罗尔斯的社会基本善的清单是不同的，但是它们具有相同的政治自由的精神，作为一个清单承诺政治目的，政治含义的核心仅仅是兑现政治目的的承诺，这个目的是给公民空间，追求他们自己的人生价值。这个能力清单和罗尔斯的清单一样是我们都能同意的客观的基础。诺斯鲍姆的清单比基本善的清单内容更丰富，范围更宽，更复杂。森和德沃金都批评罗尔斯的基本善的清单"太薄"，在这个意义上，诺斯鲍姆的能力清单不薄。

诺斯鲍姆能力路径的一个重要的特点是对不幸和不公正的区别。健康对人的能力具有重要影响，如果我们认为健康是自然善，那么运气对每个人的健康环境起决定作用，因此不幸和不公正的区别就变得相关了。当一个人运气糟糕，没有活动和表达的能力时，这就产生不幸的感觉。但是当我们发现一个人因为社会政策的不负责任和歧视而能力降低时，这就是不公正的感觉，政府应该保证公民自己没有办法达到的能力，因此，当我们用能力作为衡量生活质量的标准时，我们必须考察人与人之间存在差别的理由。一些健康的差别是由公共政策能控制的因素造成的，另一些公共政策是不能控制的，前者不公正，应该由政府校正，后者不幸，应该由个人负责，这一观点和德沃金的观点很相似。

为了满足更多人的医疗需求，医疗资源分配必须考虑效率问题。诺曼·丹尼尔斯关注了效率和正义的关系，他将正义和效率联系起来，社会政策会导致享有资源的差别，但是结果掌握在我们手中，可以通过正常机会范围确定医疗资源分配的限度。他的理论的困难是他的医疗资源分配的效率通过正常物种功能实现，人的正常物种功能是有待界定的，会随着社会经济文化发生变化。德沃金通过理性的保险计划提高医疗资源分配的效率。诺斯鲍姆扩大了正义的领域，她的观点不需要回到正常物种功能的道德重要性上。她认为对弱者的照顾是非常重要的事情。每个正义的社会对公民都应该尊重，这种尊重体现在社会保证这些人的需要的满足上。社会政策影响所有人的追求、生活机会和自尊，不仅影响充分合作的人，而且影响其他人，保证公民的能力要求政府有所作为，政府要提供医疗资源保证人们获得清单上的能力。

人类生存要考虑的基本问题就是资源的稀缺问题，我们要面对医疗资源稀缺和限度问题。诺斯鲍姆意识到医疗资源的享有应该是有限度的，但是这个限度没有明确。她认为人的功能是基于某些人类生活的基本条件，这些条件体现在所有的人类社会中。为了防止医疗资源被无限度地挥霍，诺斯鲍姆强调能力路径仅仅保证基本的能力，不负责个人拥有完美的人生，试图通过这个策略解决资源的稀缺问题。诺斯鲍姆是自由主义者，不是柏拉图主义者，也不是至善论者。诺斯鲍姆通过能力清单和功能的门槛理念确定社会分配医疗资源的最低限度。医疗资源享有的最低限度不是排除单独的个人，而是确定哪些群体应该享有资源。

　　诺斯鲍姆没有对医疗资源分配的效率进行说明。尽管能力清单和功能门槛的理念可以确定分配资源的最低限度，但是它是一个要求很多的最低限度。尽管诺斯鲍姆提出医疗资源的享有应该有限度，问题是政府应该将多少资源用于提高人的能力，尽管她认为能力清单列出的基本能力可以确定社会提供资源的最低限度，但由于能力清单内容丰富而且复杂，这个清单上的能力需要人类社会的富裕和繁荣来保证，尽管列出的清单是最低限度的，但是如果社会经济不发达、物质财富极其匮乏，这个能力清单就会无法实现，实现这个最低限度的能力的前提是人类物质财富极大丰富。诺斯鲍姆提出的能力清单非常全面，这就意味着社会要保证公民获得高水平的能力。"一个社会没有为所有的公民保证这些，没有达到某些门槛水平，就不是正义的社会，不论生活水平多么高。"① 这给社会政策制定者以压力，他们很难做到位。诺斯鲍姆的这个能力清单没有办法指导医疗资源分配的实践，稀缺资源是人类生存的基本条件，政府不能无止境地满足公民的需要，分配的稀缺资源是有限度的。

　　诺斯鲍姆从女性的角度研究医疗问题，她的视角非常独特，她的研究范围从残疾人到人需要照顾的生命阶段，提出了值得我们思考的问题：对家庭中承担主要照顾责任的女性要重视，对医院之外的家庭和生命依赖阶段对病人的照顾要重视。女性往往在对残疾人、慢性病人的照顾中承担主要的任务，诺斯鲍姆呼吁政府采取措施，"公共领域需要支持家庭和在接受医疗救助后在家里的照顾，国家健康计划应该找到一个合理的途径解决

---

① Matha Craven Nussabum, *Women and Human Development* (Cambridge University Press, 2000), p. 40.

临终关怀的问题"①。工作环境应该有更多的弹性，以更加有利于家庭成员之间的相互照顾，需要长期照顾的病人常常需要巨大的人力和物力，需要考虑效率问题。按照诺斯鲍姆的逻辑，其不会支持成本—效益分析，她的理由是成本—效益分析是权衡和交易，需要关怀和照顾的人没有资本进行这种交易。在现实的世界中，医疗资源常常是稀缺的，不可能满足所有人的医疗需求。按照诺斯鲍姆的观点，人是类的存在，我们有责任相互照顾，诺斯鲍姆没有看到有些人能力低是不幸，应该由个人负责，所以按照诺斯鲍姆的理论没有给出医疗资源分配的政策建议，对医疗资源分配的重要问题没有办法给出指导。当用成本—效益分析决定谁享有医疗资源时，按照资源利用效率分配资源不会关心人们的不幸，诺斯鲍姆认为效率的权衡应该有限度，不能对不幸的人放弃不管。如果将成本—效益分析和能力路径相联系，那么评估非常关键，效率和能力都是重要的。对于公民个人选择导致的不幸，纠正这种不幸代表着巨大的花费，与德沃金不同，诺斯鲍姆并不希望所有人的选择的不幸都由个人承担后果。

诺斯鲍姆的理论对以下两个问题的回答并不令人满意，一个问题是我们怎样对待稀缺的医疗资源分配问题；另一个问题是我们怎样对待医疗效率的问题。降低医疗的成本和获得医疗资源分配的经济效率问题仍然是医疗正义理论的重要问题。一个正义的负责任的医疗资源分配制度一定会重视效率问题，但是诺斯鲍姆的理论不能对当今医疗资源分配政策提供指导，原因是不能对控制医疗费用、个人责任的作用问题以及高科技医疗的限度等问题给出令人满意的答案。进一步的医疗资源享有的门槛的确定，每个正义社会有责任提供的社会最低限度，可能的优先安排这些问题，只能留给公共范围进行讨论，讨论应该体现各方面的意见。

医疗资源分配正义要实现以下目标：高质量的医疗服务、所有人的平等、实现自由的选择、提高资源利用的效率。森和诺斯鲍姆试图实现平等机会和自由的选择。丹尼尔斯的公平平等机会与森的诉诸能力的理由都基于自由，都是为了公民自由地参与竞争，前者通过公平平等的机会，后者通过平等的能力为公民提供自由的手段。森指出，在发展中国家，不同的社会发展模式会对健康有不同的影响，强调教育的重要性和民主制度对健

---

① Matha Craven Nussabum, *Creating Capabilities the Human Development Approach* (The Belknap Press of Harvard University Press, 2008), p. 152.

康的重要影响，丹尼尔斯也有相同的观点。这两个理论拓展了我们研究医疗资源分配正义问题的思路。

森（Sen）和诺斯鲍姆（Nussbaum）的能力路径提供了自由的前景。能力平等理论不是为了彻底实现快乐的生活，他们关注人们用能力做什么，能成为什么。诺斯鲍姆的路径是基于富裕繁荣社会提出来的，但是我们生活的社会是匮乏的，是不能满足所有需要的社会，尽管她支持自由理论，但社会的责任是有限的。诺斯鲍姆将资源稀缺问题放在一边，反对牺牲对慢性病人的长期照顾追求资源利用的效率，这一观念体现了女性无私的爱，但是作为社会政策制定者是从全社会考虑问题而不是从个人角度考虑问题的，不考虑效率问题没办法指导医疗资源分配的实践，这是她的理论的致命的缺点。

第五章　微观分配的平等主义路径

　　医疗资源分配分为宏观分配和微观分配。在整个国家预算中，医疗资源所占的比例的决策是宏观分配问题，这些决策不涉及具体的个人，即谁会获得医疗资源的决策。个人得到多少医疗资源的决策是微观分配的问题。平等主义理论重视每一个公民医疗资源的平等可及，给予每一个人平等的机会、资源或者能力以追求有价值的人生，在医疗资源分配的实践中，强调对每个人的尊重，在微观医疗资源分配中，我们会对平等主义理论观点理解得更透彻。

　　微观分配是病人选择问题，我们常常将微观分配和器官移植联系在一起，器官的短缺导致选择病人非常艰难，但这种分配还会发生在很多医疗领域，如心肺复苏、特护病房、医院的病床、药品疫苗、手术室等很多供不应求的医疗物品和医疗服务领域。医疗资源微观分配涉及很多方面，做出分配的决策需要人类的智慧。"微观资源分配如医疗保健一样是科学，也是艺术。"① 提供医疗满足病人的需要的每一个决定都是有理由的。一些病人的选择按照临床的惯例，这种方法只有在提供给病人的治疗将不会导致其他有同样需要的人的死亡情况下才可以使用。一些临床决策不可避免的是悲剧性的，在医疗资源稀缺的情况下，提供给一个人的救命的治疗会导致另一个人的死亡。医疗资源是用来救命的，当医疗资源供不应求时，病人需要的资源比能提供资源拯救他们生命的资源多得多，资源的需求超过了供给，不是所有的病人的生命都能获得救治。"这种情形涉及生命和生命的冲突。"② 拯救一个人而不拯救另一个人的决定不是在社会真空中做出的，这种分配决策反映了平等、效率以及影响临床决策的实践多种因素。一个紧迫的问题是我们怎样决定哪个病人将被选择接受这些稀缺的、

---

① Stephen G. Post, *Encyclopedia of Bioethics* (Macmillan Reference, 2004), p. 1115.

② James F. Childress, *Practical Reasoning in Bioethics* (Indiana University Press, 1997), p. 170.

救命的医疗资源；另一个紧迫的问题是病人选择的程序是否应该给那些还能活很多年的年轻人比那些活不了多久的老年人优先权？平等主义重视分配的效率，但是更重视候选者的平等对待。医疗资源分配的制度安排要回答两个问题：分配时使用的标准是什么？应该由谁来做出决定？前者是实质正义问题，后者是程序正义问题。由于按照分配标准分配面临困境，做出决定的人的选择带有主观色彩，平等主义更重视程序正义，主张通过随机选择的程序达到平等对待候选者的目的。

第一节　微观分配的标准

平等主义理论给予每一个候选者平等的关心和尊重。面对谁生谁死的选择，平等主义病人选择的路径重视对候选者平等的关心和尊重。这种平等的关心和尊重体现在平等主义的核心理念中：平等（Equality）、公平（Fairness）、自主（Autonomy）。医疗资源微观分配的现实要求平等主义理论做出能够实行的决策，这个决策不是基于理想的社会状态而是基于现实的社会状态，因此平等主义理论在医疗资源微观分配中重视医疗资源分配的效率，主张在医疗收益门槛水平以上的充分有意识的生命的机会的平均化。仅按照一个标准分配资源面临问题很多，为了提高资源利用的效率，平等主义理论主张按照医疗效益设定一个门槛，达到这个门槛的人应该有平等的机会。

一　平等机会的衡量标准

医疗资源微观分配中，平等主义主张的分配标准一定给每个人平等的机会，对这个平等机会有不同的衡量标准。

（一）生命是平等的

平等主义选择病人基于对生命平等的评价，对候选者给予平等的关心和尊重，分配的决策追求尽可能提供给每个人更多的平等。要求避免社会价值和医疗效率交织的效益维度的判断，导致对老年人使用医疗资源的歧视。平等主义选择路径追求对候选者平等的生命的权利的尊重。对所有候选者关心和尊重，不考虑他们会产生多少善、他们的社会地位或者他们余下多少年寿命。不应该通过衡量人的社会的价值的高低选择病人，也不应该通过诊断措施收益大小衡量生命的价值，反对治疗效果更好的候选人比治疗效果差的候选者具有优先权，反对治疗效果差的人让出治疗的机会。

威廉姆斯的平等的含义认为人应该平等分享基本的人道，这个含义没有告诉我们怎样把人当人看。德沃金的资源平等主张基于每个人平等的资源，但是这两种平等对生命和生命冲突的选择不能提供指导，如可供移植的器官是稀缺的不可分的物品，需求大于供应。但是没有一个对所有人都合适的标准。可移植的心脏和肾脏不能分成公平的份额，也不是所有人都需要这些器官。在实践中，资源稀缺程度决定医疗资源的可及程度，可获得器官数量决定获得器官的人的数量，医疗资源越少越不能保证资源的平等可及。

平等主义通过基本人道的理念分配稀缺资源，基本人道（Common Humanity）包括感觉痛苦的能力，感知别人的能力和希望他们自己的充分有意识的生命，也包括获得自尊和通过自己的努力实现自己的人生目标。希望我们自己的目的被承认，避免成为别人的工具。平等的关心和尊重的原则承认每个人的价值，每个人通过他或她自己的观点看世界。这一观点展示了病人选择的悲剧情景，平等主义原则主张所有候选者希望自己的诉求应该被给予相同的重视。平均意味着平均拥有希望的机会，平等主义理论认为不应该让人的个性差别决定最后的选择，依靠个性差别的选择不可取，我们的选择要基于人性的基础，基于对病人的尊重与关心。

（二）尊重病人自主

作为基本自由的权利的基础价值，自由和平等是相互竞争的。按照自由至上主义的观点，平等被认为是自由的敌人，自由和平等是不相容的。最具代表的是恩格尔哈特的观点，他将诺奇克的思想应用到医疗资源分配领域，认为由于人们是道德异乡人，不可能发现一种具体的资源分配模式，医学伦理学的基本原则会发生冲突，当不伤害、行善和尊重、正义原则发生冲突时，恩格尔哈特认为尊重自主原则最重要，其他原则都应该服从尊重原则，尊重原则就是尊重当事人的自由选择。自由至上主义理论强调个人的权利和自由，尊重个人选择，不关心资源如何分配。由于"俗世的道德视界的有限性、面对死亡和痛苦的人类能力的有限性、人类生命的无限性和人类财物资源的有限性"①，医疗资源存在不平等是不可避免的。自由至上主义主张个人权利不可侵犯，在微观分配中对个人权利的尊重主要体现为对个人选择权的尊重，人们应该为自己的健康负责任，很多疾病与个人的不良生活方式和做高风险的活动有关，这些活动是个人自由选择的结果，他们自己应该承担责任，不应该让别人为其不利于健康的行为买单。面对医疗资源微观分配的悲剧性的选择，在自由至上主义理论看来，非常容易解决，通过一种机制确保个人的责任和对个人权利的尊重，自由市场机制满足这些条件，微观医疗资源的享有权应该由自由市场决定，这样决定医疗资源享有权才是正义的。自由市场机制的医疗服务的享有会按照支付能力决定谁能享有资源，费用由个人的医疗保险或者直接付款的方式支付，这样做势必导致社会弱势群体被排除，由于这些人没有能力购买医疗服务因而得不到基本的医疗照顾。一个人的平等需要通过别人付费获得，在自由至上主义看来是不公平的。

（三）资源利用的效率

平等主义理论重视资源利用效率，试图避免功利主义对个人自由的侵犯。功利主义理论强调公共效用最大化，主张最大限度地为人类谋福利、为病人谋利益，医疗保健资源利用的效益应该最大化，这就意味着某些人会被牺牲。功利主义不直接指出谁应该得救，而是根据效率决定谁应该得到救治。"在医疗保健领域，每个人只以他或她对治疗起作用的能力为条件享有平等的和广泛的医疗保健。无用的不能恢复个体基本健康状态的医疗将不再继续。在这种情况下，只能提供安慰或姑息治疗。"② 在医院分配器官等资源时，因为资源是有限的，不可能满足所有人的需求，会产生需求方之间的冲突，功利主义为了将这种冲突降低到最低限度，主张通过医疗资源利用的效率决定医疗资源的享有权，根据这一理念产生了一些衡量医疗资源利用效率的方法。其中广泛应用的方法是成本—效益分析，通过医疗资源利用的成本和获得的效益进行比较分析做出分配决策。还有另外的计算模式可以进行分配的决策，美国哈斯汀中心主任丹尼尔·卡拉汉，

---

① 〔美〕恩格尔哈特：《生命伦理学基础》（第二版），范瑞平译，北京大学出版社，2006，第380页。

② Harry L. Moore, *The Adjudication of Utilitarian Theories and Rights in the Sphere of Health Care* (P. Lang, 2000), p. 52.

反对人们在生命的最后阶段支付大量的医疗费用，提出了"自然生命周期"的论点，主张自然生命周期以发生在生命循环中自然死亡为终点建立分配的标准，在一个人已经度过一个正常生命周期后就不要再积极地进行治疗，而是应该缓解痛苦。"对于老年人的社会责任是帮助老年人度过自然生命周期。"[1] 按照卡拉汉的理念，年轻人在享有医疗资源方面比老年人具有优先权，这样可以节省医疗资源。但功利主义理论的这些主张存在一些问题。首先，因为人的生命是无价的，判定生命价值的做法遭到质疑，拒绝给予一些人享有医疗资源的机会容易破坏社会团结，制造社会不和。其次，即使有计算医疗资源分配效果的方法，对于做出决策的人来说都是不愉快的。"病人选择看医生是把医生当作给予者而不是剥夺者，医生选择自己的职业是为了照顾病人。病人需要医生作为热心的看护者，而不是冷冰冰的功利主义的成本—效益分析者。"[2] 医生通过成本—效益分析排除一些人会引起病人的不满，病人认为受到了歧视。

为了保证医疗资源的平等享有，平等主义理论重视资源利用的效率，也重视个人的自由选择，但是主张医疗资源分配必须公平地对待所有人，所有人都是有价值的，不应该因为社会效果的计算或者个人的支付能力而剥夺社会弱势群体的生存权利。比彻姆和查瑞斯在 20 世纪 70 年代提出平等主义随机选择路径。病人通过两个阶段选择。第一阶段选择候选者。病人需要通过个人的评估决定是不是合适的候选者。这一阶段根据医疗效率评估判断哪些人能获得资源，设计一个医疗收益的门槛，低于这个门槛就不能获得资源，这个门槛包括在候选人群里，避免人与人之间受益程度的比较，避免了因天灾和军事急救的突发状况的社会价值的比较。第二阶段通过随机选择接受资源的人。有两种随机选择方式：先来先服务或者抽签。查瑞斯倾向于后者。这个选择程序的目的是给每个候选者平等的被救的机会，保护个人的尊严。随机选择和功利主义计算方法相反，最好地体现了对人类尊严的维护。

① Daniel Callahan, *Setting Limits Medical Goals in an Aging Society* (New York: Simon and Schuster, 1987), p. 116.

② Angela Coulter, Chris Ham, *The Global Challenge of Health Care Rationing* (Open University Press, 2000), p. 120.

二　选择病人的两个阶段

为了兼顾医疗资源的利用效率和平等享有机会，会通过两个阶段选择病人，第一个阶段按照效率标准选择候选者，按照医疗资源利用的效率比较初选出一批候选者。第二个阶段再按照平等标准最后确定谁能够获得医疗资源。第一个阶段是功利主义的路径，代表是瑞查（Nicholas Rescher），第二个阶段是平等主义路径，代表是查瑞斯（James F. Childress）。

瑞查主张通过效率确定医疗的合适的候选人，这些候选人将从资源获得很大的收益的人中选出。这个路径"作为通过选择那些已经或者会对社会最有价值的贡献的接受者，追求社会资源收益最大化"[1]。这些被选上的生命会对社会有价值。从这些人中选择接受资源会取得更大社会价值的病人。有五个分配的标准：相对成功概率、将来的生活预期、家庭作用（对依赖人群的责任）、过去的社会贡献、未来可能的社会贡献。前两个是医学标准，后三个是社会标准。最后病人的选择应该通过最高的社会医学效益的得分决定。如果病人得分是相近的，那么最后最好通过抽签的随机选择机制做出决定。通过医疗标准排除的人会非常不服气，如果给予人们平等的机会，就不会出现这个问题。

查瑞斯主张第二个阶段平等主义的路径。查瑞斯认为这个路径通过避免人际社会比较的判断，平等地维护了人的尊严。它也提供了"平等的机会，除了社会价值的作用之外，为了拯救生命获得医疗资源"[2]。平等主义原则试图平等地满足病人的医疗需要。这个路径拒绝评价人的价值和社会贡献，它通过更多的社会善维护人的平等、尊重人的尊严，它的目标是促进人们之间被救的平等的权利和平等的价值。

平等主义学者查瑞斯反对通过社会价值判断选择病人，他从三个方面对社会价值标准进行了批评：①低估了社会价值量化的困难；②确认社会价值或者将来的社会价值是非常困难的；③人的社会作用、关系和功能没有获得足够的重视。社会价值判断需要长期的检验，病人生前的社会价值判断不一定可靠，如凡·高的画作生前不被认可，死后才被赋予很高的价

---

[1] Nicholas Rescher, "*The Allocation of Exotic Medical Lifesaving Therapy*," in Ronald Munson, ed., *Intervention and Reflection: Basic Issues in Medical Ethics* (Wadsworth Publishing Co., 1996), p. 578.

[2] James F. Childress, *Practical Reasoning in Bioethics* (Indiana University Press, 1997), p. 184.

值。"人是有自尊的，被人按照社会价值分为等级不会令人舒服。这个自尊不能缩小过去或将来社会的贡献。"① 平等主义理论希望通过医疗资源获得平等的救治的权利以保护人的尊严。这个权利通过建立保证平等机会的程序最好地获得了保护。平等主义理论坚持两个阶段选择病人的程序，但是在两个阶段都强调"医疗效益"的"价值和必要性"的判断。这些判断决定哪个病人更能使资源收益最大化。

20世纪70年代，查瑞斯的观点包括必要的医学标准，尽管他现在确认一些"排除/包括体现不确定的社会价值判断的医学和精神病标准"②。查瑞斯没有将社会效益和医疗效益合并起来分析。社会效益和医疗效益的合并问题没有提上日程，没有受到重视。在美国器官移植中心，第一个阶段病人选择的研究显示，"是否病人被接受或被反对成为候选者仍然基于临床诊断，通过个人表达的社会价值具有基本的决定作用"③。

对于第二个阶段的选择程序，查瑞斯基于平等主义的观点做了改变，他认为通过限制最后阶段社会价值标准的选择、随机选择决定资源享有者，他在最后选择中将医疗效益的判断和社会效益的判断区别开来。他的病人选择的平等主义路径和功利主义路径是有区别的。平等主义强调医学效益的成功因素，查瑞斯承认候选者和最后基于医疗效益为基础的最后选择的第二个阶段比较。和瑞查不同，查瑞斯没有认可家庭角色的作用，潜在的未来的贡献和过去的服务的社会价值标准成为第二个阶段选择的标准。

查瑞斯对他的医疗标准的技术性含义没有做充分的解释。他的观点会遭到人们的质疑，因为查瑞斯没有考虑社会心理治疗问题。"心理社会的修复手段和医疗一样对人的组织结构有影响。心理社会因素包括生活方式如酗酒、长寿的可能、按时间计算的年龄、社会地位、情绪稳定和服务的支付能力。"④ 查瑞斯认为这些能和社会价值判断结合在一起。美国器官移植中心的调查显示，社会效益的评价在第二个阶段已经成为日常的工作。考虑的因素包括候选者和权威人物的联系、过去不负责任的行为、智力水

---

① James F. Childress, *Practical Reasoning in Bioethics* (Indiana University Press, 1997), pp. 173 - 174.

② James F. Childress, *Practical Reasoning in Bioethics* (Indiana University Press, 1997), p. 185.

③ Tom Koch, "Normative and Prescriptive Criteria: The Efficacy of Organ Transplantation Protocols," *Theoretical Medicine* 17 (1996), p. 80.

④ Tom Koch, "Normative and Prescriptive Criteria: The Efficacy of Organ Transplantation Protocols," *Theoretical Medicine* 17 (1996), p. 80.

平、婚姻状况、依赖人口、收入、教育背景和就业记录，所有这些都会被评估，确定潜在的候选者接受医疗资源后是否能进行有建设性的生活。对这些因素评估的分量，不同器官移植中心有不同的规定。

如果社会效益和医疗效益的结合非常容易，通过社会价值的评估就能够决定病人的选择，这个评估是社会分配有限的医疗资源的重要问题。自查瑞斯决定将广泛的社会价值判断纳入病人选择之后，他打开了平等主义选择病人的前景。

三　功利主义和效用比较

病人选择的社会价值标准的判断基础是功利主义。行为功利主义通过具体的情境衡量社会价值。如果没有其他的候选者有同样高的社会效益得分，那么选择这个病人就是对的。行为功利主义追求社会效益最大化，关心特殊选择决定的效益评估，这和选择决定的规则相反。病人选择是合法的，只要这样做会使社会效益最大化。行为功利主义观点规则可以灵活解释这些规定。

曾经出现过案例到案例的社会价值判断，在 20 世纪 60 年代西雅图上帝选民"Seattle God Squad"的案例中①，华盛顿大学西雅图人工肾脏中心组成了选择病人的 7 人小组，这是最先有这种形式的病人选择的小组。那时透析是稀缺资源，这个小组的选择非常典型，1972 年前，美国国会解决贫困人口援助计划（Medicare）为透析付费。西雅图的医生们是透析的先锋，他们意识到这些病人选择的决定要求新的医疗决策的机构：伦理委员会。这些医生率先认可临床职业的开放，不再是市场做出决策的一个角落。这个委员会不经社会道德和政策的指导，成员按照本能做出决定。委员会由下列人员组成：律师、管理者、银行家、家庭主妇、工人领袖、政府官员和两个医生。委员会倾向于选择有依赖人口的和那些性格稳定和情绪成熟的人，也选那些有公共服务记录的人，如童子军领袖、星期日学校的教师和红十字志愿者。这个委员会选择的决策和医疗诊断决定的候选者是分离的。社会价值标准是行为功利主义的判断。按照西雅图选民案例，社会价值标准意味着医疗标准的额外表达，而不是医疗标准。一旦他们的

---

①　James F. Childress, *Practical Reasoning in Bioethics*（Indiana University Press, 1997）, p. 197, p. 209, p. 351.

判断曝光就会崩溃，但是这种病人选择的社会价值判断不会停止。这种判断因为医疗术语的再定义已经不明确了。

当不能达成共识时，功利主义会提倡通过医学伦理委员会讨论决定。医疗资源微观分配中分配的标准需要进行判断，医学因素只是考虑的一部分，社会价值的判断需要社会利益的代表来评判，因此应该由不同背景的人组成的医学伦理委员会来做出决定。效率标准往往是第一阶段筛选候选者的标准，然后根据社会标准或抽签、先到先得确定，社会标准有时是武断的，抽签和先到先得对那些需要急诊的人是不公平的，此时，医学伦理委员会应该发挥作用。医学伦理委员会应该由医生、医学伦理学工作者、无医学和有医学伦理学知识背景的人、社区代表等组成，汇聚各方意见，综合考虑医疗资源分配的标准，最终做出分配的决策。

行为功利主义对人的价值的判断充满主观色彩。为了避免这种判断的社会价值歧视，可以通过规则功利主义矫正这个缺陷，医学标准是功利主义方法的结果。医疗效益目的是通过成功的治疗给病人最好的医疗收益或实现福利最大化。医疗效益最大化的可辩护的路径体现在规则功利主义的表达上。规则功利主义被大量用于指导医疗实践，通过制定的规则判断行为的对错。规则功利主义背后的基本理念是制定一系列规则，这些规则是按照资源会取得的效率制定的，按照这些规则进行资源分配会产生最大社会效益。社会福利是功利主义强调最大多数人的最大利益的基础。无论是行为功利主义还是规则功利主义都不仅是关于人们的道德责任的理论，还是社会和政治理论。

选择病人的功利主义路径的优点如下。第一，避免资源的无限享有。规则功利主义认可最大多数人最大利益的道德责任。通过效益决定医疗资源的享有权。第二，规则功利主义路径的分类避免了行为功利主义的消极方面。规则功利主义避免了西雅图选民的社会价值判断。规则功利主义对平等价值的生命来说，在平等主义基础给予平等以关心。按照查瑞斯的观点，"医疗效益不违背平等生命原则，社会效益也一样"①。他揭示了一个问题：平等主义理论并不忽视医疗效益和社会效益，平等主义医疗资源分配理论要考虑效率问题。

---

① D. R. Waring, *Medical Benefit and the Human Lottery: An Egalitarian Approach to Patient Selection* (Springer Press, 2004), p. 19.

第二节　微观分配标准面临的困境

当病人的选择有关生与死时，每个人都希望自己有活下来的机会。诺曼·丹尼尔斯举过一个例子，艾利斯和贝蒂，他们年龄相同，在等待名单中的顺序相同，如果不进行器官移植都仅能活一周。移植后艾利斯会活两年，贝蒂会活十年，谁会得到这个资源？最好的效果意味着贝蒂获得器官而艾利斯死了。但是艾利斯会反对，"为什么我应该放弃我能活下来的唯一的机会，仅因为贝蒂能活得更长，两年的生命就不重要了吗？这是不公平的。我放弃对我来说所有有价值的东西，只有这样，贝蒂才能有更多的对他来说有价值的东西"①。艾利斯要求两个人抽签决定平等地获得资源的机会。一些人支持艾利斯的观点，另一些人不支持。我们被丹尼尔斯理论相互冲突的直觉所阻碍。生命伦理学在历史上有两种解决这个问题的重要路径，功利主义路径总是喜欢最大的效果，平等主义路径常常喜欢公平的机会（Fair Chance）。医疗资源微观分配决策要考虑生存的权利和选择的权利，也要考虑社会后果，通过诉诸效率、平等和自由等理念实现分配的实质正义，但是这些理念有时是相互冲突的。

一　重视效率与医学目的的矛盾

按照效率标准，经过治疗收益大的病人会优先享有医疗资源。医疗效果体现为年龄、预期寿命、成果的概率等。通过成本—效益分析为医疗服务排序，按照这一标准，急救的病人优先于慢性病人，成本高、收益少的病人排在最后。为了挽救更多人的生命，医疗资源需求少的病人优先享有资源。这一标准存在争议，由于这一标准太关注治疗效果最大化，按照平等主义的观点，如果某些人的治疗需求是关乎生死的，则不能因为考虑治疗的收益就放弃这些人的生命，这种情况下太关注效果最大化而忽视人的生命是不符合人们的道德直觉的。效率标准在医疗资源优先安排方面是最先考虑的因素，但是不给予受死亡威胁的病人优先，医学目的主要是救死扶伤、防病治病，对危重病人放任不管显然违背了医学目的。在 20 世纪 90 年代，美国俄勒冈州

---

① Norman Daniels, "Rationing Fairly: Programmatic Considerations," *Bioethics* 7 (1993), pp. 225 – 226.

在确定老年医疗项目的优先安排时按照成本—效益分析排队，"老年医疗项目的目标是确保每一美元都获得最大的收益，没有将病情最重的病人排在前面"①。俄勒冈州的计划不给予病情最严重的病人优先享有权，不对最重的病人进行救助，在它当初的优先顺序排列中，治疗龋齿比阑尾炎手术具有优先权，因为治疗龋齿消耗的资源少、收益大。不优先抢救危及生命的病人是违背人性的，阑尾炎是关乎人的生死的，应该排在前面，龋齿只关乎疼痛和牙齿的功能。美国公共和国家委员会建立的医疗资源分配的优先安排计划反对这一做法，其采纳了给予重病病人一些优先的意见。

二 重视社会价值与医生的职业道德的冲突

效率标准不仅考虑医疗的收益，还考虑社会价值，社会价值标准主张通过医疗资源分配，达到促进社会的善的结果。在功利主义理论看来，教育、职业、年龄、成绩、成就都与道德相关，应该采取一些方法评估不同人的社会价值，那些排在最后的人就被牺牲了。但是对于病人来说，社会价值和社会责任的判断与医学目的相矛盾，违背了医生的职业道德。

社会价值标准通常通过计算个人对于社会的价值确定医疗资源的优先享有权。如在第二次世界大战北非战场，盟军士兵一些人得了淋病，一些人因作战负伤，当时的青霉素不能满足所有士兵的治疗需求，选择治疗患性病的士兵就是基于社会价值的考虑，因为这些士兵会很快康复投入战斗。涉及价值的判断具有主观性，每个人对于价值的理解是不同的，任何人都是有价值的，而且这种判断还涉及社会关系问题，我们对于自己的亲人自然认为价值大。批评社会价值的判断的观点认为这是试图扮演上帝，因为只有上帝才能判断人们生命的价值。按照平等主义观点，个人的境遇与社会的影响有关，教育、家庭的背景都会影响个人的社会价值，个人的天赋或者无法改变的社会环境会造成个人社会贡献少。社会价值标准需要医疗权力机构对人的社会价值进行判断，这与医疗这个行业的职业道德发生了冲突，医学的目的是救死扶伤、防病治病。生命是神圣的，生命是无价的，任何人的生命都是宝贵的，在医生眼里，任何人的生命都是有价值的、值得尊重的，医务工作者应该对病人一视同仁。判断病人的社会价值违背了医务工作

---

① Norman Daniels, James E. Sabin, *Setting Limits Fairly: Can We Learn to Share Medical Resources?* (Oxford University Press, 2002), p. 3.

者的职业道德，更重要的是这一标准会使医患关系恶化，在医生眼里，病人按照社会价值被分成了等级，病人就会不再信任医生了。

社会价值标准会把社会责任重大的人的医疗需求放在优先位置，如在战争年代医生活下来可以挽救更多的人的生命，国家元首的生存决定了其他人的生存，这些人会优先享有医疗资源，供养人口多的人也会被优先考虑。平等主义反对按照社会价值标准分配资源，生育孩子是受生理因素影响的，成为医生、国家元首是受社会因素影响的，不是个人不愿意承担社会责任，因为个人无法决定的因素而决定他们的生死是不道德的。

三　重视个人自由和个人责任与平等生存权的矛盾

首先，尊重个人自主权会导致见死不救。尊重个人的自由选择，根据病人本人意愿接受治疗，这一观点认为只有个人才能对医疗活动对于自己的意义和价值进行判断。每个人都有自己的人生计划和价值标准，人们会根据这些计划和价值标准确定医疗活动的收益和负担。但尊重病人的意愿会有缺点，在放弃治疗时，这一缺点更加明显。这样做违背了医学伦理学的不伤害、行善原则。第一，我们无法保证病人做出放弃治疗的决定是在信息全面的情况下做出的，无法判断病人的决定是理智的，而不是一时的冲动。第二，尊重病人的自我决定权，会导致医生听任病人死亡的现象发生，医疗行业是救死扶伤的，医务工作者应该努力使病人受益，医生对病人见死不救在道德上会受到谴责。

其次，自由市场决定医疗资源的享有权，没有对病人予以平等对待。主张通过自由市场决定医疗资源的享有权背后的核心思想是当我们知情地购买医疗保险时，没有任何我们遇到的限度是不公平的。"市场理论有一些很好的思想，它要求人们对于他们面临的选择或者他们拥有的对于限度的选择充分知情。"① 按照自由至上主义的解释，我们每个人在购买医疗保险或购买医疗服务时已经确定了医疗资源享有限度的合法性。在自由市场关于履行和选择的信息必须是购买和参加医疗计划的人可得到的，以便他们能有效地做出医疗照顾计划、医务人员和治疗的选择。只有拥有这些信息，消费者和购买者才能使提供者提高医疗服务的质量和为病人的需要和

---

① Norman Daniels, James E. Sabin, *Setting Limits Fairly: Can We Learn to Share Medical Resources?* (Oxford University Press, 2002), p. 30.

愿望负责任，但是医疗市场和其他商品市场不同，病人没有专业知识，获得的信息不能全面地被理解，另外市场不能保证公平的合理的选择。穷人由于没有钱购买医疗服务，自然就被排除了，穷人的生存权利无法得到保证。医疗资源享有权变成了富人的权利，这是多数人不能接受的。当然一些非基本的医疗需要（如美容等）按照个人购买能力决定享有权是正确的，但是决定病人生死的医疗资源的享有权由自由市场决定就会导致穷人自生自灭。

最后，强调个人对健康负责忽视了患病的社会原因。个人生病有时是由于个人不良的生活习惯（如吸烟、酗酒等）造成的，在这些情况下，个人应该为自己的健康负责任。稀有医疗资源在分配时会考虑患病是不是由个人原因造成的，如肝移植时，倾向于不给因酗酒等不良生活方式造成肝病的病人移植。反对意见认为不良的生活习惯也许是由于个人无法改变的遗传或社会压力的原因造成的，完全由个人负责是不公平的。

平等主义理论主张给予每一个候选者平等的关心和尊重，认为每个人都有平等的生存权，反对完全按照效率、社会标准或者支付能力确定医疗资源享有权，应该使病情最重的病人优先享有医疗权，不能因为效率的计算而放弃对重病病人的救治。不能漠视弱势群体的医疗需求，而听任自由市场决定医疗享有权。但是平等主义理论会面临无底洞问题，"医疗保健行业会成为'黑洞'，吸进几乎无限的社会资源。特别是有严重疾病和残疾的人，依靠技术的进步可以越来越接近正常物种功能，应该做到什么程度几乎没有限制"[1]。任何社会都不会做到无止境地满足人们的医疗需求，若对如何确定医疗资源分配的限度达不成共识，就需要通过程序解决。

第三节　程序正义

在医疗资源微观分配的标准不能达成共识的时候，就不能通过分配的标准实现分配的实质正义，资源分配的程序正义就变得十分重要，分配的程序回答谁决定医疗资源微观分配的问题。功利主义和平等主义理论都同意不能达成共识时通过程序决定医疗资源的享有权，都主张通过医疗资源微观分配的程序来解决道德难题。功利主义认为可以通过排队或者某些随

---

① Allen Buchanan, *Justice and Health Care* (Oxford University Press, 2009), p. 63.

机的程序进行分配，认为应该由那些能够很好地判断个人社会价值的人来决定谁应该享有医疗资源，因此医学伦理委员会应该由这些人组成。平等主义认为程序正义体现了每个人被平等对待，医疗资源分配的决策应该具有合法性，当医疗资源分配"缺乏一致意见，我们应该依靠公平的程序解决这些问题，确立这个决定的合法性"[①]。平等主义理论希望通过程序正义给予人们平等的机会，认为这样的分配才会获得道德辩护。丹尼尔斯与森都提出了选择的程序问题，当不能达成共识时，通过公平的程序做出决断，病人选择程序的目的不是充分意识地生命的更多的数量，而是分配给每个候选者平等的机会，这是为了维护他们独一无二的生命，给他们的生命同样的重视和平等尊重，每个生命不应该因为生命的长度和质量而有差别。我们不应该用医疗收益水平衡量人的生命。

一　程序正义的特征

医疗资源微观分配的标准在对病人进行初步筛选时起指导作用，医疗资源微观分配通过效率、平等、自由等标准做出分配的决策，由于这些标准常常诉诸人的道德直觉，人们的社会价值观念是多元的，需要提供一个平台对这些标准进行探讨。即使达成了一致意见，制定标准时不可能包含所有的信息，分配医疗资源的标准需要经常修改，导致标准不稳定、缺乏可操作性。另外参与医疗资源分配的各方存在利益纠葛，人们都会重视自己的病人、自己和自己亲人的医疗需要，哪怕有百分之一的可能也要付出百分之一百的努力，而医生和医疗权力的掌控者从社会整体而不是从单个病人角度考虑问题，他们会考虑整个社会成员的利益，面对具体的个人的悲剧性的命运，无论是医生还是政府官员，作为分配决策者，内心都会备受煎熬。还有一种担心，按照分配的标准进行分配就意味着掌握医疗权力的人分配医疗资源，人们担心医疗权力拥有者会存在偏见，甚至滥用权力的问题，因此微观医疗资源分配的程序会避免以上问题。

医疗资源分配程序要平等待人，在医疗资源微观分配中，应该考虑到受医疗稀缺资源分配影响各方的立场，给这些受影响的人一个平台发表自己的观点，他们的意见被倾听、被关注，这个程序应该包括所有相关的人

---

① Rosamond Rhodes, Margaret P. Battin, Anita Silvers, *Medicine and Social Justice* (Oxford University Press, 2002), p. 16.

的意见。医疗决策的程序应该是清晰的、合理的，保护平等，反对特权，因此，实现微观医疗资源分配程序正义应具备以下条件。首先，做出的医疗资源分配决策的理由必须是公开的，像医学高新技术的应用范围或者器官移植的受者的选择标准和理由要向医务工作者、病人和全社会公布。"一个公平的程序必须是开放的程序，这个程序运用的规则和标准对受决策影响的人应该是透明的。"① 其次，要保证通过分配程序做出分配决定的理由是合理的。分配的决定是根据人们的合理的正当利益做出的决定，这是实现程序正义最重要的条件。再次，分配的程序要做到病人被平等对待，分配资源的程序要避免人们受到偏见和武断行为的伤害，这样每一位病人都受到了平等的对待。最后，应该有修改和质疑的机制，当发现新的证据时可以及时修改，有不同意见也能有渠道反映。

二. 随机选择

平等主义理论希望通过公平的程序保护人们的自尊心和自我价值感，维护人的自主选择权，给予每个人平等的机会，平等地对待每一个人，平等主义通过随机选择的方式实现平等、自主、公平的统一。

(一) 先到先服务不是随机选择

按照先到先服务原则，在同等情况下，医疗卫生用品和服务的分配在多数情况下采取先到先服务的办法，这种方法被认为是随机的方法，能做到对病人一视同仁。目前大多数医疗卫生机构均按照排队方法提供医疗服务，例如以挂号的顺序确定就诊的先后顺序。器官移植按照在网上登记的先后顺序，排在前面的人先获得。但是人们会质疑先到先服务不是随机选择的方法。如果随机选择的程序不考虑通过病人和医生的不当影响，那么先到先服务的路径不是随机的。它偏向那些有工具、有经济条件的人，这些人能很早地被诊断或在更多的等待单子中注册。"这个系统允许人们提高他们的机会……通过将他们列在不同的地区的名单中。"② 偏好于那些住得离移植中心近的人，他们生活在哪儿比他们需要器官的紧迫性更影响生死的机会。先到先服务的路径仿佛是由个人运气决定了个人

---

① 〔英〕戴维·米勒：《社会正义原则》，应奇译，江苏人民出版社，2001，第 109 页。

② Peter A. Ubel, Arthur L. Caplan, *"Geographic Favoritism in Liver Transplantation-Unfortunate or Unfair?" New England Journal of Medicine* 349（1998），pp. 1322 – 1325.

是否享有资源，因此有人将先到先服务归为随机选择。医生可能会对查询的病人反映很慢或者因为障碍耽误了一些查询。"计算机产生的随机选择总是有很多问题，其他资源的暗中参与比无数的控制先到先得的资源更容易被发现。"①

先到先得的路径目的不清晰，那些负担重的人往往等待时间最长，因为他们没有能力先到，该给谁治疗有不同的解释，怎样判断谁是最先到的呢？可以是第一个咨询医生的人，可以是第一个注册需要移植的人或者是第一个接近死亡点的人，因为平等主义用相反的方法关心人们的平等，那么会质疑先到先服务制度，这个制度不能让所有的资源均等化。如果不能均等化，那么在名单中的等待时间不能作为最公平的分配工具。相关的差别总是允许候选者的公平的区分。选择病人的程序最好不受等待名单的不公平的社会因素影响。一些人不得不比其他人等待更长的时间，但是等待名单并不保证等待时间的平等。最近美国的网络肾器官的分配的改革目标是减少候选者等待中死亡的数量。前面提到的对等待的影响的不公平条件也被注意到了。等待时间决定受者受到人们的质疑。很少医疗机会的更弱的人会排在名单的最后，因此将他们置于不利地位。

按照先到先服务的制度，经济条件好的人在家里就能被告知成为器官移植的受者，因为他事先排队了，而一些经济条件不好的候选者即使在医院也没有机会，因为他没有等待那么长时间。微观医疗资源分配的目标是更客观地选择候选者，给那些接近死亡的人优先的生存机会。平等主义理论反对不公正的条件影响等待名单的顺序。

（二）抽签的道德意义

平等主义理论主张人们被平等地对待和尊重，当资源分配的标准无法平等地对待病人时，通过个人的运气决定享有医疗资源，随机的方法满足平等主义的这些要求，抽签是一种随机的方法，"通过等待的时间选择既不是随机的，也不公平。相反，一些抽签在道德上是可以接受的手段……平等主义者试图弥补命运、机会，抽签是一种尝试"②。在这个随机选择的

---

① John F. Kilner, *Who Lives? Who Dies? Ethical Criteria in Patient Selection* (Yale University Press, 1990), p. 201.

② D. R. Waring, *Medical Benefit and the Human Lottery: An Egalitarian Approach to Patient Selection* (Springer, 2004), p. 160.

过程中，医生和医疗权力机构是中立的，病人会认为自己没有受到歧视，病人的自主选择权利受到了尊重。

随机选择的程序应该清楚试图获得什么，先到先服务不能解决分配标准的困惑，抽签却能解决分配的困惑，它们是简单的、可操作的和全面适用的，抽签给予当事人平等的机会，尊重了他们的自主权。第一，抽签能保证候选者之间不需要进行比较。第二，抽签是价值中立的，对任何人都没有偏心，"它具有作为独立存在的排除工具的功能，反对不可估量的差别的主观的偏心"。① 第三，抽签是在具有相同的医疗需要的人们之间最平等的决策工具。抽签给予每个人平等地享有资源的机会，当不能满足所有人的医疗资源需求时，让运气决定谁将被救。例如预防天花的疫苗少不能满足所有孩子的需要时，英国政府用抽签的方式决定接受者。通过抽签决定接受者被认为没有歧视，抽签的方法视候选者情况相同，如疾病严重程度相同，在没有办法确定他们等待时间先后的情况下采用。抽签的办法也面临质疑，功利主义认为随机分配是没有说服力的，功利主义从获益角度出发反对随机配给，认为在实践中这样的环境是不真实的，看不到结果。

我们要考虑抽签能体现道德价值，没有道德价值的抽签会发生悲剧性的结果。抽签曾经有灰色的历史。杰克森抽签的故事发生于英格兰的一个小村庄，每年 6 月 27 日，抽签决定谁会受石刑而死。没人知道为什么要这样做，写着成员名字的纸被丢在城市广场。第一个阶段由家庭的男家长选择，第二阶段他选出家庭的一个成员去死，其他人免除了。这些人忘记了抽签最开始的理由，他们知道当做出决定时怎样杀死一个自己人，他们用孩子们玩耍的石头处死被选中的人。这些抽签是违背我们的道德的。尽管严格的平等主义理论需要更多的理论界定，抽签经常被用于法律和政治任务和负担的民主安排，如士官的选择的例子，抽签用于分配收益比分配负担多。

用抽签分配稀缺的医疗资源在医疗界非常普遍。医院用抽签选择透析病人，美国大量使用抽签这种方法决定新药的供应，这些供应是有限的，而且被证明有用。1993 年伯莱克斯实验室（Berlex Laboratories）在 67000

---

① D. R. Waring, *Medical Benefit and the Human Lottery: An Egalitarian Approach to Patient Selection* (Springer, 2004), p. 164.

位病人中抽签分配一种新药（Betaseron），这种药会延缓多发性硬化症。1994 年，超过 18000 位艾滋病人抽签分配 3600 支药物沙奎那韦（Inviarase）。通过抽签决定能获得药物的病人，这种方法被认为没有歧视。

病人选择的平等主义路径会对候选者予以平等的关心和尊重，这意味着给他们获得医疗资源平等的机会。有两种选择候选人的理由：特殊的考虑和一般的考虑。特殊的考虑的理由是补偿先天的不利，这种不利影响某些候选人获得资源的机会，例如给那些马上就失去生命的人优先，这些人不能等了。这个优先通过首先选择最弱的病人或通过给他们比其他候选者没有的加权的资源满足平等主义的正义要求。候选者的其他因素如血型或者多器官移植的需求等都可以被特殊考虑。一般的考虑的理由是机会应该平等。当特殊的考虑不具有医疗资源的竞争性时，则应平衡特殊的考虑的正义和效率。这个分配的机会是给予每个候选者活命所要求的平等的资源。它允许一定范围的医疗效益得分决定接受者和表达严格的平等主义价值。

三　机会平等对抽签的要求

每个人的病情是不同的，如果这些病人通过一场抽签的程序决定享有权并没有给每个人平等的机会，这就需要加权机会（Weighted Chances）和平等机会的抽签相结合。平等主义者认为，"坚持所有候选者的平等机会预示着接受资源的平均机会很少，因为他们需要的资源的类型极度稀缺。当突然合适时，即使给一些候选者平等机会也很少会获得合适的资源。这就是在医疗的特殊领域更好的定义的加权机会的有限的应用"①。

加权机会体现平等主义的要求，给每个候选者享有资源的公平的机会。这个路径按照候选者医学效益得分分配机会，也按照候选者疾病紧急程度或者以其他临床症状的特殊考虑为基础。不论哪个方法，加权抽签都给候选者不同的获得资源的机会，不给任何人相对优先权。

理论上，如果特殊考虑是强制性的，加权抽签就应该更有吸引力。但是在理论和实践中，加权抽签的创建者容易在不同的要求的权重上产生分

---

① D. R. Waring, *Medical Benefit and the Human Lottery: An Egalitarian Approach to Patient Selection* (Springer, 2004), p. 177.

歧，另外他们能重新思考没法衡量的问题，则抽签意味着避免。仅一个人会有机会时，抽签对平等机会是最好的。存在四种特殊考虑的排除，即 O 型血候选者、一个候选者治疗效果极好、需要多器官候选者和那些即将死亡的候选者，对这些人加权抽签具有更广的吸引力。

至少有四种平等主义方法能判断选择病人的抽签的使用。第一，抽签具有特别适合的候选者的联系中断者（Tie-breaker）功能。第二，它能具有独立存在的排除工具的功能，反对不可估量的差别的主观的偏心，给基本人道更多的重视。作为随机选择的工具，抽签是中立的。第三，抽签在相同的要求间是最平等的决策工具。第四，抽签能通过我们在生命中必须拥有的机会，平等地给予人文关怀。平等主义者的一个方法是平等地分配机会和当不能满足所有人的需要时让运气决定谁将被救。强平等主义者支持第二、第三和第四种判断的结合。

加权抽签存在的问题是他们要求对不同的候选者的生活评出不同的价值："不同的生命基于抽签的目的不得不被记录成不同的重要性，尽管不存在单一的通过这些重要性决定的可接受的惯例。"① 平等机会选择的抽签有如下特点。首先，它不考虑如基因配型、年龄、血型、医疗急救的地理位置和程度等因素。"我们能提供平等的机会，同时允许基于这些因素的一些相配程度……分配制度会更有效率，同时仍很公平。"② 这些因素不是很恰当。抗排异反应药物越来越有效，会减轻组织配型的问题，太重视公平花费的效率实践会很矛盾。如果潜在接受者经过治疗收益会很大，年龄就不应被作为考虑的因素。等待名单最好地解决了与机会相关的地理位置问题。其次，选择病人时给身体状况好的病人和最差的病人平等的机会，传统的功利主义者的平等的含义是弱势群体应该对正义有最强的要求，"而不是给所有人平等的要求权，不考虑他们的状态如何"③。严格的平等主义通过给弱势群体平等的抽签优先权解决这个问题。这将暂时使更健康的人的机会减少，直到他们都成为弱势群体或者都有平等的机会，这样弱势群体就不存在了。最后，平等抽签机会选择的问题。提供给所有合适的候选者享有资源的平等的机会，不会纠正一些特别适合资源的候选者面临

---

① Neil Duxbury, *Random Justice: On Lotteries and Legal Decision-Making* (Clarendon Press, 1999), p. 49.

② Veach, *Transplantation Ethics* (*Georgetown University Press*, 2000), p. 308.

③ Veach, *Transplantation Ethics* (*Georgetown University Press*, 2000), p. 309.

的机会减少的问题。

　　由于医疗微观资源常常是匮乏的，这些资源的分配需要兼顾效率和平等，也要尊重个人的自主选择，通过这些标准达到实质正义非常困难。在这个意义上，是否达到医疗资源微观分配正义，可以通过平等享有、自由的选择以及资源利用的效率进行评价，平等主义理论主张这些目标通过微观医疗资源分配的程序正义实现。

第六章　不一样的平等：批判与反思

平等主义医疗资源分配理论除了内部的不一致以外，还要面对其他伦理学理论的批评，这些理论对平等有不同的理解，功利主义是从医疗资源利用的效率角度，洛克主义是从个人的自由与自我决定角度，儒家伦理思想从行善的角度对平等主义医疗资源分配理论进行了批评。儒家思想对平等主义的批评更适合中国的文化内涵，应该以儒家伦理思想指导中国医疗资源分配的实践。

第一节　成本—效益分析：功利主义的观点

医疗资源分配要重视分配获得的效益，这符合功利主义的理论追求，正义理论可以从两个维度描绘：一种是按照它们使用的衡量标准，另一种是它们选择的衡量标准表达的原则或功能。功利主义的衡量标准是福利或者功利，功利主义理论通过成本—效益分析追求福利最大化，在稀缺的医疗资源分配问题上，功利主义认为平等主义能够拉平人与人的差距，功利主义理论通过将资源分配给利用效率最高的人，通过有效调整生命年最大化作为衡量分配的基本单位，给予每个人平等的重视。

一　反对平等主义的拉平

功利主义认为平等主义理论最后会导致不平等的结果，不论是否能提高每个人福利的平等水平，平等主义理论都将拉平所有人的差距，穷人什么也不干就能让富人的财富减少，人们不愿意多干活，获得再多的财富都会被分走，所以没有财富可分，也就不会获得更多的平等，没有效率的平等会减少所有人的福利，从而导致整个社会的不平等。功利主义认为平等主义要想在实践中应用就会变成功利主义，平等主义分配理论要考虑分配的效果。平等主义最主要的分支是福利平等和资源平等。福利平等和功利主义使用的衡量标准是一样的，都是福利，但原则不同。资源平等主义和功利主义相比，用的是不同的衡量标准和不同的原则，相对于福利平等主义的福利最大化，资源平等主义表现为财富最大化。在一些情况下，利益最大化比财富最大化更能代表功利主义。福利很难衡量，而其他利益如财富和寿命是相对容易衡量的。在医疗资源分配中，功利主义追求的福利是寿命的延长，在分配稀缺的救命资源时，功利主义通常通过生命年最大化衡量。

功利主义理论认为平等主义实现分配正义的途径是含糊的。平等主义理论在资源分配中会重视社会弱势群体，如果功利主义的目的是帮助那些获利最多的人，那么平等主义的目的是帮助那些社会弱势群体。彻底的平等主义理论是不进行福利比较的，把稀缺资源分配给社会弱势群体，把这些资源分配给其他人可能会获得更大的福利，资源分配使获益更多的人有更多的福利，平等主义不考虑这些。在平等主义理论中，福利平等和资源平等理论重视资源分配的效果，但是关注的角度不同。一个彻底的平等主义理论既可以为病人和失能的人提供很多帮助，也可能没有帮助，就看它追求的是什么平等。平等主义者追求的如果是福利的平等，就会重新分配资源给病情严重和严重失能的人。平等主义理论会考虑获益最少的人，例如，年轻人得了晚期癌症，福利平等主义将继续提供给这些获福利最少的人资源，直到增加的资源获得更好的效果为止。追求资源平等的平等主义会把穷人作为社会弱势群体。如果额外提供资源就会减少穷人的最低收入，那么病人和失能的人将不会得到额外的资源。

功利主义认为分配正义最好的理论是功利主义。资源平等主义和福利平等主义关注分配的效果但是不进行收益的比较。资源平等主义理论将不给那些收益大的病人和失能的人以额外的资源，福利平等主义给那些收益很少的病人和失能的人太多的额外资源。功利主义重视收益的比较，追求利益最大化，只有功利主义才能避免要么给病人和失能的人太多的资源，要么给太少的资源。德沃金对福利平等主义和资源平等主义进行了区别。德沃金的资源平等的理论依赖他提出的假设的保险理论，功利主义理论认为这个假设的保险理论就是另一种形式的功利主义理论，按照德沃金假设的保险理论会分配资源给获得收益最多的人。森和玛莎·诺斯鲍姆认为他们要的不是福利的平等而是能力的平等从而获得功能的平等。追求福利的平等不是丹尼尔斯的目的，它追求公平平等的机会。功利主义认为所有这些理论都和福利平等主义一样是脆弱的：再分配资源给病得很重和严重失能的人的限度是不可控的，按照能力平等理论进行医疗资源分配会使严重疾病和失能的人获得太多的资源。平等主义者面临如何处理责任的问题，有些人的福利水平低是由自己造成的，如果不给这些人提供资源，则不能阻止对有严重疾病和严重失能的人的无限再分配。除非存在特定的条件，我们能自己解决自己的问题。福利平等主义通过责任避免资源的无限度使用的问题，但是责任不能帮助福利平等主义确定社会弱势群体的再分配限度。

平等主义理论的随机选择的医疗资源分配方式应用非常广泛，功利主义从获益角度出发反对随机选择，平等主义主张只要按照随机选择进行分配，无论什么分配结果都是给每个人平等的机会。功利主义理论认为平等主义随机选择会需要大量的资源，尤其是稀缺的医疗资源，每个人不可能都得到一份，如肾移植的接受者不可能平分一个肾。每个病人情况不同，抽签等随机选择方法不一定能获得好的效果，功利主义认为在器官分配标准方面随机的配给是非常罕见的。由于平等主义不重视医疗资源分配的效率，因此随机分配可能会将资源分配给那些只能活几个月的人，而其他人得到这个资源可能会需要很长时间。在功利主义看来，这种不考虑比较收益的理论令人费解。在理论和实践中，平等主义理论应该重新评估其随机配给，功利主义认为随机分配是没有说服力的，认为在实践中这样的环境是不真实的，没有办法判断分配的效率。

二　效率等于平等

尽管功利主义反对平等主义的分配正义理论，但它认同平等的价值。功利主义主张对不同情况的病人根据治疗取得的效果区别对待，认为这样做才能实现平等的价值。如丹尼尔·卡拉汉认为年轻人和老年人享受的医疗服务应该有差别，老年人的医学目标是改善生活质量而不是延长生命。老年人所有的医疗需要都要满足是不可行的，也是不合理的，在医疗资源分配中要考虑年龄的因素。一旦人们进入了自然生命周期，就不应该提供积极治疗的措施，主要的任务是应该减轻他们的痛苦。对年轻人的重点在于延长生命，对老年人的重点在于改善生活质量，这样双方都受益。功利主义不一定排除穷人和健康状况差的人，只要能获得好的效果，这些人就是资源分配考虑的对象。功利主义认为平等主义最终都是功利主义，认为平等主义理论追求的是经济平等，罗尔斯通过社会基本善的平等实现健康平等，就是通过经济平等实现健康平等。功利主义认为经济平等是判断功利主义的基础，因为穷人能从额外的资源中获得更大的利益。功利主义会选择弱势群体，即那些福利水平低于正常水平的候选者由于福利水平很低因此彻底治愈后会获益更多，会比其他候选者获得更多的福利。对功利主义者来说，帮助获益最大的人能够追求平等，因此会选择将医疗资源给受伤较轻的病人。在功利主义者看来，帮助那些获益最大的人能够实现平等的价值。

对功利主义而言，分配效率是唯一重要的，这样做会忽视社会弱势群体。平等主义理论重视弱势群体，容易导致资源利用效率低下。优先主义综合了平等主义与功利主义的理论观点。优先主义认为，"当一些人越差的时候，给他们以利益就越重要"①。优先主义重视收益的比较。这个理论给予社会弱势群体一些优先权，但不是绝对的优先，优先主义有时帮助那些社会弱势群体，有时帮助那些收益较多的人。优先主义用福利作为分配标准，分配标准和功利主义的分配标准相同，但原则是不同的。功利主义分配原则重视医疗资源分配取得的效率最大化，效率体现在福利最大化、给每个人的福利以平等的尊重，优先主义的分配原则重视的最大化也体现为福利最大化，但是对社会弱势群体的福利格外重视。优先主义提倡平等主义理论，但他们为避免彻底的平等主义会导致的一些问题，而接受其他的原则。伦理多元主义的平等主义理论接受的一个原则就是功利主义理论，但是没有将功利主义理论和平等主义理论结合成为一个原则，就像优先主义一样，在功利主义理论看来，他们的理论和功利主义理论是一样的。平等主义为了能够在医疗资源分配的实践中可行，需要避免拉平导致的福利均等，承认给弱势群体优先地位但不是绝对的优先地位。优先主义理论部分是功利主义的，优先主义看起来很有吸引力。

功利主义认为优先主义存在三个问题。首先，收益情况不清楚，境况不好的候选者与境况好的候选者在稀缺资源的享有中获益多少没有进行比较。其次，优先主义对收益的判断基于道德直觉，不能证明境况不好的人在稀缺资源享有中就会获益少。最后，功利主义认为境况差的候选者会比境况好的候选者获益少，因此主张将资源分配给那些获益多的人，境况差的候选者会比境况好的候选者收益少。功利主义追求每个人福利的平等，而优先主义不重视每个人平等福利的价值，关注那些境况差的人的福利。

---

① 葛四友编《运气均等主义》，江苏人民出版社，2006，第205页。

从功利主义的视角看，优先主义破坏了尊重平等的基本原则。

功利主义从整体角度考虑问题。有人认为功利主义在对待集体的问题上是反本能的，如果很多人少的福利加起来就会使一些人获益更多，功利主义就会帮助很多人，而不是一些人。功利主义者为自己的观点进行辩护。首先，功利主义关心病人。很多人小的福利加起来会使少部分人获益，集体这个术语并不是表达给很多人很少的福利，给少数人很多的福利。集体描述的是收益加起来而不是帮助多数人还是少数人的决定。有人认为功利主义理论不可能帮助残疾人，因为残疾人占少数，功利主义追求最大多数人的最大幸福。功利主义理论者认识到了这个问题，他们做出各种努力，澄清这个问题。功利主义认为最大多数人的最大快乐不能代表功利主义。边沁用到了这个句子，"最后他放弃了最大多数人的快乐"，这句话有两个目标：最大的快乐和最大多数人的快乐。有时我们发现最大多数人的快乐也是最大的快乐。但两个目标分开时，功利主义追求的是最大的快乐，而不是最大多数人的快乐，当帮助病人能够获得最大的收益时，功利主义会给这些病人医疗资源。其次，平等主义理论反对功利主义的一个理由是功利主义以集体的名义侵犯了人的自由。功利主义认为平等主义不反对集体，功利主义和平等主义在集体问题上站在一个立场。面对给大量的人很少的利益，还是彻底治愈很少的病人的选择。如果很少的收益加起来会使能治愈的病人获得更大收益，那么功利主义会选择帮助境况不好的人而不是境况好的人。区别在于，平等主义倡议，我们提供很少的收益给不能治愈的病人而不是彻底治愈少数病人，即使很少的收益加起来不会比少数人获益多。平等主义会选择给一些病人而不是大多数病人提供医疗资源，因为少数人是最差的，平等主义会给他们优先权，即使境况好的人会获益更多。

三　反对杀人

另一个对功利主义的批评是它会为了拯救人而杀人，这违背了人的道德直觉。有一个非常有名的假设，医生为了救五位病人面临艰难的选择，这五位病人分别需要移植不同的器官才能活命，假如医生杀死一名健康的病人，将这名健康的病人的不同器官移植给这五个人，杀死了一个人却救了五个人。人们认为功利主义为了追求效率会选择做手术，因此它面临批评。功利主义者认为他们的理论不会赞成这个手术的。外科医生是否应该做这个手术，杀死一个人挽救其他人不是医疗资源分配领域面临的最棘手的问题。尽管这个手术涉及医疗正义问题，但不意味着功利主义会引导人们得出反道德直觉的结论。人们常常用这个例子批评功利主义，但功利主义者认为这个例子同样可以批评平等主义者。人们很少用这个例子批评平等主义者。也可能人们认为义务论对平等主义有约束，因此人们不会想到平等主义理论的问题。功利主义者认为功利主义的分配正义路径和义务论的路径是相融合的，既不好于也不坏于平等主义路径。

真实世界的人们不能接受杀人，功利主义者提出了太空船机器的假设（Interstellar Transplant Machine）。一个非人类的太空船进入太阳系。太空船上有移植器官的先进技术，我们把它叫移植机器。它被遥远世界的文明发明和使用，但它丢失很长时间了。移植机器进入卫星轨道。它的计算机观察着地球的智慧生命。几个月后，运输五个将要死的器官移植失败者和一个健康的人到它的医学设备里。移植机器杀死健康的人将他的器官移植给五个病人，这五个病人彻底康复。然后将这五个康复的人连同捐赠者的遗体返回地球。移植机器里重复这样的过程。每次都是健康的人被杀死，五个病人移植器官后康复。不久这个过程发生了变化。现在每次机器运送五个将要死的病人和一个健康的人，同时运送 1 名医生到移植机器，它通过脑电波辨认医生。当每个医生来到移植机器时，他被告知是否启动移植程序由医生决定。医生面对一个按钮，按按钮将启动移植程序，如果医生十分钟之内不按按钮，程序就不会发生；机器将把这些人送回地球。

一些医生按了按钮，一些没有按。每次医生按了按钮，一个人被杀，另外五个人得救，如果医生没有按按钮，人不会被杀。这些人都返回地球，但最多两个月，五个病人就会死去。医生不能用死人的器官挽救这些病人，机器选择那些不能通过人类的技术挽救的病人。机器存在很多年了，科学家认定那些挽救的病人接受器官后有正常的预期寿命，这些人没有那个不幸的捐赠者活得长。这些病人不再受移植失败之苦，不能有不良生活方式，如吸烟、酗酒。琼斯（Dr. Jones）是第 170 个被送上太空船的医生。对于他来说，按按钮在道德上是否可行？功利主义者认为是可行的。前一个例子中，功利主义者不赞成也是基于效果的考虑。如果医生能摘取活人的器官使其死亡，每个人都会觉得这种事情会轮到自己身上，人们就失去了安全感，但在太空船中这种不安全感减弱了。这个例子是虚构的，功利主义认为反对杀人既是功利主义也具有义务论的道德直觉，这个例子不能显示功利主义和义务论的冲突。我们必须证明杀死一个人真的能提高集体福利水平。功利主义者认为移植机器的例子支持获得福利，因此是道德上可接受的。功利主义理论不像平等主义理论是义务论，其追求集体福利最大化。功利主义者认为促进集体福利违反了义务论，但至少不违反道德直觉。当然医生要克制杀害无辜的人拯救多数人。

四　有效调整生命年最大化

功利主义理论认为平等主义理论在实践中的可操作性不强，社会基本善平等、机会平等、资源平等以及能力平等都由于太抽象而无法付诸实践，可操作的标准都需要通过效率体现出来，功利主义的效率原则在医疗资源分配中可操作性强，其中一个影响最大的标准是有效调整生命年（QALYs）。功利主义主张应该重视金钱投入医疗领域获得的效果，这个效果通过成本—效益分析判断，成本—效益分析需要比较的单位，有效调整生命年成为普遍使用的分配医疗资源的衡量单位。有效调整生命年是很多国家或地区（如英国、新西兰、美国俄勒冈州等）采用的一种医疗资源分配衡量方法，它的基本理念是投入的钱产生最大价值，也就是健康干预获得的收益最大化。有效调整生命年的理念综合两个因素：与健康相关的生命质量和生命长度。健康的生命质量通过数字 0 ~ 1 计算，1 代表完全健康，如果一个人受伤了或病了就会低于 1。分配医疗资源要获得更好的价值，按照成本—效益分析进行分配。依照获得单位效益的成本排列选择健康计划，医疗效果相同、成本最低的医疗方案应该被优先满足。例如，50 万元的财政预算能通过宫颈癌疫苗接种，挽救11100 生命年或通过结核疫苗接种挽救 100 生命年。按照成本—效益分析应该给予第一种情况优先权。

是否提供某些种类的医疗资源（如器官或救命的药物）可以决定人的生死，按照成本—效益原则进行分配，似乎我们可以说一些人的生命比另一些人的生命贱。生命是无价的，判断生命的贵贱在实践和伦理方面都会面临争议。例如在英国，按照成本—效益原则进行医学高新技术的分配，制定政策不为每个生命年超过 30000 英镑费用的新医疗技术提供费用。病人生命像商场的商品一样有价签。功利主义否认这样做是歧视，"基于有效调整生命年最大化的医疗资源分配，不表示人的生命有价签。另外每个人的生命有同样的道德价值，但是说医疗资源有价格是对的。"① 为生命定价的情况在现实生活中是存在的，如美国"9·11"袭击后为遇难者赔偿是有价格标准的。

按照功利主义理论，在医疗资源分配中收益能够体现为有效调整生命年，有效调整生命年能够衡量健康收益。有效调整生命年是将人与人之间不同结果的收益相加，选择最大化的收益的结果。按照有效调整生命年最大化决定个人之间怎样分配，毋庸置疑，只要是反对功利主义的理论都会反对有效调整生命年最大化的医疗资源分配方法。

有一个例子说明有效调整生命年是反直觉的。作为俄勒冈计划的一部分，俄勒冈健康服务委员会按照成本—收益计算，列出了治疗排序的单子。但是某些排序是反直觉的，如治疗龋齿的比阑尾炎手术优先享有服务。很多人会认为阑尾炎比龋齿更危及人的生命，这个排序是反直觉的。阑尾炎是关乎人的生死的，应该排在前面，龋齿只是关乎疼痛和牙齿的功能。按照有效调整生命年最大化评估这样排序，理由非常简单。治疗阑尾炎比龋齿多花费好几倍。我们可以用治疗阑尾炎的钱治疗很多人的龋齿。尽管治疗阑尾炎比龋齿更急需、更重要，集体龋齿治疗的健康收益比阑尾炎大。这就是阑尾炎比龋齿排在后面的原因。有效调整生命年需要解决急救病人的问题，对这些人弃之不管会导致见死不救。

有效调整生命年还面临如何对待弱势群体的问题。平等主义关心弱势群体是基于平等的关切。平等主义确定弱势群体的方法会面临无底洞的问题，罗尔斯的最大最小值原则将弱势群体的收益看得非常重要，超过了其他人失去的利益。例如，慢性肺梗阻或慢性精神分裂的病人需要大量的药物治疗，他们的疾病的严重程度使他们成为弱势群体，但是，为了使这些病人得到微小的改善，医疗资源花费巨大，而其他病人得不到治疗，所以很多人不接受这样的医疗资源分配方案。通常有效调整生命年最大化被理解为不重视人群有效调整生命年的总和。功利主义认为不需要这么做，给弱势群体优先权就是重视总体的有效调整生命年。如果给弱势群体优先权，功利主义的理论就与平等主义理论殊途同归了。医疗资源分配中确定哪些人是弱势群体存在两个困难。第一个困难是弱势群体能否被理解为健康状况最差或者有效调整生命年最少？在阑尾炎和龋齿情况的比较中，阑尾炎病人比龋齿病人弱势，因为阑尾炎病情较重，阑尾炎的健康状况比龋

---

① Iwao Hirose, *Egalitarianism* (Routledge, 2015), p. 166.

齿差。但是有效调整生命年综合了两种考虑：与健康相关的生命质量和生命年数。或许我们所谓的弱势群体是与健康相关的低生命质量而不是很少的有效调整生命年。有两个有相同疾病的病人，假设他们与健康相关的生命质量是 0.5。通过医学干预，我们能让他们实现完全健康，即从 0.5 到1。这两个病人之间没有道德相关差别，唯一的区别是治疗后活的年数：病人 A 将继续活 20 年，病人 B 活 10 年。如果我们给有效调整生命年少的人优先权，则病人 B 比 A 更弱势。第二个困难是我们怎样考虑与非健康相关的生命质量。有效调整生命年最大化的最吸引人之处指出不用考虑与非健康相关的特征。假设两个病人健康状况相同，从相同的健康干预得到相同的有效调整生命年。两个病人之间没有与道德相关的差别。唯一的差别是一个人是科学家，另一个人是无家可归者。但是我们只能治疗一个病人。如果我们关注治疗的健康收益不考虑其他特征，不考虑他们经济状况或他们对国家经济的贡献，则两个病人没有差别，在功利主义看来，这体现了平等的价值追求。医疗制度的基本任务是恢复病人的健康、保护人口的健康，不是提高国家的经济水平，因此，在我们分配医疗资源时，忽视与非健康相关的特征，将医疗资源分配问题简单化，有效调整生命年最大化有积极的意义。

但是不能忽视与非健康相关的生命质量。假设一个播音员得了咽炎，对于普通人咽炎不是严重的疾病，这个播音员不一定是健康状况最差的人，但是咽炎对他会产生巨大的影响，如果没有得到很好的治疗就会终结他（她）的职业生涯。在分配医疗资源时要考虑与健康相关的生命质量，也要考虑治疗对人的整个生命质量的影响。但是有效调整生命年仅衡量与健康相关的生命质量，这也是有效调整生命年能够在实践中被应用的原因，这是功利主义追求对病人平等对待的方式。衡量与非健康相关的生命质量非常困难，没有办法获得一个统一的实践路径，容易使人们产生被歧视的感觉。

有效调整生命年最大化在资源分配时会偏向年轻人。假设两个同样需要心脏移植的病人，如果不接受新的心脏就会死去。这两个病人唯一的差别是一个 25 岁，另一个 65 岁，假设有一个器官，按照有效调整生命年的计算方法，毫无疑问会将器官给 25 岁的年轻人。因为年轻人余下的寿命更长，假设移植后能活到 80 岁，年轻人会再活 55 岁，老年人再活 25 岁。心脏移植给年轻人会得到更多的有效调整生命年，这就是有效调整生命年最大化偏向把医疗资源给年轻人的原因，有效调整生命年最大化标准会歧视老年人。功利主义理论反驳了这一观点，认为每个人都会面临效益最大化的选择，每个人都有年龄，每个人都有年轻和年老的时候，每个人都被平等地对待了。按照有效调整生命年，最大化年龄是考虑的重要因素。每个人应该有一个公平回合（Fair Innings Argument）①的观点来解决这个冲突。公平回合的观点是每个人都应该有一个合理的生命阶段，在这个生命阶段享有必要的医疗资源，例如如果70岁是合理的生命年限，直到达到这个生命回合，她或他应该和其他已经达到公平回合的人被同样对待。没有达到70岁的人应该有同样的机会接受医疗资源，与健康相关的生命质量是相同的。超过70岁的病人比70岁以下的病人被给予的资源少。公平回合的观点被设置了一个门槛，没有达到这个门槛的病人在分配医疗资源时年龄不是考虑的因素。因此，区别对待老年人和年轻人不是不平等对待，我们每个人都会是老年人，也都曾经是年轻人，这两个人生阶段是人生的组成部分而不可分开，这个回应看起来很有力度。老年人已经有了精彩的人生而年轻人的生活刚刚开始，没来得及完成自己的人生计划，从追求生活计划的机会角度来看，把医疗资源优先给年轻人是公平的。对于年龄相仿的人通过有效调整生命年进行判断不太合适，如车祸中多数是学生，他们都很年轻，就差1~3岁，在这种情况下通过年龄决定谁得救就不太可行。

有效调整生命年有缺点，也有优点，"有效调整生命年在感觉上是平等主义的，如果它们被正确地应用，它们不偏好财富、社会地位、种族、智商或其他与道德不相关因素：在健康领域内，这个方法是平等主义的，也就是说，每个人的健康被平等地计算"②。健康是生命质量的重要部分，是政府制定政策的主要领域，平等主义理论希望提供一些实质的说明，但是平等主义提出的标准都非常含糊，伦理学家没有在分配判断问题上有一个清晰的统一意见，在医疗分配问题上，功利主义有效调整生命年计算的方法能修正平等主义的不足，这也是很多实施全民医疗保险的国家采用有效调整生命年作为医疗资源分配标准的原因。

---

① Iwao Hirose, *Egalitarianism*（Routledge, 2015），p. 173. 卡拉汉也有相同的观点，他认为应该确定自然生命周期，超过这个年限，应该被区别对待。

② John Mckie, *The Allocation of Health Care Resources：An Ethical Evaluation of the "QALY" Approach*（Ashgate, 1998），p. 31.

第二节　保护自由：洛克主义的观点

对平等主义医疗资源分配理论的另外一种批评是它忽视了人的自由（Liberal），这一观点主要体现为洛克主义理论。我们常常认为自由至上主义反对政府干预医疗资源分配的观点来自洛克，但是洛克主义不一定反对政府保证医疗资源的全民覆盖。洛克理论可以被解释成多种思想，政府的目的及政府应该如何干预市场取决于如何解释洛克的思想，无论自由至上主义还是非自由至上主义都可以在洛克这里找到理论支撑。洛克禁止不经同意就拿走公民的财产，强调财产是自我保护的核心。诺奇克正是从这一点出发阐释自由至上主义理论的，他认为政府的作用就是"守夜人式"地保护公民的安全，政府没有义务救助弱势群体，不存在医疗资源分配问题，因为财产都是有主的，没有经济能力治疗疾病很不幸但不是不公平，可以通过慈善行为解决，但不能通过政府进行资源的再分配解决。就像我们不能要求园丁、理发匠免费服务一样，我们也不能要求医生免费提供服务。但是洛克的理论还有另外一种解释，他允许在大多数人同意的情况下，政府可以保护公民的福利。洛克最重视的政治价值是保护生命、财产、自由，这个政治价值可以被理解为独立和自我决定。洛克没有将自由看作一个单独的领域而是将自由与其他价值综合考虑，他认为平等的价值涉及生命、财产和自由等核心价值。洛克主义认为自由与平等一样有价值，但自由更重要。平等主义者认为自由固然很重要，但是平等也很重要，平等的价值涉及团结、救助，洛克主义反对平等主义这一观点。

一　政府的作用

洛克从自然状态出发推导出政府的作用。人类最初的自然状态是自由的状态，"我把政治权力看作为了规定和保护财产而制定涉及死刑和各种较轻处罚的法律权利，以及使用共同体的力量来执行那些法律和保卫国家免受外来侵害的权利，这一切都只是为了公共福利"[①]。按照洛克的观点，政府的主要目的是保护财产，保护财产包括保护生命和保护人们免受攻击。在洛克看来，财产保证人们能够自由地做出选择。洛克生活的时代最

①　〔英〕洛克：《政府论两篇》，赵伯英译，陕西人民出版社，2004，第131页。

重要的财产是土地，没有土地就没有财产，人们的选择会受到限制，容易
受别人的奴役，不像现在人们认为政府最重要的任务是保护人们的自由，
洛克不断强调政府的目标是保护财富，"人们联合成为国家并受制于政府
的重大目的，是保护财产"①。这个目标尽管包括财产保护，但是洛克提到
的人类的善的含义不是很清楚，或许是快乐、健康和财富，又或许仅是保
护权利。政府禁止拿走人们的财富，同时为了保证人们的自由，政府征
税。洛克并不反对政府进入公共生活，洛克认为政府没有巨大的财政支持
是不能工作的，人们希望政府保护个人的自由就需要向政府支付费用，洛
克是基于个人自由角度提出政府的作用的，政府做的决定必须经过个人的
同意，人们可以自己表达意见，也可以选出代表做出决定。

　　政府保证公民所有的权利不是洛克希望的，但他基于保证公民自由
的目的主张政府应该保护福利，税是多数人同意的，可以征收，这样做
尊重了公民的自由选择。因为其在保护公民财产的权利同时也限制政
府，这就导致人们对洛克观点有不同的解读，导致自由主义有不同的视
角，一种观点主张小政府、大社会，政府不应该介入医疗资源分配领
域，因为财产都是有主的；另一种观点主张为了保证公民的自由，应该
介入医疗资源分配，不健康的公民享受不到医疗服务失去了自由，政府
不应该放任不管。很多洛克的追随者如诺奇克等自由至上主义者持第一
种观点，将自由理解为保护个人权利免受他人干涉，他们认为政府被限
定在保护这些个人权利范围内。

　　洛克自由至上主义的追随者反对政府以行善的目的介入市场，干涉商
品和服务，主张政府主要的功能是保证公共安全和自我防御。我们可以从
洛克理论的另一个角度为政府介入医疗资源分配提供理由，这个理由就
是健康对自我决定和自由非常重要。个人难以承担公共健康措施和医疗
的费用。为了保护公民的自由，政府保护个人安全就可能支持政府提供
公共健康措施。医疗和公共健康措施和公共安全并不是同一个意思。医
疗卫生的一些方面（如一些个人保险的方面）应该和消费商品（如食物
衣服、书籍）一样被对待，这些个人能自我提供。医疗服务与住房、食
品、教育和社会地位对健康的影响没有差别。但医疗的功效在增长，它
在拯救人的生命和降低死亡率方面的功效与日俱增，这是洛克主义者需

---

①　〔英〕洛克：《政府论两篇》，赵伯英译，陕西人民出版社，2004，第201页。

要面对的问题。

洛克主义对介入医疗领域非常慎重。政府应该满足公民的健康需要，并不意味着政府应该提供医疗服务，因为政府提供医疗服务不是保证公民享有它的好办法。政府提供医疗服务会和其他核心价值冲突，也会使人们的情况更糟。当然"保护财产"是政府的目的，是人们进入社会的基础。但是如果财产包括生命和身体，那么似乎政府应该深入关心人们的身体保护和提高对基本医疗的关注度。

政府介入医疗领域到什么程度、哪些医疗服务应该全面获得是理论家们争论的问题。在美国等发达国家，一些手术不是基本的、必需的，什么是基本医疗的判断和所在社会的财富和技术进步有关。个人靠自己的力量无法获得全面的医疗服务，满足这些需要必须由政府保证。高昂的费用和不可预知的需求使个人无法有那么多的钱满足医疗需要。自愿的个人保险不能提供全面医疗，因为很多人买不起，还存在市场失灵导致的逆向选择问题。洛克观点的守卫者，对什么是全面可及的医疗服务有不同的看法。当政府有保证医疗全面可及的责任时，政府的管理者或者政府资助的保险公司将不得不对覆盖哪些药物和治疗做出选择，洛克主义必须面对这个事实。尽管这种选择被说成配给，但被配给的不是医疗而是保险覆盖范围。在这种情况下，个人仍然是自由的，富有的人可以购买额外的医疗服务和药物。从这种自由的视角来看，我们看到个人的选择是没有问题的，不会受到政府、保险公司和代理人的官僚主义的严重影响，但经济地位低下的人没办法自主选择购买医疗保险。按照洛克主义的观点，最好的办法是政府制定政策要求个人购买不太贵的医疗保险，同时政府保证每个人拥有大病医疗保险，政府起到兜底的作用，这也是目前很多国家采取的医疗资源分配的政策。

二　不一样的自由

洛克主义和平等主义理论都认可自由的价值，美国学者丹尼尔·豪斯曼将洛克的政府提供医疗的观点和丹尼尔斯的罗尔斯主义的医疗正义观点相比较，并将其与平等主义者支持政府保证医疗的广泛覆盖的观点进行了比较。因为丹尼尔斯将他的理论建立在公平平等机会的解释基础之上，丹尼尔斯的理论和洛克主义理论是不同的。"罗尔斯和丹尼尔斯的平等主义理论关注的是经济收益、生活前景或个人选择的范围，这一点与洛克及其他古典自由主义不同，尽管它们关系密切。"① 尽管洛克主义者、罗尔斯和丹尼尔斯都是自由主义者，豪斯曼认为洛克的全面医疗覆盖的理论比丹尼尔斯的解释要好，但洛克的理论面临同样的反对，如同它自身存在问题一样。

洛克主义的自由（Liberal）与丹尼尔斯强调的自由（Freedom）含义不同，不像洛克主义者，丹尼尔斯强调机会的自由而不是自我决定的自由。不考虑自由的含义，健康实际上对其他事情也很重要，而不仅仅对自由重要。健康是保证个人幸福的前提，为穷人提供医疗是促进社会团结的重要因素。仅仅关注机会平等夸大了机会平等的作用，患病影响人们的机会其实也影响自我决定。人们有严重的疾病，失去了自我决定的能力，也影响与其他人的联系，而不仅仅是他们的能力影响他们自己的生活。丹尼尔斯提到过健康和幸福的关系，但是他质疑健康对幸福的影响源于人们对健康需要的解释。为了强调健康对机会的重要性，丹尼尔斯并不忽视健康对其他事物的影响。同样地，洛克主义者重视保证基本医疗的重要性对于生活和自我决定的影响，但不必忽视其他影响。

洛克主义会发出一系列疑问，如果人们认同丹尼尔斯的理论，用丹尼尔斯的理论就能解决医疗资源分配问题吗？那么多种社会服务为什么单独重视医疗服务？丹尼尔斯认识到了这些问题，教育、财富、安全、营养和住所都对机会有重要影响。另外，即使全面可及的医疗是道德要求，也不意味着政府一定要采取行动。同理，洛克主义者认为健康对个人自我决定的重要性并不能推理出政府应该做什么。对丹尼尔斯和洛克主义来说，政府提供医疗都有一个重要的前提。这个重要的前提不像营养、住房等个人有能力满足，个人不能负担很多医疗活动，因为太贵了。高收费和逆向选择使个人无法承担。洛克主义者不会认同公平平等机会的观点，他们认同健康对生活和自由的重要性。和丹尼尔斯不同，洛克主义者的理论依靠生命预期和自由理论，即自我决定和独立的正常生活前景。生命预期很好衡量、很好统计，而正常自由（Normal Freedom）的概念是模糊的、很难衡量的。丹尼尔斯正常机会理论更难衡量，生命预期和正常自由都以平均值出现，这与公平正义无关。

因为洛克主义者的主要目标是保护公民的生命、财产和自由，当个人

---

① Daniel M. Hausman, "A Lockean Argument for Universal Access to Health Care," *Social Philosophy and Policy* 28（2011），pp. 166－191.

因代价太大无法保护自己时，政府有责任解决威胁人的生命财产和自由的问题。不像有些人认为的洛克认为政府仅仅保护财产权利，豪斯曼①认为洛克支持政府解决所有威胁生命、财产和自由的问题。犯罪、无营养、外敌入侵与疾病都限制生命预期和自由。一些威胁个人靠自己的力量能解决，但在个人无法保护自己的时候，政府应该采取行动。如果医疗服务能有效应对对人的生命和自由的威胁，这些措施本身不会威胁到人的自由，但是个人不能靠自己的力量满足医疗需要，那么政府有责任保证医疗的广泛覆盖。这个观点依靠的道德前提不冲突，而丹尼尔斯的观点就不同了。人们会同意保护人的生命和他们独立的能力而不会同意促进公平平等的机会。洛克主义承诺的医疗范围要比丹尼尔斯承诺的医疗范围小。耳聋、失明等限制人的独立和自我决定能力，但是正常机会范围太广，如不育、阳痿、近视、神经衰弱、疼痛都能包括进来。政府保证医疗可及性会威胁财产自由，为了满足公民的医疗需要会收重税，威胁公民的自由。公共健康相对便宜，但医疗和健康之间的联系是不清楚的，保证医疗和自由的关联也是没有道理的。

三　重视个人独立

洛克主义者从保证自我决定的角度为政府保证医疗可及性提供了理由，丹尼尔斯给出的政府保证医疗可及性的理由在洛克主义看来站不住脚。丹尼尔斯用公平平等机会解释政府提供医疗措施预防和治疗人的疾病，通过技能定义正常机会范围的份额（the Normal Opportunity Range）。因为生病妨碍个人享受他们平等的份额，这样区分低能和生病就变得尤为重要。决定在哪里画一条线作为身体功能失能的界线非常重要。丹尼尔斯认为，治疗和其他手段的不同是因为公平平等的机会仅表达了那些技能相同的人有同样的机会，那些有不同技能的人有不同的机会。技能包括所有非生理的特性，人们通过这些非理性的特性和能力完成生活计划，但是正常与异常的病理的区分主观性很强，如抑郁到什么程度是异常的判断，具有主观色彩。在洛克主义者看来，丹尼尔斯根据平等机会制定的医疗资源分配方案没有办法实施。如果低能和不健康的判断是主观的，那么这两种

---

① 美国麦迪逊威斯康星大学的丹尼尔·豪斯曼教授反对丹尼尔斯的理论，他从健康的衡量以及对自由的理解角度对平等主义医疗资源分配理论进行了反驳。他认为自己是关系平等主义者。

不平等就应该被同样对待。相反，如果这种区分依靠是否能对人的整体功能或机会具有重要影响，那么所有个人生理和心理的问题产生的对机会的影响都应该被叫作疾病，这样做会导致社会医学化。丹尼尔斯认为不健康是不公平的，因为减少了机会，但是没有给出令人信服的理由。丹尼尔斯没有解释为什么我们仅仅关注不健康，很多因素影响人的机会，疾病是影响人的机会范围的一种，还有其他的因素（如教育、社会地位等）都会影响人的正常机会范围，通过医疗服务不能阻止和改变这些情况。即便有客观的标准能区分健康和低能，我们也不能通过公平平等的机会解决，因为不健康引起机会不平等，同理也不能解决因为低能引起的机会不平等。"洛克主义者提供公共健康和基础医疗的理论避免了这些困难，因为它不依赖公平平等的机会原则，不需要区分低能和生病。洛克主义者关注独立和自我决定。如果个人无法自我保护生命、财产和自由，那么政府就应该采取行动。"① 对于政府应该采取行动保证医疗的全面覆盖的理由，丹尼尔斯认为健康可以保护正常机会范围，洛克主义者认为健康可以保证生活预期和自由，洛克主义理由看来更好一些。

洛克主义者主张保护和加强自由，保证个人享有医疗服务不需要与他人进行比较。丹尼尔斯理论存在的问题在于政府不能保证个人的公平平等的机会，公平平等的机会需要与其他人进行比较，这个机会范围是巨大的，而且变化很快。洛克主义避免理论建立在全面医疗可及、可以保护自我决定基础上，把医疗仅看成保护自我决定措施的一部分，保护自我决定措施包含医疗服务，而不仅仅是医疗服务的一种措施，洛克主义认为只有医疗才能保证自我决定的观点是站不住脚的。按照丹尼尔斯的观点，如果其他事情是平等的，医疗正义就会要求预防和治疗身体的缺陷，从而保护和恢复正常物种功能。如果缺乏医疗服务就不能预防和治疗本可以预防和治愈的身体缺陷，因此，丹尼尔斯得出结论，缺乏医疗资源不能提供公平的机会是不公平的。在丹尼尔斯看来，正常机会范围的享有依靠三个因素：技能、健康和一系列社会因素。人们的技能是一样的，那么他们的正常机会范围就受健康和社会环境影响，人类的健康在很大程度上也依赖社会环境。在丹尼尔斯看来，公平平等机会要求一个人的机会范围一定和其

---

① Daniel M. Hausman, "A Lockean Argument for Universal Access to Health Care," *Social Philosophy and Policy* 28 （2011）, pp. 166 - 191.

他有相同技能的人一样。但是有相同技能的人有同样的正常机会范围不意味着要保护和恢复正常物种功能，甚至不意味着健康要均等。健康的乞丐和疾病缠身的国王可能有相同的机会范围，治疗疾病缠身的国王导致机会更不平等了，如果健康的不平等决定相同技能人们的机会，那么公平平等机会要求补偿健康的不平等而不是保护和恢复正常物种功能。因为洛克主义者没有平等主义的目标，就不会面临这样的问题。

四　通过补偿纠正健康不平等

洛克主义者追求个人独立的能力，个人独立的能力不一定通过医疗获得，可以通过其他途径进行补偿，这一观点是针对丹尼尔斯的理论困境提出的。豪斯曼将丹尼尔斯的原则称为"最大"平等原则（Maximal Equality Principle），丹尼尔斯将公平平等机会作为处理相互竞争利益的原则，正常的机会范围被每一个具有代表性的个人所有，当他们的能力趋于相同时，每个人平等的份额就越来越大，这样才获得了公平平等机会。尽管丹尼尔斯承认自由（Liberal），但他不是洛克主义者，他只是对罗尔斯观点进行了解释，重点强调机会，他的理论是罗尔斯主义的丹尼尔斯观点。假设拥有相同技能的人，不健康影响正常机会范围的份额，按照丹尼尔斯的公平平等机会原则，应该提供医疗服务保护和恢复每个人的正常物种功能。

洛克主义者认为丹尼尔斯的医疗资源分配理论是建立在理想的环境中的，它的政府保证健康的观点建立在非理想的环境下。丹尼尔斯希望通过治疗疾病纠正机会的不平等，但是这么做不是使机会更平等而是增加了机会不平等。丹尼尔斯的医疗资源分配原则即使以正义理论为依据，也无法指导现实社会中分配医疗资源的实践，丹尼尔斯的理论仅是理想的健康正义的理论，不是现实社会中的医疗资源分配正义理论。洛克主义关心保护生命、财富、自我决定，不需要解释什么是平等的问题，因此就避免了丹尼尔斯的问题。在洛克主义那里，重要的是不健康会威胁生命和自我决定的能力，不是不同个人或他们生命预期的比较。洛克主义强调社会因素的影响，不健康有时不会影响自我决定的能力，如罗斯福总统的小儿麻痹症没有剥夺他的自我决定能力，这个疾病虽然限制了他人生计划的选择和独立行动的能力，但没有影响他实现自己的人生价值。

洛克主义认为可以通过其他措施补偿人的不健康，而丹尼尔斯忽视了补偿可以恢复人的正常机会范围。公共健康措施和保证基本医疗的全面可及的方法可以纠正健康的不平等，但是不健康对人们的独立和自我决定能力的影响没有那么大，可以通过补偿的方法保证人的独立能力。不健康对机会的影响能通过其他途径而不是恢复健康解决，一些疾病可以预防也能治疗，通过提供一些资源可以达到个人自我决定和正常机会范围份额的水平，和他们完全健康时一样。一些疾病没有办法治愈，比如一些先天性疾病，如唐氏综合征、肢体残疾等就属于这种情况。另一种办法就是对患有疾病的人进行补偿，如通过对健康不平等的补偿来校正不平等的机会。但是丹尼尔斯理论认为只有一种办法能解决不健康对公平平等机会的影响，那就是治疗，也就是通过治疗恢复健康，从而恢复正常机会范围，而不是纠正与不健康决定因素的不平等，即使后期丹尼尔斯已经意识到了自己理论的缺陷，但是依然没有实质性的改变。事实上，在疾病不可以治疗的情况下，提供额外的纠正与不健康相关的资源是唯一的解决因疾病造成的机会受限问题的途径。治疗和补偿是有区别的，如多发性硬化症病人失去行走功能时，可以通过提供轮椅以及能供轮椅通过的电梯和道路进行补偿，这些人依然可以从事一些社会工作。一些不健康的状况既是可以补偿的又是可以治疗的，有的既不可补偿也不可治疗，如肺炎是可治疗的但不可补偿，截肢是可补偿的，仅部分可治疗。洛克主义认为将医疗资源分配正义和非健康资源的分配正义分开是没有道理的。

第三节　医乃仁术：儒家伦理的观点

我们探讨西方医疗资源分配正义理论，希望实现"他山之石，可以攻玉"的目的，平等主义理论在西方医疗资源分配正义理论中影响最大，平等主义理论内部思想是不统一的，但都重视个人自由的神圣不可侵犯，都以个人主义为中心，依赖个人主义的价值观，强调个人独立、自主，中国传统文化强调集体本位，儒家伦理思想最具代表性，其对中国社会影响深远。

平等主义医疗资源分配正义理论源于对人性的界定，平等主义理论将人看作原子式的个体，个人按照自己的人生计划决定自己的选择。诺斯鲍姆对人性的解读接近儒家对人性的解读，但儒家的爱是有差等的。儒家伦理认为人在关系中存在，这个关系的核心是家庭，以家庭为中心扩展到朋友、国家、天下。维系中国人精神的力量是德性而不是权利。儒家伦理思想以仁爱为核心，追求人际的和谐，人生的目的是为他人和社会做贡献，儒家伦理提倡以家庭为主的医疗照顾模式。平等主义要求平等对待每一个人，儒家主张爱有差等。平等主义理论采用义务论，而儒家思想采用美德论，两种医疗资源分配思想是不同的。

一　以德性为基础的人性论

儒家具有以德性为基础的人性论，与平等主义的人性论是有区别的。首先，平等主义的人性论是建立在普遍理性基础上的，儒家人性是建立在自然亲情基础上的，不需要逻辑推理和论证，人们在生活中关怀周围的人就实践了这种人性。其次，平等主义医疗资源分配理论是为了满足人们的医疗权利，儒家主张的医疗服务是为了履行对人类的责任。医疗权利是要求权，人们具有各种医疗需求，满足不了就会觉得受到了不公平的对待。儒家的责任意识在面对相互竞争的医疗需求时，从自身出发解决问题，而不是抱怨别人。在处理冲突的利益时有更强的协调能力。最后，平等主义理论是个人导向的，个人在医疗资源的获得方面具有竞争关系，医生与病人之间是契约关系，契约中没有了关怀只有冷冰冰的义务。儒家主张爱有差等的关怀，以家庭为出发点向外扩展，与平等主义相比，对中国医务工作者要求的境界更高、范围更广，不仅要治疗个体的生命，还关注社会的和谐，以整个宇宙的和谐为最终目的。

平等主义要求每一个人被平等对待，要求尊重每一个人。但是平等主义并没有表现出对每个人的关心，正如美国学者豪斯曼的观点，"平等主义没有将平等的价值和对个人的关心联系起来"①。儒家伦理思想关心每一个人，不主张用相同的方式爱每一个人，儒家认为爱是有差等的。"儒家始终关心的是不同的个体置身于其中的不同角色、环境以及表现出的不同品格，因而需要不同对待。"② 儒家伦理中的人不是罗尔斯"原初状态"中的互不关心的人，而是作为家庭和社会的一分子在人与人相互联系中存在。儒家认为人与人之间的关系是不对称的，人处于社会秩序之中，儒家主张有差等的爱，这种爱不是爱一些人不爱另一些人，而是先从爱身边的人做起，连自己的父母、兄弟、姐妹都不爱，还谈何爱其他的人。就如齐桓公的三个宠臣公子开方、竖刁、易牙，公子开方父亲去世不回家奔丧，竖刁为了留在

---

① Daniel M. Hausman, "What's Wrong with Inequalities?" *Journal of Moral Philosophy* 8 (2011), p. 574.

② 范瑞平：《当代儒家生命伦理学》，北京大学出版社，2011，第 122 页。

齐桓公身边而自宫，易牙为了齐桓公能尝婴儿肉而杀死自己的 3 岁儿子。他们为了取悦齐桓公不爱自己的亲人、不爱自己的身体，做出有违常理的事情，这种人不是真正的爱别人，最终齐桓公被他们害死。儒家思想不鼓励人们做违背人之常情的事情，儒家认为每个人做事情首先想到的都是自己。其次，人是有亲情的，父母之恩，妻子之爱，这种亲情不是自私。亲情是人性重要的一个部分，至于其他都是次要的。一个人不考虑自己和亲人的利益，说明这个人要么有更大的阴谋，要么就是心理有问题，当然还有可能是没有私心。如果一个人连基本的人性都没有，那么他可能超级高尚，也可能超级残忍，但是最大的问题是他的行为具有不可预知性。

儒家反对违背人性，也不鼓励违背人性。儒家有这样的观点源于春秋后期礼乐崩坏造成的社会混乱，春秋时期及以前使用周礼，而周礼是建立在人们普遍懂得廉耻的基础上的。管仲认为一个国家存在的基础是"礼义廉耻"，礼义是建立在廉耻之上的。春秋末期，礼崩乐坏，周礼无法规范社会秩序，催生了儒家思想，按照儒家伦理，人们安于自己的社会角色，社会秩序就稳固了，家庭中父子亲情是人之常情，不能违背这个常情做出违背人伦的事情。孔子和孟子都有相关的论述，叶公语："吾党有直躬者，其父攘羊，而子证之。"孔子曰："吾党之直者异于是：父为子隐，子为父隐，直在其中矣。"[1] 在孔子看来，维护父子关系比证明谁偷羊更重要。桃应问曰："舜为天子，皋陶为士，瞽瞍杀人，则如之何？"孟子曰："执之而已矣。""然则舜不禁与？"曰："夫舜恶得而禁之？夫有所受之也。""然则舜如之何？"曰："舜视弃天下犹弃敝蹝也。窃负而逃，遵海滨而处，终身。诉然，乐而忘天下。"[2] 舜的父亲杀了人，舜带着父亲逃跑，孟子通过这个假设的故事说明人伦关系的重要。

由于儒家反对违背人性做事情，因此按照儒家思想制定社会政策不能违背人之常情。在儒家看来，个人依靠家庭生存，个人的福利也在家庭内实现，在这一点上，平等主义的理念和儒家的人性论是不相容的，"平等主义的尝试与儒家家庭主义的道德情感是不一致的，因为这种做法势必削弱家庭使用自己的资源自主地为其家庭成员谋求最佳利益的能力"[3]。在家庭内部不能要求权利平等，重要的不是尊重家庭成员的自由选择和自我决

---

[1]　《论语·子路》。
[2]　《孟子·尽心上》。
[3]　范瑞平：《当代儒家生命伦理学》，北京大学出版社，2011，第 123 页。

定，而是家庭成员间的关心和爱护，家庭成员间的关心和爱护不是权利的权衡。儒家认为的良序社会是"老者安之，朋友信之，少者怀之"① 的社会，在这样的社会中，提倡人们相互关怀的德性论而不是追求平等的义务论。对于儒家这种基于人性本善的义务是发自人的内心的需要，人们喜欢这样做，不是外力强加的。当然人不是天生就愿意照顾、关心他人的，需要不断地修身养性，最终达到愿意关心他人的境界。儒家认为人的一生在不断修行，最终逐渐达到"从心所欲不逾矩"的自由的境界。而平等主义的义务论源于康德的绝对命令，人们做事情和人的情感无关，是应该这样做。

二 行善的医学目的

平等主义理论是建立在个人主义的人性论基础上的，而中国几千年来占主导地位的儒家思想却是集体本位的，儒家的伦理学缺乏与个体自由相关的人性论基础。有人认为，医疗资源分配必须以个人权利为导向，儒家缺乏个人自由的基础，儒家伦理思想以集体为导向不能指导医疗资源分配的实践，这一观点是错误的，"以权利为基础的生命伦理学并不是解决亚洲生命伦理学问题的灵丹妙药"②。儒家思想的重点是"仁"，这一学说建立在对人性的信任基础上。儒家在人性善基础上构筑了天人合一的宇宙观，儒家认为人是在关系中存在的，孤立的个体不能被称为人，个体之间通过爱相连，这种爱是基于亲情产生的情感纽带，这种爱构筑了社会最基本的单位"家庭"，扩至家庭以外的社会结构，从父母、夫妻、兄弟到朋友、君臣，构筑了中华民族文明的根基。

儒家与平等主义理论对人生价值的定位是不同的，儒家对人生意义的承诺是做一个好人，就是具有有价值的人生，平等主义行为的出发点是完善自身，人生的最高境界是自我实现。"仁"是儒家伦理思想体系中核心的理念，是古代知识分子的人生修养的目标。孔子提出了"仁"的思想，仁者要爱人。儒家的这种爱的情感不同于任何平等主义的道德情感，儒家主张的平等不同于人人平等的自由主义原则，儒家主张的平等是发自人的内心的爱的情感，行为的出发点是责任和奉献。"夫仁者，己欲立而立人，己欲达而达人。"③ 爱人就要处处为他人着想，自己希望得到的也帮助他人

---

① 《论语·公冶长》。
② 范瑞平：《当代儒家生命伦理学》，北京大学出版社，2011，第 114 页。
③ 《论语·雍也》。

得到。"己所不欲，勿施于人。"① 自己不想得到的，不要强加于人。在处理人与人、人与社会的关系方面表现为：以孝悌为本。"孝悌也者，其为仁之本与！"② 首先孝敬父母，父母是我们的天和地，孝是仁的根本。礼是仁的外在表现形式，礼是不同地位和角色的人的行为规范，它能使不同角色的人安于自己的角色，互相尊重、爱护和关心。儒家强调社会和谐，讲求和睦相处，倡导团结互助，倡导天人和谐、人际和谐、身心和谐。"民吾同胞，物吾与也。"③

　　基于宇宙向善的观点，人活在世上就是要促进这种善，儒家将医疗视为尽孝行善的重要手段。"君有疾饮药，臣先尝之。亲有疾饮药，子先尝之。医不三世，不服其药。"④ 医学从对亲人的照顾、治疗，推己及人发展到济世救人。孟子发挥了"仁"的思想，认为"人皆有不忍人之心"。看到别人的痛苦忍不住要帮助，"恻隐之心，仁之端也"⑤。将仁爱的思想从关爱家人推广到关爱其他人，提倡"老吾老以及人之老，幼吾幼以及人之幼"⑥。医生对待老人和小孩，要像对待自己的亲人一样，一视同仁。由于儒家思想的内核是"仁"，外在表现是重义轻利，受儒家义利观影响，中国传统医德反对医生通过职业牟利。医生的行医行为被视为慈善行为，医生应该一心向善，淡泊名利，悬壶济世、坐堂大夫、杏林春暖的故事都是这种精神的体现。正如张仲景所言，医疗能够"上以疗君亲之疾，下以救贫贱之厄，中以保身长全，以养其生"。反对为牟利而学医，清代医家费伯雄说过，"欲救人而学医则可，欲谋利而学医则不可"。

　　儒家思想对中医影响很深，儒家的仁爱思想是医生道德的核心，儒家主张医疗活动的宗旨是"仁之法在爱人""医乃仁术"，治疗疾病的行为是施仁爱于他人的行为，医疗是济世救人之术。一些医生按照儒家"泛爱众"的思想提出了对病人要有同情心，对病人要平等对待、一视同仁，医学家很好地诠释了这一思想。孙思邈在他的名篇《论大医精诚》里论述

---

① 《论语·颜渊》。
② 《论语·学而》。
③ 张载《西铭》。
④ 《礼记·曲礼下》。
⑤ 《孟子·公孙丑》。
⑥ 《孟子·梁惠王上》。

道："凡大医治病，必当安神定志，无欲无求，先发大慈恻隐之心，誓愿普救含灵之苦。"儒家的平等要求对病人一视同仁，不能因为病人的身份地位不同就使其待遇不同。孙思邈主张对病人要有同情心，"若有疾厄来求救者，不得问其贵贱贫富，长幼妍媸，怨亲善友，华夷愚智，普、同一等，皆如至亲之想，亦不得瞻前顾后，自虑吉凶，护惜身命。见彼苦恼，若己有之，深心凄怆，勿避险巇、昼夜、寒暑、饥渴、疲劳，一心赴救，无作功夫形迹之心。如此可为苍生大医，反此则是含灵巨贼"。人没有贵贱，医生要珍惜病人的生命，"自古名贤治病，多用生命以济危急，虽曰贱畜贵人，至于爱命，人畜一也。损彼益己，物情同患，况于人乎！夫杀生求生，去生更远"[1]。明代医生龚廷贤谴责那些对贫富病人区别对待的医生，他认为："医乃生死所寄，责任非轻，岂可因其贫富而我为厚薄哉？"清代名医费伯雄从将心比心、推己及人角度提出："我欲有疾，望医之相救者如何？我之父母妻子有疾，望医之相救者如何？易地以观，则利心自淡亦。"

　　儒家重义轻利的理念使中国古代提倡医生行医不是为了牟利而是为了行善，现实生活中尽量地服务于更多的人是古代学子们的人生追求。做官能够服务百姓、教育百姓，做官是最好的选择，医生是接下来的选择。医疗行为是贯彻儒家思想的一种方式，而不仅仅是一门治疗疾病的技术。中国古代知识分子学而优则仕，目的是实现自己的政治抱负，能够服务于更多的人。范仲淹的抱负"不为良相，则为良医"。即使是普通人做不了官当不了医生，"穷则独善其身，达则兼济天下"。这里的"穷"不是指生活穷困而是指身处逆境。当不能拯救社会时，通过为百姓治病来济世救人，医生对病人的医疗行为成为积善成德的手段。儒家将人的济世活动都认为是治疗的活动，只是层次范围不同而已，正所谓"上医医国，中医医人，下医医病"。治疗疾病是服务社会的一种方式，医疗行为仅仅是小道，政治是大道。"医疗实践必须整合到修身、齐家、治国和平天下的理想之中。照顾好人民的健康，才能算最好地实现了孝顺父母、忠诚君王、尊敬老人、爱护年轻人和爱天下万物的德性。"[2]"仁者爱人"体现在对不同的人际关系的德性要求上，对父母孝顺、对上级忠诚、对朋友诚信、对孩子慈爱。"老有所终，壮有所用，幼有所长，

---

① 孙思邈：《备急千金药方》。
② 范瑞平：《当代儒家生命伦理学》，北京大学出版社，2011，第26页。

矜、寡、孤、独、残疾者皆有所养。"①

儒家主张的医疗行为是行善的行为，主要关注医疗领域的道德问题：行医者的道德品质，儒家伦理主张的平等是对医生的道德品质的要求。按照西方伦理学的分类，将儒家思想归为美德伦理学，美德伦理学是基于人的角色和人与人之间的关系确定理论的基点，医生的角色就规定了医生的责任和义务，美德伦理学没有办法对医疗资源分配政策的制定提供明确的指导，因为美德伦理学关注的是品格，美德伦理学要求医务工作者对病人一视同仁是基于医生角色做出的。儒家伦理要求的平等是基于不歧视原则提出的，不歧视原则要求资格的平等，对分配的数量不敏感，如果所有人都有资格获得医疗服务，那么不论医疗资源是否充足，这些人的资格是相同的，在现实的医疗资源分配中除了分配影响到医疗需要的性质和内容之外，分配和资格没有相关性，医疗资源分配决定谁的医疗需要会得到满足，谁的医疗需要没有得到满足，由于资源是稀缺的，没有办法根据资格进行分配。非歧视原则要求对已经有资格的人的利益不要进行侵犯，而不是对缺乏利益的人怎样给予利益，"这种非歧视原则通常导致浪费，如果没有足够的利益可以分配，那么无论它是什么，我们必须浪费它，而不是给予或者允许某些人占有它们。原则本身没有要求浪费，这是真的，但是通常唯一能够避免违反它们的方法就是产生或允许浪费"②。

儒家的伦理观通过强调家庭的责任建立以德性为基础的医疗保健制度。这种制度体现在新加坡，如家庭医疗储蓄金制度。新加坡人口中76.9%是华人，新加坡政府以儒家思想作为治国的指导思想，"为了抵御与经济高速成长俱来的西方个人和享乐主义的侵袭和腐蚀，新加坡政府倡导儒家思想"③。新加坡融合东西方文化的精髓，建立了体现儒家价值观的医疗保健制度。新加坡的亚洲价值观核心体现在四个方面。第一，集体本位，社会、国家优先于个人。第二，国之本在家，重视家庭。第三，倡导宽容和谐。第四，政府尊重支持个人。基于这种价值理念，新加坡建立了以家庭为本位的储蓄账户积累型的医疗保健制度。这一制度"强调个人对各自健康所承担的责任，避免对国家福利或医疗保险的过度依赖……为所

①　《礼记·礼运》。

②　葛四友编《运气平等主义》，江苏人民出版社，2006，第12页。

③　丁纯：《世界主要医疗保障制度模式绩效比较》，复旦大学出版社，2009，第315页。

有的新加坡公民提供一个良好且财政上能负担的、基本的医疗服务"①。弘扬个人勤俭、自我负责为家庭社会分忧的精神，政府保证基本医疗的可及性反映了社会和政府对个人的责任，新加坡政府意识到传统文化习俗的重要性，不盲目崇洋，也不因循守旧，而是基于本国的传统建立符合自己国家文化的医疗制度。

儒家使人民富裕的方法是家庭富裕，提倡民强国富的治国理念，政府存在的目的是富民、教民。"百姓足，君孰与不足？百姓不足，君孰与足？"② 在医疗照顾中，家庭和政府都发挥重要的作用。"儒家家庭主义的根基在于对人类的家庭实在与宇宙的深层实在之间共生共鸣关系的体认。"③ 儒家并不主张政府承担全部的医疗照顾任务，国家应当为公民提供基本的医疗，其他的医疗照顾和个人的医疗的偏好留给家庭。根据儒家的"仁者爱人，爱有差等"的主张，家庭被看作人际交往中个人存在的基础，家庭对其成员的医疗保健负有不可推卸的责任，儒家伦理要求父母应该照顾子女，当父母老了，子女应该照顾父母。新加坡的医疗保健制度提示我们，儒家的家庭主义的保健模式对于受儒家文化影响的国家是一个可行的医疗资源分配模式，新加坡的保健制度比多数西方福利国家的医疗制度成功，因为其将可支配收入留给了家庭，家庭发挥了医疗照顾的作用。

三　对平等主义医疗资源分配理论的批评

医疗是一门治疗人类疾病的技术，技术是相通的，但是疾病观有文化的内涵。中医的疾病观和西医的疾病观不同，受儒家和道家的影响，形成了独特的中医理论，其提供了与西医不同的对健康和疾病的解释，提出了独特的病因学和治疗学理论，中医认为健康是内外的和谐状态，人体内外失衡时就会生病。治疗疾病就是通过调理恢复身体的平衡。而现代的西医认为人生病就是受到了微生物的入侵，治疗疾病就是通过拮抗的方法杀灭细菌，或者通过手术去除病灶，甚至通过器官移植更换有病的器官。儒家认为无论自我还是社会失去平衡都是病态，都需要调理，疾病只是自我失去和谐状态。治疗疾病本身就具有道德意义，这种道德意义来自维持和

①　丁纯：《世界主要医疗保障制度模式绩效比较》，复旦大学出版社，2009，第 316 页。
②　《论语·颜渊》。
③　范瑞平：《当代儒家生命伦理学》，北京大学出版社，2011，第 4 页。

谐，而不是平等主义所谓的机会、资源或者能力。

中国的伦理学倡导和谐，重视做人的美德，而西方伦理学重视义务、效果。这是因为中西方世界观不同。中国人的世界观和西方人的世界观不同，中国人认为宇宙是向善的，人活着的目的在于促进这种善，做到了就达到了与宇宙合一，人活着就是赞天地之化育而与天地参。儒家伦理是德性论，德性论也被称为美德论。西方在古希腊时期，德性伦理学占主导地位，苏格拉底、柏拉图、亚里士多德等哲学家倡导美德伦理学，这种伦理学理论强调良好的道德品质。美德论探讨医生应该具备的品德，以及对待病人的态度。但是随着西方天人相分的宇宙观的确立，西方的美德伦理学的主导地位在近代被义务伦理学取代，西方的医学伦理学主要通过逻辑推理论证，探讨医生应该具有的义务。

香港中文大学的范瑞平提出了儒家的医疗资源配置的理念。范瑞平受到恩格尔哈特的思想影响，恩格尔哈特从道德异乡人出发认为不可能达成分配的共识，而且财产都是有主的，不存在分配问题。范瑞平从儒家思想出发，认为儒家基于爱有差等的关怀比平等主义医疗资源分配理论更适合中国国情。他从四个方面批评平等主义医疗资源分配理论。

第一，会造成人与人之间的冲突和对立。"权利话语没有资源为卷入利益冲突的双方提供走出僵局、趋向合作与相互关怀的可能途径。"[①] 资源不能满足所有人的需要，按照医疗权利分配资源通常会加深而不是减少分歧，需要医疗资源的人互相是对立的，非常容易造成矛盾和冲突。

第二，过分强调个人的自由和自我利益，将人看作原子的和其他人分离的个体，曲解了个人和社会的真实关系。在医疗资源分配中，过分强调医疗权利，会鼓励个人追求最大限度的医疗需要的满足，势必造成政府的极大财政负担，导致政府的财力不能被用到其他领域，甚至导致国家不可治理。另外，要求尊重个人自主，个人有选择的自由，富人通过保险等可以自由地获得额外的医疗服务，这势必导致公共的医疗服务水平下降甚至不可为继。

第三，强调个人选择、自主和自我决定，忽视了人在社会关系中的生存和发展，忽视人与人之间互相关心和帮助的能力和需要。这样会加剧人与人之间的分化和孤立，排斥家庭介入，将人看成脱离社会关系的存在。

---

① 范瑞平：《当代儒家生命伦理学》，北京大学出版社，2011，第115页。

疾病和死亡的问题都和人们所处的关系有关，不应该不考虑个人所处的关系。

儒家伦理思想面临批评，按照西方伦理学的划分，儒家的伦理应该被归为美德论，儒家主张的平等是做人的品德，不需要逻辑推理，做人的品德不能直接指导医疗资源分配的决策，我们需要其他原则解释哪些人应该享有医疗资源。对于这些批评，儒家能合理地进行回应，尽管提倡美德不直接关注医疗资源分配的伦理问题，但是医疗资源分配政策是由具体的人做出的，美德伦理学认为只要有良好的品格，政策制定者就会做正确的事，医疗资源分配就会实现公平和正义。"有道德的人会自动地去做正确的事情，因为他们的品格让他们这么做，或者因为这是社会角色所赋予的义务。"① 如果制定政策的人品德有问题，那么即使有再好的原则和程序也不会制定出好的医疗资源分配政策。程序正义是为了避免人的主观因素对资源分配的误判，这是平等主义人性论自然得出的结论。程序正义也会面临一个问题就是不负责任，由于不是一个人做出的决策，和自己没有关系，这样在制定医疗资源分配政策时就会出现没有人为这个决策承担后果的情况，这样就会出现决策者的不负责任和主观武断的情况，程序正义试图避免主观武断，但是在实际运作时，反而增加了这个风险。而儒家伦理认为做出决策的人责任重大，无形中就是一种约束，反而道德品质好的人更能做出公正的分配决策。

---

① 〔美〕雷蒙德·埃居、〔美〕约翰·兰德尔·格罗夫斯：《卫生保健伦理学——临床实践指南》，应向华译，北京大学医学出版社、北京大学出版社，2005，第43页。

结　论

　　平等主义医疗资源分配理论是基于理想的社会条件提出的。现实社会是不完美的，平等主义医疗资源分配理论对人类需要的资源稀缺性的现实考虑不足，社会维持平等的医疗是极为困难的。平等主义的医疗资源分配政策会面临财政危机，无法实现每个人都被平等的对待的目标，容易引起人们对自己国家的医疗保健制度的不满。

　　平等主义的分配制度在道德方面也面临危机，平等主义试图回答我们彼此亏欠什么的问题，最终问题的解决是通过国家税收实现的，一些人会认为自己被国家"抢劫"了。由于医疗资源的有限性，政府不得不降低标准，如何兑现平等的承诺最终总是在争论中不了了之。平等主义医疗资源分配理论在实践中会遇到困难。医疗资源分配要平衡平等、自主与效率的关系。即使政府仅仅是为了达到尽可能平等的基本医疗目标，为了排除基于市场的私人医疗对于平等医疗体系造成的威胁，自由也仍会受到限制。越是追求平等，自由就越被限制。平等主义理论强调医疗服务的平等可及，但是资源的有限性决定了我们在进行医疗资源分配时必须排除一部分人，而确定排除的标准非常困难。另外，政府在医疗保健资源分配中起支配作用会导致在监督和限制政府权力方面面临一系列问题。

　　平等主义理论提出了我们关心的问题，应该保证所有人享有平等的医疗机会。这个承诺在公平平等机会、资源平等和需要的平等理论中体现出来。诺斯鲍姆的能力路径建立在关怀理论基础上，提供了医疗资源分配正义的合理内涵，儒家思想的关怀的理念更适合中国文化。医疗资源分配正义理论首先应该考虑社会责任是有限的，人类医疗的权利是有限度的权利。德沃金的明智的保险原则为确定医疗合理限度提供了可行的指导。

　　平等主义医疗资源分配理论对于中国具有借鉴意义。不能放任自由市场决定医疗资源享有权，政府要保证社会弱势群体的医疗资源享有权，应该重视医疗资源分配的程序正义，但是平等主义理论建立在个人主义和自由主义基础上，中国文化建立在集体主义之上，我们应该利用儒家伦理的理论资源，根据其理念确立符合中国国情的医疗资源分配政策。

长期以来，中国向外国学习，尤其是向西方学习，试图用西方的理论解决中国问题，但是西方的理论在中国一直找不到根，只有从中国文化本身才能找到根。西方的自由、平等、人权和民主思想不能解释儒家的思想，儒家的核心概念"仁"和"礼"无法被还原为平等、民主、人权。在中国文化中，儒家伦理思想比平等主义更具有说服力，应该根据儒家的伦理理念而非西方的理论制定医疗资源分配政策。

参考文献

一 英文原著

- Angela Coulter, Chris Ham, *The Global Challenge of Health Care Rationing* (Open University Press, 2000).

- A. Smith, *The Wealth of Nations* (Random House, 1937).

- Bernard Williams, *Problems of the Self*: *Philosophical Papers 1956 – 1972* (Cambridge University Press, 1973).

- Bernard Williams, *Moral Luck*: *Philosophical Papers 1973-1980* (Cambridge University Press, 1981).

- Bernard Williams, *Ethics and the Limits of Philosophy* (Harvard University Press, 1985).

- Neil Duxbury, *Random Justice*: *On Lotteries and Legal Decision-Making* (Clarendon Press, 1999).

- Charles J. Dougherty, *Back to Reform Values*, *Markets and the Health Care System* (Oxford University Press, 1996).

- Daniels Drache, Terry Sullivan, *Health Reform*: *Public Successs*, *Private Failer* (Routledge, 1999).

- Daniel Hausman, *Valuing Health*: *Well-bing*, *Freedom and Suffering* (Oxford University Press, 2015).

- Daniel Statman, *Moral Luck* (State University of New York Press, 1993).

- David C. Thomasma, *Personhood and Health Care* (Kluwer Academic Publishers, 2001).

- Donna Dickenson, *Moral Luck in Medical Ethics and Practical Politics* (Avebury, 1991).

● D. R. Waring, *Medical Benefit and the Human Lottery*, *An Egalitarian Approach* (Springer, 2004).

● Ellen Frankel Paul, Fred D. Miller Jr., Jeffrey Paul, *Bioethics* (Cambridge University Press, 2002).

● George J. Agich, Charles E. Begley Agich, *The Price of Health* (D. Reidel Pub. , 1986).

● Harris John, *The Value of Life* (Routledge & Kegan Paul, 1985).

● Harry L. Moore, *The Adjudication of Utilitarian Thearies and Rights in the Sphere of Health Care* (P. Lang, 2000).

● Iwao Hirose, *Egalitarianism* (Routledge, 2015).

● James F. Childress, *Practical Reasoning in Bioethics* (Indiana University Press, 1997).

● John M. Alexander, *Capabilities and Social Justice the Political Philosophy of Amartya Sen and Martha Nussbaum* (Ashgate Publishing Company, 2008).

● John Mckie, *The Allocation of Health Care Resources: An Ethical Evaluation of the "QALY" Approach* (Ashgate, 1998).

● John Mckie, Jeff Richardson, Peter Singer, Helga Huhse, *The Allocation of Health Care Resources* (Aldershot Brookfield, 1998).

● John Rawls, *A Theory of Justice* (Harvard University Press, 1971).

● JohnRawls, *A Theory of Justice* (Harvard University Press, 1999).

● J. Rawls, *Political Liberalism* (Columbia University Press, 1996).

● John W. Peabody, *Policy and Health: Implications for Development in Asia* (Cambridge University Press, 1999).

● Kenman L. Wong, *Medicine and the Marketplace- the Moral Dimensions of Managed Care* (University of Notre Dame Press, 1998).

● Mark E. Rushefsky, Kant Patel, *Politics, Power and Policy Making: The Case of Health Care Reform in the 1990s* (M. E. Sharpe, Inc. , 1998).

● Mark J. Hansonand, Daniels Callahan, *The Goals of Medicine: The Forgotten Issue in Health Care Reform* (Georgetown University Press, 1999).

● Mark S. Stein, *Distributive Justice and Disability Utilitarianism against Egalitarianism* (Yale University, 2006).

● Matha Craven Nussbaum, *Women and Humen Development* (Cambridge University Press, 2000).

● Matha Craven Nussabum, *Creating Capabilities the Human Development Approach* (The Belknap Press of Harvard University Press, 2008).

● Matha Craven Nussbaum, *Political Emotions: Why Love Matters for Justice* (The Belknap Press of Harvard University Press, 2013).

● Matti Häyry, *Liberal Utilitarian Thearies and Applied Ethics* (Routledge, 1994).

● Max Lerner, *Essential Works of John Stuart Mill* (New York Bantam Books, 1961).

● Nils Holtug, Kasper Lippert-Rasmussen, *Egalitarianism New Essays on the Nature and Value of Equality* (Oxford University Press, 2007).

● Nir EYAL, Samia Hurst, Ole F. Norheim, Daniel Wikler, *Inequalities in Health Concepts, Measures, and Ethics* (Oxford University Press, 2013).

● Norman Daniels, *Just Health Care* (Cambridge University Press, 1985).

● Norman Daniels, *Justice and Justification Reflective Equilibrium in Theory and Practice* (Cambridge University Press, 1988).

● Norman Daniels, *Am I My Parents' Keeper? An Essay on Justice between the Young and the Old* (Oxford University Press, 1988).

● Norman Daniels, Donald W. Light, Ronald L. Caplan, *Benchmarks of Fairness for Health Care Reform* (Oxford University Press, 1996).

● N. Daniels, *Is Inequality Bad for Our Health?* (Beacon Press, 2000).

● Norman Daniels, James E. Sabin, *Setting Limits Fairly: Can We Learn to Share Medical Resources?* (Oxford University Press, 2002).

● Norman Daniels, *Just Health Meeting Health Needs Fairly* (Cambridge University Press, 2008).

● Paul Dolan, Jan Abel Olsen, *Distributing Health Care Economic and Ethical Issues* (Oxford University Press, 2003).

● Paul Farmer, *Pathologies of Power Health, Human Rights, and the New War on the Poor* (University of California Press, 2005).

● Peter A. Ubel, *M. D. Pricing Life Why It's Time for Health Care*

Rationing（The MIT Press，2001）.

● R. M. Veatch，R. Branson，*Ethics and Health Policy*（Ballinger，1976）.

● Ronald Bayer，Arthur L. Caplan，Norman Daniels，*In Search of Equity-Health Needs and the Health Care System*（Oxford University Press，1983）.

● Rosamond Rhodes，Margaret P. Battin，Anita Silvers，*Medicine and Social Justice*（Oxford University Press，2002）.

● Ruth Ellen Bulger，Elizabeth Meyer Bobby，Harvey V. Fineberg，*Society's Choices：Social and Ethical Decision Making in Biomedicine*（National Academy Press，1995）.

● Sofia Gruskin，Michael A. Grodin，George J. Annas，Stephen P. Marks，*Perspectives on Health and Human Rights*（Routledge，2005）.

● Stephen G. Post，*Encyclopedia of Bioethics*（Macmillan Reference，2004）.

● Thomas. J. Bole，William. B. Bondeson，*Right to Health Care*（Kluwer Academic Publishers，1991）.

● Tom L. Beauchamp，James F. Childress，*Principles of Biomedical Ethics*（Second Edition）（Oxford University Press，1983）.

● Tom L. Beauchamp，James F. Childress，*Principles of Biomedical Ethics*（5th Edition）（New York Oxford University Press，2001）.

● Tom L. Beauchamp，*Leraywallers*，*Contemporary Issues in Bioethics*，（Thomson Learning Academic Resource Center，2003）.

● Victor J. Seidler，*The Moral Limits of Modernity*，*Love*，*Inequality and Oppression*（Macmillan，1991）.

● Yvonne Denier，*Efficency Justice and Care*（Springer，2007）.

二 中文版译著

〔美〕罗尔斯：《正义论》，何怀宏等译，中国社会科学出版社，2001。

〔美〕罗尔斯：《政治自由主义》，万俊人译，译林出版社，2000。

〔美〕罗尔斯：《作为公平的正义——正义新论》，姚大志译，上海三联书店，2002。

〔美〕罗尔斯：《道德哲学史讲义》，张国清译，上海三联书店，2003。

〔德〕康德：《实践理性批判》，韩水法译，商务印书馆，2001。

〔德〕康德：《道德形而上学原理》，苗力田译，上海人民出版社，2002。

〔德〕康德：《法的形而上学原理——权利的科学》，沈叔平译，商务印书馆，2005。

〔英〕边沁：《道德与立法原理导论》，时殷弘译，商务印书馆，2000。

〔英〕休谟：《道德原则研究》，曾晓平译，商务印书馆，2002。

〔英〕乔治·爱德华·摩尔：《伦理学原理》，长河译，上海世纪出版集团，2003。

〔英〕洛克：《政府论两篇》，赵伯英译，陕西人民出版社，2004。

〔英〕亨利·西季威克：《伦理学方法》，廖申白译，中国社会科学出版社，1993。

〔美〕汤姆·L. 彼彻姆：《哲学的伦理学》，雷克勤、郭夏娟、李兰芬、沈珏，中国社会科学出版社，1990。

〔英〕D. D. 拉斐尔：《道德哲学》，邱仁宗译，辽宁教育出版社，1998。

〔美〕麦金太尔：《谁之正义？何种合理性？》，万俊人等译，当代中国出版社，1996。

〔美〕阿拉斯代尔·麦金太尔：《伦理学简史》，龚群译，商务印书馆，2003。

〔美〕A. 麦金太尔：《三种对立的道德探究观》，万俊人、唐文明、彭海燕等译，中国社会科学出版社，1999。

〔美〕迈克尔·J. 桑德尔：《自由主义与正义的局限》，万俊人等译，译林出版社，2001。

〔美〕伯林：《自由论》，胡传胜译，译林出版社，2003。

〔英〕约翰·密尔：《论自由》，许宝骙译，商务印书馆，2005。

〔英〕约翰·密尔：《功用主义》，唐钺译，商务印书馆，1957。

〔美〕罗伯特·诺奇克：《无政府、国家与乌托邦》，何怀宏译，中国社会科学出版社，1991。

〔美〕迈克尔·沃尔泽：《正义诸领域——为多元主义与平等一辩》，褚松燕译，译林出版社，2002。

〔美〕罗纳德·德沃金：《至上的美德——平等的理论和实践研究》，

冯克利译，江苏人民出版社，2003。

〔美〕罗纳德·德沃金：《至上的美德——平等的理论和实践研究》，冯克利译，江苏人民出版社，2008。

〔美〕罗纳德·德沃金：《认真对待权利》，信春鹰、吴玉章译，中国大百科全书出版社，2002。

〔印度〕阿马蒂亚·森：《再论不平等》，王利文、于占杰译，中国人民大学出版社，2016。

〔印度〕阿马蒂亚·森，《资源、价值与发展》，杨茂林、郭婕译，吉林人民出版社，2011。

〔印度〕阿马蒂亚·森：《伦理学与经济学》，王宇、王文玉译，商务印书馆，2003。

〔印度〕阿马蒂亚·森：《贫困与饥荒》，王宇、王文玉译，商务印书馆，2001。

〔印度〕让·德雷兹、〔印度〕阿马蒂亚·森：《饥饿与公共行为》，苏雷译，社会科学文献出版社，2006。

〔美〕迈克尔·沃尔泽：《论宽容》，袁建华译，上海人民出版社，2000。

〔美〕麦金泰尔：《德性之后》，龚群等译，中国社会科学出版社，1995。

〔美〕阿瑟·奥肯：《平等与效率——重大的抉择》，王奔洲译，华夏出版社，1999。

〔美〕亚历克斯·卡利尼克斯：《平等》，徐朝友译，江苏人民出版社，2003。

〔英〕戴维·赫尔德：《民主的模式》，燕继荣等译，中央编译出版社，2004。

〔奥地利〕赫尔穆特·舍克：《嫉妒与社会》，张田英译，社会科学文献出版社，1999。

〔英〕戴维·米勒：《社会正义原则》，应奇译，江苏人民出版社，2001。

《展望二十一世纪——汤因比与池田大作对话录》，荀春生、朱继征、陈国梁译，国际文化出版公司，1985。

〔美〕弗朗西斯·福山：《历史的终结及最后之人》，黄胜强等译，中国社会科学出版社，2003。

〔法〕埃米尔·涂尔干：《社会分工论》，渠东译，生活·读书·新知三联书店，2000。

〔澳〕J. J. C. 斯马特、〔英〕B. 威廉斯：《功利主义：赞成与反对》，牟斌译，中国社会科学出版社，1992。

〔美〕艾伦·布坎南：《伦理学、效率与市场》，廖申白等译，中国社会科学出版社，1991。

〔美〕凯斯·R. 孙斯坦：《自由市场与社会正义》，金朝武、胡爱平、乔聪启译，中国政法大学出版社，2002。

〔美〕约瑟夫·P. 德马科、〔美〕理查德·M. 福克斯编《现代世界伦理学新趋向》，石毓彬、廖申白、程立显译，中国青年出版社，1990。

〔英〕杰弗里·托马斯：《政治哲学导论》，顾肃、刘雪梅译，中国人民大学出版社，2006。

〔英〕亚当·斯威夫特：《政治哲学导论》，萧韶译，江苏人民出版社，2006。

〔英〕伯特兰·罗素：《伦理学和政治学中的人类社会》，肖巍译，中国社会科学出版社，1992。

〔英〕安东尼·吉登斯：《现代性的后果》，田禾译，译林出版社，2000。

〔法〕让－弗朗索瓦·利奥塔：《后现代道德》，莫伟民等译，学林出版社，2000。

〔英〕齐格蒙特·鲍曼：《后现代伦理学》，张成岗译，江苏人民出版社，2003。

〔英〕齐格蒙·鲍曼：《现代性与大屠杀》，杨渝东、史建华译，凤凰出版传媒集团、译林出版社，2002。

〔日〕岩崎允胤主编《人的尊严、价值及自我实现》，刘奔译，当代中国出版社，1993。

〔美〕斯金纳：《超越自由与尊严》，王映桥、栗爱平译，贵州人民出版社，1988。

〔美〕列奥·施特劳斯，《自然权利与历史》，彭刚译，生活·读书·新知三联书店，2016。

〔美〕弗洛姆：《健全的社会》，孙恺祥译，贵州人民出版社，1994。

〔美〕J. P. 蒂洛:《伦理学:理论与实践》,孟庆时、程立显、刘建等译,北京大学出版社,1985。

〔美〕托马斯·内格尔:《人的问题》,万以译,上海译文出版社,2000。

〔法〕米歇尔·福柯:《规训与惩罚》,刘北成等译,生活·读书·新知三联书店,1999。

〔法〕米歇尔·福柯:《疯癫与文明》,刘北成等译,生活·读书·新知三联书店,1999。

〔法〕米歇尔·福柯:《临床医学的诞生》,刘东、刘北成译,译林出版社,2001。

〔瑞士〕汉斯·昆:《世界伦理构想》,周艺译,生活·读书·新知三联书店,2002。

〔美〕恩格尔哈特:《生命伦理学基础》(第二版),范瑞平译,北京大学出版社,2006。

〔美〕图姆斯:《病患的意义:医生和病人不同观点的现象学探讨》,邱鸿钟等译,青岛出版社,2000。

〔美〕苏珊·桑塔格:《疾病的隐喻》,程巍译,上海译文出版社,2003。

〔美〕恩格尔哈特:《生命伦理学和世俗人文主义》,李学均等译,陕西人民出版社,1998。

〔美〕罗伊·波特编《剑桥医学史》,张大庆、李志平、刘学礼等译,吉林人民出版社,2000。

〔德〕伯恩特·卡尔格-德克尔:《医药文化史》,姚燕、周惠、盛望平译,生活·读书·新知三联书店,2004。

〔德〕库尔特·拜尔茨:《基因伦理学》,马怀琪译,华夏出版社,2000。

〔加拿大〕保罗·萨加德:《病因何在:科学家如何解释疾病》,刘学礼译,上海科技教育出版社,2001。

〔加拿大〕威尔·金里卡:《当代政治哲学》,刘莘译,上海译文出版社,2011。

〔英〕阿道斯·伦纳德·赫胥黎:《美妙的新世界》,孙法理译,译林出版社,2000。

〔美〕约瑟夫·弗莱彻:《境遇伦理学》,程立显译,中国社会科学出版社,1989。

〔美〕沃林斯基:《健康社会学》,孙牧虹译,社会科学文献出版社,1999。

〔美〕威廉·科克汉姆:《医学社会学》,杨辉、张拓红等译,华夏出版社,2000。

〔美〕刘易斯·托马斯:《细胞生命的礼赞》,李绍明译,湖南科学技术出版社,1992。

〔美〕刘易斯·托马斯:《水母与蜗牛》,李绍明译,湖南科学技术出版社,1996。

〔美〕刘易斯·托马斯:《最年轻的科学——观察医学的札记》,周惠民等译,生活·读书·新知三联书店,1986。

〔美〕R. M. 尼斯、〔美〕G. C. 威廉斯:《我们为什么会生病?——达尔文医学的新科学》,易凡、禹宽平译,湖南科学技术出版社,1998。

〔奥地利〕路德维希·冯·贝塔朗菲:《生命问题——现代生物学思想评价》,吴晓江译,商务印书馆,1999。

〔美〕斯蒂芬·杰·古尔德:《自达尔文以来》,田洺译,生活·读书·新知三联书店,1997。

〔法〕艾克沙维·李比雄:《生死》,汤一介译,上海文化出版社,2000。

〔美〕约翰·杜菲:《从体液论到医学科学》,张大庆等译,青岛出版社,2000。

〔美〕杰里米·里夫金:《生物技术世纪》,付立杰、陈克勤、昌增益译,上海科技教育出版社,2000。

〔美〕维克托·R. 福克斯:《谁将生存?健康、经济学和社会选择》,罗汉、焦艳、朱雪琴译,上海人民出版社,2000。

〔英〕艾维瓦·罗恩等编《医疗保障政策创新》,王金龙译,中国劳动社会保障出版社,2004。

〔英〕弗雷德里克·F. 卡特赖特、〔英〕迈克尔·比迪斯:《疾病改变历史》,陈仲丹、周晓政译,山东画报出版社,2004。

〔美〕文森特·奥斯特罗姆:《美国公共行政的思想危机》,毛寿龙译,上海三联书店,1999。

〔英〕里查德·道金斯:《自私的基因》,卢允中等译,吉林人民出版社,1998。

〔法〕阿尔贝特·史怀泽:《敬畏生命》,陈泽环译,上海社会科学院出版社,1996。

〔日〕三木毅:《医疗经济学》,周子文等译,黑龙江科学技术出版社,1991。

〔日〕松本文六:《医生的艰难抉择》,李兆晖译,北京医科大学中国协和医科大学联合出版社,1998。

〔美〕托马斯·A. 香农:《生命伦理学导论》,肖巍译,黑龙江人民出版社,2005。

〔瑞士〕西格里斯:《人与医学》,顾谦吉译,台湾商务印书馆,2012。

〔德〕弗兰茨-克萨韦尔·考夫曼:《社会福利国家面临的挑战》,王学东译,商务印书馆,2004。

〔美〕J. A. 奥尔贝奇、〔美〕B. K. 克瑞姆果尔德等编《收入 地位与健康》,叶耀先译,中国建筑工业出版社,2002。

〔美〕戴维·德兰诺夫:《你的生命价值多少?》,李国芳译,中国人民大学出版社,2004。

〔英〕诺曼·巴里:《福利》,储建国译,吉林人民出版社,2005。

〔美〕Louis G. Pol、〔美〕Richard K. Thomas:《健康人口学》,陈功等译,北京大学出版社,2005。

〔美〕保罗·J. 费尔德斯坦:《卫生保健经济学》,费朝晖等译,经济科学出版社,1998。

〔英〕布莱恩·巴里:《正义诸理论》,孙晓春、曹海军译,吉林人民出版社,2004。

〔美〕舍曼·富兰德、〔美〕艾伦·C. 古德曼、〔美〕迈伦·斯坦诺:《卫生经济学》,王健、李顺平、孟庆跃等译,中国人民大学出版社,2011。

〔美〕亨利·欧内斯特·西格里斯特:《疾病的文化史》,秦传安译,中央编译出版社,2009。

〔美〕雷蒙德·埃居、〔美〕约翰·兰德尔·格罗夫斯:《卫生保健伦理学——临床实践指南》,应向华译,北京大学医学出版社、北京大学出版社,2005。

〔美〕格雷戈里·E.彭斯：《医学伦理学经典案例》，聂精保、胡林英译，湖南科学技术出版社，2010。

〔古希腊〕柏拉图：《理想国》，郭斌和、张竹明译，商务印书馆，1986。

〔加拿大〕凯·尼尔森：《平等与自由——捍卫激进平等主义》，傅强译，中国人民大学出版社，2015。

〔美〕萨缪尔·弗雷曼：《罗尔斯》，张国清译，华夏出版社，2013。

〔美〕罗伯特·威廉·福格尔：《第四次大觉醒及平等主义的未来》，王中华、刘红译，首都经济贸易大学出版社，2003。

〔美〕罗纳德·蒙森：《干预与反思：医学伦理学基本问题》，林侠译，首都师范大学出版社，2010。

〔美〕塞缪尔·弗莱施哈克尔：《分配正义简史》，吴万伟译，译林出版社，2010。

〔印度〕阿马蒂亚·森、〔美〕玛莎·努斯鲍姆主编《生活质量》，龚群等译，社会科学文献出版社，2008。

〔德〕康德：《道德形而上学原理》，苗力田译，上海人民出版社，2002。

〔美〕涛慕思·博格：《实现罗尔斯》，陈雅文译，上海译文出版社，2014。

〔印度〕阿马蒂亚·森、〔英〕伯纳德·威廉姆斯：《超越功利主义》，梁捷、赵亚奎、王军伟等译，复旦大学出版社，2011。

〔英〕蒂姆·莫尔根：《理解功利主义》，谭志福译，山东人民出版社，2012。

〔英〕G.A.科恩：《拯救正义与平等》，陈伟译，复旦大学出版社，2014。

〔美〕约瑟夫·费西金：《瓶颈：新的机会平等理论》，徐熙白译，社会科学文献出版社，2015。

〔德〕彼得·欧伯恩德、〔德〕托马斯·埃克、〔德〕于尔根·策尔特、〔德〕约亨·弗莱希曼：《卫生经济学与卫生政策》，钟诚译，山西出版社，2007。

〔美〕玛莎·C.诺斯鲍姆：《寻求有尊严的生活——正义的能力理论》，田雷译，中国人民大学出版社，2016。

三 中文著作

姚大志：《现代之后——20 世纪晚期西方哲学》，东方出版社，2000。

姚大志：《人的形象》，吉林教育出版社，1999。

姚大志：《何谓正义：当代西方政治哲学研究》，人民出版社，2007。

姚大志：《正义与善：社群主义研究》，人民出版社，2014。

姚大志：《罗尔斯》，长春出版社，2011。

王天成：《直觉与逻辑》，长春出版社，2000。

石元康：《当代西方自由主义理论》，上海三联书店，2001。

何怀宏：《公平的正义》，山东人民出版社，2002。

郭夏娟：《为正义而辩——女性主义与罗尔斯》，人民出版社，2004。

肖巍：《女性主义伦理学》，四川人民出版社，2000。

龚群：《当代西方道义论与功利主义研究》，中国人民大学出版社，2002。

吴忠民：《社会公正论》，山东人民出版社，2004。

李瑞全：《儒家生命伦理学》，台北鹅湖出版社，1999。

郭永松：《医学社会学——健康价值与社会文化》，吉林科学技术出版社，2005。

邱鸿钟：《医学与人类文化》，湖南科学技术出版社，1993。

汪民安、陈永国编《后身体：文化、权力和生命政治学》，吉林人民出版社，2011。

孙慕义：《后现代卫生经济伦理学》，人民出版社，1999。

沈明贤：《生命伦理学》，高等教育出版社，2003。

邱仁宗：《生命伦理学》，上海人民出版社，1987。

邱仁宗等：《病人的权利》，北京医科大学中国协和医科大学联合出版社，1996。

邱仁宗等编译《医学的思维和方法》，人民卫生出版社，1985。

邱仁宗等：《对医学的本质和价值的探索》，知识出版社，1986。

邱仁宗、翟小梅：《生命伦理学概论》，中国协和医科大学出版社，2003。

陈元方、邱仁宗：《生物医学研究伦理学》，中国协和医科大学出版社，2003。

杜治政：《医学伦理学探新》，河南医科大学出版社，2000。

徐宗良等：《生命伦理学理论与实践研究》，上海人民出版社，2002。

甘绍平：《应用伦理学前沿问题研究》，江西人民出版社，2002。

骆秋平：《导向真正的生活——医学临床实践的哲学论思》，东南大学出版社，2003。

陶黎宝华、邱仁宗主编《价值与社会》（第二集），中国社会科学出版社，1998。

盛庆来：《统合效用主义引论》，广东人民出版社，2000。

牛京辉：《英国功用主义伦理思想研究》，人民出版社，2002。

丁开杰：《后福利国家》，上海三联书店，2004。

张琪：《中国医疗保障理论、制度与运行》，中国劳动社会保障出版社，2003。

游允中、郑晓瑛主编《中国人口的死亡和健康》，北京大学出版社，2005。

李蔚东等编著《卫生与发展建设全民健康社会》，清华大学出版社，2004。

胡鞍钢主编《透视 SARS：健康与发展》，清华大学出版社，2003。

朱光磊：《中国的贫富差距与政府控制》，上海三联书店，2002。

王红漫：《大国卫生之难：中国农村医疗卫生现状与制度改革探讨》，北京大学出版社，2004。

姚洋：《转轨中国：审视社会公正和平等》，中国人民大学出版社，2004。

姚洋：《自由公正和制度变迁》，河南人民出版社，2002。

顾昕、高梦滔、姚洋：《诊断与处方——直面中国医疗体制改革》，社会科学文献出版社，2006。

史铁生：《病隙碎笔：史铁生人生笔记》，陕西师范大学出版社，2002。

杜乐勋等主编《中国医疗卫生发展报告 No. 2》，社会科学文献出版社，2006。

何伦、施卫星：《生命的困惑——临床生命伦理学导论》，东南大学出版社，2005。

乌日图：《医疗保障制度国际比较》，化学工业出版社，2003。

周辅成编《西方伦理学名著选辑》，商务印书馆，1987。

陈邦贤：《中国医学史》，团结出版社，2005。

梁其姿：《面对疾病——传统中国社会的医疗观念与组织》，中国人民大学出版社，2012。

高景柱：《当代政治哲学视域中的平等理论》，天津人民出版社，2015。

周谨平：《机会平等与分配正义》，人民出版社，2009。

王小丽、陈翔、郑晓曼：《卫生经济伦理研究》，中央编译出版社，2011。

秦银河、文德功、陈晓红主编《医学人文讲坛》，清华大学出版社，2008。

徐天民、程之范、李传俊、张大庆：《中西方医学伦理学比较研究》，北京医科大学中国协和医科大学联合出版社，1998。

童玉荣：《资源平等分配的社会正义观研究》，江苏大学出版社，2015。

曹兴华：《罗尔斯正义理论源流变及其论争研究》，知识产权出版社，2013。

杨伟清：《正当与善——罗尔斯思想中的核心问题》，人民出版社，2011。

葛四友：《正义与运气》，中国社会科学出版社，2007。

孟庆跃主编《卫生经济学》，人民出版社，2013。

刘宏斌：《德沃金政治哲学研究》，湖南大学出版社，2009。

贾可卿：《分配正义论纲》，人民出版社，2010。

曹刚：《道德难题与程序正义》，北京大学出版社，2011。

葛四友编《运气均等主义》，江苏人民出版社，2006。

范瑞平：《当代儒家生命伦理学》，北京大学出版社，2011。

丁纯：《世界主要医疗保障制度模式绩效比较》，复旦大学出版社，2009。

四　中文期刊文献

王绍光、何焕荣、乐园：《政策导向、汲取能力与卫生公平》，《中国社会科学》2005 年第 6 期。

赵燕春：《医疗市场与伦理学》，《医学与哲学》1995 年第 4 期。

杨伟民：《论医疗服务的公共属性和社会属性》，《社会》2006 年第 2 期。

李克西、徐凌云：《卫生保健的私有化：拉丁美洲的教训》，《医学与哲学》1997 年第 11 期。

顾昕：《全球性医疗体制改革的大趋势》，《中国社会科学》2005 年第 6 期。

杜振吉、孟凡平：《中国传统弱势群体伦理关怀思想论析》，《理论学刊》2015 年第 12 期。

尹洁：《"正义论"蕴含医疗公正吗?》，《哲学动态》2016 年第 1 期。

〔英〕克里斯托福·伍达德：《平等主义》，李淑英译，《国外理论动态》2012 年第 5 期。

姚大志：《评德沃金的平等主义》，《吉林大学社会科学学报》2010 年第 5 期。

姚大志：《平等主义的图谱》，《吉林大学社会科学学报》2015 年第 3 期。

五　英文期刊文献

A. Williams, "Equality for the Ambitious," *The Philosophical Quarterly* 52 (2002).

K. Arrow, "Some Ordinalist-Utilitarian Notes on Rawl's Theory of Justice," *Journal of Philosophy* 70 (1973).

N. Daniels, "Normal Functioning and the Treatment-Enhancement Distinction," *Cambridge Quarterly of Healthcare Ethics* 9 (2000).

N. Daniels, "Rationing Fairly: Programmatic Considerations," *Bioethics* 7 (1993).

N. Daniels, "Justice, Health, and Healthcare," *American Journal of Bioethics* (2001).

N. Daniels, "*Normal Functioning and the Treatment-Enhancement Distinction*," *Cambridge Quarterly of Healthcare Ethics* 9 (2000).

Daniel M. Hausman, "A Lockean Argument for Universal Access to Health Care," *Social Philosophy and Policy* 28 (2011).

Daniel M. Hausman, "What's Wrong with Inequalities?" *Journal of Moral Philosophy* 8 (2011).

K. Arrow, "Some Ordinalist-Utilitarian Notes on Rawl's Theory of Justice,"

Journal of Philosophy 70 （1973）.

Peter A. Ubel, Arthur L. Caplan, "Geographic Favoritism in Liver Transplantation-Unfortunate or Unfair?" *New England Journal of Medicine* 349 （1998）.

Tom Koch, "Normative and Prescriptive Criteria: The Efficacy of Organ Transplantation Protocols," *Theoretical Medicine* 17 （1996）.

M. C. Nussbaum, "Future of Feminist Liberalism," *Proceedings and Addresses of the American Philosophical Association* 74 （2000）.

M. C. Nussbaum, "Capabilities as Fundamental Entitlements: Sen and Social Justice," *Feminist Economics* 9 （2003）.

T. M. Scanlon, "Preference and Urgency," *Journal of Philosophy* 72 （1975）.

E. S. Anderson, "What Is the Point of Equality? " *Ethics* 109 （1999）.

K. Arrow, "Some Ordinalist-Utilitarian Notes on Rawl's Theory of Justice," *Journal of Philosophy* 70 （1973）.

后 记

本书的主体思想来自我所承担的国家社会科学基金项目"正义和善：平等主义医疗资源分配理论研究"（11BZX077）。本书是经过广泛的探讨完成的。我于 2014 年 8 月至 2015 年 8 月在美国麦迪逊威斯康星大学医学历史与生命伦理学系进行访学，在此期间听了一些课程，阅读了很多英文文献，与丹尼尔·豪斯曼教授进行了多次的探讨，我对平等主义医疗资源分配理论有了新的认识。感谢我的博士生导师姚大志，我从他那里学到了如何做人和做学问。感谢我的师弟晋运锋和王立，与他们的探讨澄清了我的一些认识。感谢我的女儿对我的鞭策与鼓励，感谢我的爱人对我的关心与呵护，在他们的关怀下，我顺利地完成了本书的写作。最后，感谢为此研究提供赞助的吉林大学马克思主义学院。

张艳梅

2018 年 10 月 18 日

图书在版编目（CIP）数据

平等主义医疗资源分配理论研究/张艳梅著 . – – 北
京：社会科学文献出版社，2018.12
ISBN 978 – 7 – 5201 – 4074 – 4

Ⅰ.①平… Ⅱ.①张… Ⅲ.①医疗卫生服务 – 分配理
论 – 研究 – 中国 Ⅳ.①R199.2

中国版本图书馆 CIP 数据核字（2018）第 293183 号

平等主义医疗资源分配理论研究

著 者／张艳梅

出 版 人／谢寿光
项目统筹／高 雁
责任编辑／冯咏梅 王春梅

出 版／社会科学文献出版社·经济与管理分社（010）59367226
地址：北京市北三环中路甲 29 号院华龙大厦 邮编：100029
网址：www.ssap.com.cn
发 行／市场营销中心（010）59367081 59367083
印 装／天津千鹤文化传播有限公司

规 格／开 本：787mm × 1092mm 1/16
印 张：16 字 数：270 千字
版 次／2018 年 12 月第 1 版 2018 年 12 月第 1 次印刷
书 号／ISBN 978 – 7 – 5201 – 4074 – 4
定 价／89.00 元

本书如有印装质量问题，请与读者服务中心（010 – 59367028）联系